中公文庫

死ぬ瞬間

死とその過程について

エリザベス・キューブラー・ロス

鈴木　晶訳

中央公論新社

謝辞

直接あるいは間接にこの仕事に力を貸してくださった方々の数はあまりに多く、とても個別に謝意を表することはできない。学生のいる前で末期患者にインタビューすることは教育・学習の有意義なモデルになるのではないかと最初に示唆してくださったのは、シドニー・マーゴリン博士である。

シカゴ大学ビリングズ病院精神科は、このようなセミナーを技術的に可能たらしめる環境と施設を提供してくれた。

ハーマン・クック、カール・ナイスワンガー両牧師は、私といっしょに有益かつ刺激的なインタビューをしてくださり、また、患者を見つけるのがきわめて困難だった時期に患者探しを手伝ってくださった。私が当初の困難を克服できたのは、ウェイン・リドバーグ、および最初に参加した四人の学生の興味と好奇心のおかげだ。シカゴ神学校のスタッフにも助けられた。レンフォード・ゲインズ師とハリエット同夫人は膨大な時間を費やして原稿に目を通してくださり、この企画に対する私の信念を支えてくださった。C・ナイト・

オールドリッチ博士はこれまで三年間にわたってこの仕事を支援してくださった。

エドガー・ドレイパー博士とジェーン・ケネディは原稿の一部を校閲してくださった。原稿をタイプしてくれたのはボニータ・マクダニエル、ジャネット・レシュキン、ジョイス・カールソンである。

大勢の患者とその家族への感謝の気持ちは、彼らの語ったことをこうしたかたちで出版することで、最もよく表現できるのではないかと思う。また、この仕事は多くの著述家の影響を受けている。そして、末期患者に思いやりと関心を寄せてきたすべての方々に謝意を捧げなければならない。

本書の執筆を示唆してくださったマクミラン社のピーター・ネヴローモント氏と、本書を執筆しているあいだ忍耐と理解を示してくださった同社のクレメント・アレクサンダー氏に御礼申し上げる。

末筆ながら、夫と子どもたちに礼を言いたい。彼らが辛抱し、たゆまず支えてくれているおかげで、私は妻であり母であることに加えて、フルタイムの仕事を続けていられるのだから。

エリザベス・キューブラー・ロス

はしがき

死とその過程について本を書いてみる気はないかと訊かれたとき、私はじつにやりがいのある仕事だと思い、ふたつ返事で引き受けた。ところが、いざ腰を据えて、自分はいったい何をしようとしているのかと考えたとたん、事態は違ったふうに見えてきた。どこから始めたらいいのか。どこまで書いたらいいのか。この本を読む見知らぬ人たちに、どれだけのことが語れるだろうか。死に瀕した患者たちと共にした経験をどれだけ伝えられるだろうか。多くのことは言葉によらずに伝えられる。それを感じ、経験し、見ることはできても、言葉にすることはできないのではないか。

私はこれまで二年半にわたって瀕死患者と関わってきた。この本はその経験の初期のころについて語ることになる。この経験は、それに関わったすべての人にとって有意義で、教えられるところの多いものだった。この本は、瀕死患者をどう扱うかという教科書として書かれたものではないし、瀕死患者の心理の包括的な研究を目指したものでもない。この本はたんに、患者を一人の人間として見直し、彼らを会話へと誘い、病院における患者管理の長所と欠点を彼らから学ぶという、刺激にみちた新奇な経験の記録にすぎない。人生の最終段階とそれにともなう不安・恐怖・希望についてもっと多くのことを学ぶため、私たちは患者に教師になってほしいと頼んだ。私はただ、悩みや期待や不満を語ってくれた患者たちのことを語るだけだ。私の願いは、この本を読んだ人が、「望みのない」病人から尻込みすることなく、彼らに近づき、彼らが人生の最後の時間を過ごす手伝いができるようになることである。そうしたことができるようになれば、その経験が病人だけでなく自分にとっても有益になりうるということがわかるだろうし、人間の心の働きについて多くを学ぶことができ、自分たちの存在のどこがいちばん人間らしい側面であるかがわかるだろう。そしてこの経験によって心はより豊かになり、おそらくは自分の死に対する不安も少なくなるのではなかろうか。

エリザベス・キューブラー・ロス

死ぬ瞬間　死とその過程について　目次

わが父とセプリ・ビューハーの思い出に

死ぬ瞬間

死とその過程について

1　死の恐怖について

危険から守られることを祈るのではなく、
恐れることなく危険に立ち向かうような人間になれますように。
痛みが鎮まることを祈るのではなく、
痛みに打ち勝つ心を乞うような人間になれますように。
人生という戦場における盟友を求めるのではなく、
ひたすら自分の力を求めるような人間になれますように。
恐怖におののきながら救われることばかりを渇望するのではなく、
ただ自由を勝ち取るための忍耐を望むような人間になれますように。
成功のなかにのみ、あなたの慈愛を感じるような卑怯者ではなく、
自分が失敗したときに、あなたの手に握られていることを感じるような、
そんな人間になれますように。

ルビンドラナート・タゴール

『果実採り』より

伝染病は過去何世代にもわたって多くの人びとの生命を奪ってきた。かつては乳幼児の死亡率が高く、幼い子を一人も亡くしていないという家庭は少なかったが、ここ数十年の間に医学はめざましい変化を遂げ、予防接種が普及し、西ヨーロッパやアメリカではほぼ根絶された病気も多い。化学療法、とくに抗生物質の使用により、伝染病で死亡する者の数は着実に減ってきたし、育児環境が改善され、教育が普及したおかげで、子どもの罹病率や死亡率も低下した。若者や壮年の命を奪ってきた病気の多くも克服された。それととも に老人の数も増えた。だがそれにともなって、老齢にありがちな悪性腫瘍や慢性病の患者が増えることになった。

小児科医は、生命の危険をともなう急性の病気を扱うことは少なくなり、心身症、適応障害、行動異常のある子どもを診ることが多くなった。病院の待合室には、心の問題で悩む人びとがこれまでにないほど増えた。それに加えて、身体に衰えや障害を抱え、寂しさや孤独感からくる肉体的・精神的苦痛にあえぐ老人たちも多くなった。そうした人たちのほとんどは精神科医の世話にはならない。彼らの要求は医師以外の専門家、たとえば病院牧師やソーシャルワーカーが汲み上げ、満たさなければならない。ここで、そうした専門家たちのために、過去二、三十年にいったいどんな変化が起きたのかを簡単に述べておこう。この変化こそが、死に対する恐怖感を高め、精神的な悩みを抱えた人びとを増やしたのである。またこの変化ゆえに、死とその過程を理解する必要性、それらにうまく対処する必要性が増してきたのである。

過去を振り返り、昔の文化や人間を研究してみて驚くのは、死はこれまで人間にとってつねに忌むべきことであり、今後もつねにそうでありつづけるだろうということである。精神科医の立場からすると、それはよく理解できる。そのような考え方がどこから生まれるかといえば、私たちは無意識のうちに「自分にかぎって死ぬことは絶対にありえない」という基本認識をもっているからだ。私たちの無意識は、自分の命が本当にこの世で終わるとは思っていない。自分の命が終わらなければならないとするなら、それはつねに他人による外部からの悪意ある干渉のせいだ。簡単にいえば、私たちの無意識にとっては、死ぬのは殺されるときだけであり、自然現象や老齢のために死ぬなんて考えられないのだ。そのために、死は、それ自体が報いや罰をまねくような悪い行い、恐ろしい出来事を連想させるのである。

右のような基本的な事実を知っておくことは、患者が私たちに伝えようとしているもっとも重要なことを理解するのに不可欠である。この点をしっかり念頭におかなければ、患者が何を言おうとしているのか理解できないだろう。

もうひとつ理解しておかなければならないのは、無意識のなかでは願望と行為の区別がつかないということである。だれでも矛盾した夢をみることがある。そこではふたつのまったく相反する言い分が同時に存在しうる。目覚めているときにはとても考えられないような不合理なことが、夢のなかではまかり通るのだ。無意識は、だれかを殺したいという怒りにみちた願望と、実際に人を殺す行為とを区別できない。同じように幼児もまたこの区別ができない。母親が自分の言うことを聞いてくれなかったために、幼児が癇癪を起こし、「ママなんか死んじゃえ」と言ったとする。もし母親が実際に死んでしまったら、その子は深刻な精神的打撃を受けるだろう。「ママなんか死んじゃえ」と言った時点からずっと後になって母親が死んだとしても、子どもが打撃を受けることには変わりはない。幼児はかならず、母親が死んだのは一部にしろ全部にしろ自分のせいだと思いこむ。幼児はいつまでも自分に対して「ぼくがやったんだ。ぼくのせいだ。ぼくが悪かったんだ。だからマミーはいっちゃったんだ」と言いつづけ、めったに他人のせいにはしない。両親の離婚・別居・家庭放棄によって親を失ったときも、幼児は同様の反応を示す。離婚の場合は別れた親にまた会えるわけだが、幼児は死を永久的なものと見なさない傾向があるので、親の死と離婚との違いがよくわからない。

「このワンちゃん埋めてやるんだ。そしたら来年の春、花が咲くころ、また起き出してくると思うんだ」。多くの親は子どもがそんなことを言っていたのを覚えているだろう。たぶんこれは、古代エジプト人が死者に食べ物や品物を供えて、死後も幸せでありますようにと願い、かつてのアメリカ先住民が、近親者が死ぬと身の回りの品とともに埋葬したのと同じ気持ちにもとづいているのだろう。

幼児もやがて成長し、人間の力はじつは万能ではないこと、いかに願望が強くとも不可能を可能にする力はないことに気づく。すると、自分が愛する者を死なせてしまったという恐怖感は薄らいでいき、それにつれて罪悪感も軽くなっていく。そして、よほど強い刺激を受けないかぎり、恐怖感は小さく抑えられたままである。だがその恐怖感のなごりは、病院の廊下で、遺族と思われる人びとの言動のなかに日常的に見ることができる。

長年にわたって喧嘩ばかりしていた夫婦がいたとする。ところが妻が死ぬと、残された夫は髪をかきむしり、大声で泣きわめき、後悔と恐怖と苦悩から自分の胸を激しく叩く。そして自分の死をいっそう恐れるようになる。彼は復讐法——目には目を、歯には歯を——をいまだに信じているのだ。「おれのせいであいつは死んだ。その報いで、おれはきっと惨めな死に方をすることになるだろう」というわけだ。

そうしたことを考えれば、何世紀も前から行われてきた、神（ときには人間）の怒りを鎮め、下されるであろう罰を軽くするための古い習慣や儀式が理解できるだろう。いま私が思い浮かべているのは、古い時代の灰、破れ衣、ベール、泣き女である。これらはすべて、悲しみに沈んでいる人びとに哀れみをかけてほしいと願う手段であり、悲しみ・嘆き・恥を表すものだ。もしだれかが嘆き、胸を激しく叩き、髪をかきむしり、食を断っていたとしたら、それは愛する者を死なせたことに対する罰を免れるか軽くしてもらうために、自分に罰を科しているのである。

この嘆き・恥・罪悪感は、怒りや憤慨といった感情とあまりかけ離れていない。悲しみにはつねにある程度の怒りが含まれている。だが、だれだって死者への怒りは自分で認めたくないので、その感情はしばしば隠蔽され、抑制されて、悲しみを長びかせ、他のかたちで表れることが多い。だからといって、私たちはこれらの感情を悪いとか、恥ずべきだとかと審判を下すのではなく、その真の意味と根源はきわめて人間的なものであることを理解しなければならない。そこで、ふたたび幼児——そして私たちのなかにある幼児性——を例にあげよう。母親を失った五歳の幼児は、母親がいなくなったことで自分を責めると同時に、自分をひとりぼっちにした母親、もはや要求をみたしてはくれない母親に対して怒りも感じている。すなわち死者は幼児にとって、愛し、求めてやまないものであると同時に、悲しい離別を引き起こした非常に憎むべきものでもある。

古代ヘブライ人は死者の体を、触れてはならない不浄なものと見なした。昔のアメリカ先住民は悪霊の存在を信じ、それを追い払うために空中に矢を放った。他の多くの民族にも「悪い」死者をなだめる儀式がある。これらはすべて、自分では認めたくないが、しかし私たちの心に依然として存在する、怒りの感情から発したものである。墓石を立てる伝統は、悪霊を地下深く封じ込めたいという願いから来ているのかもしれないし、会葬者たちが墓の上に小石を乗せるのも同じ願いを象徴しているのかもしれない。軍葬の際の礼砲を私たちは最後の敬礼《ラスト・サリュート》と呼ぶが、これはアメリカ先住民が槍や矢を空中に放ったのと同じ象徴的な儀式である。

右のような例をあげたのは、人間は基本的には少しも変わっていないのだということを強調したかったからである。死は今なお怖く恐ろしい出来事である。そして死の恐怖は、もう克服したと思っていても、程度の差はあれ、いまだに万国共通の恐怖なのである。変化したのは、死・死の過程・死に瀕している患者に対処する私たちの姿勢のほうである。

私はヨーロッパのある国で育った。当時その国では科学はそれほど発達しておらず、近代科学技術がやっと医学に応用され始めたばかりで、人びとは半世紀前と変わらない生活を送っていた。そのおかげで、私は短期間のうちに人類が進化する一部を見る機会に恵まれた。

子どものころ、ある農夫の死に出会った。その農夫は木から落ち、助かりそうもなかった。彼は家で死なせてくれと言い、その願いはだれからも反対されずにかなえられた。彼は寝室に娘たちを呼び、それぞれと二人きりで数分間ずつ話し合った。激痛に耐えながら、彼は冷静に身辺整理をし、自分の持ち物と土地を分け与えた。ただし土地は妻が死ぬまで分割してはならぬという条件を付けた。また娘の一人ひとりに、彼が事故の直前までやっていた仕事・義務・事業を分担して続けるよう指示した。友人たちにさよならを言いたいからもう一度家に来てくれるよう頼んだ。当時、私はまだ幼かったが、その農夫は私や私の妹たち（訳注・キューブラー・ロスは三つ子の長女だった）に帰れとは言わなかった。私たちは彼が息を引き取るまで、彼の家族と悲しみを共にすることを許され、いっしょに心の準備をした。彼は死んだ。でも自分が建てた愛する家にそのまま安置され、彼の死に顔を最後に一目見ようと友人や近隣の人びとが集まってきた。彼は、これまで生活し、深く愛した自分の家で、花々に囲まれていた。その国では今でも、死者のための「仮眠室」や、死体防腐処理、眠っているように見せかける死に化粧はない。病気のせいで顔が醜くなったときだけ包帯で巻き、伝染病による死者の場合のみ埋葬前に家から運び出される。

なぜこのような「旧式な」慣習を紹介したかというと、こうした慣習は死を受け入れていることの証拠ではないだろうか。同時に、死んでいく患者が死を受け入れるのを助けるだけでなく、その家族が愛する者の死を受け入れる助けにもなる。もし患者が、慣れ親しんだ最愛の家で最期を迎えられるならば、患者のための特別なことをあれこれ考える必要はない。家族は彼のことをよく知っているから、鎮静剤の代わりに好きなワインを一杯与えるだろう。自家製スープの香りが食欲をそそり、二匙、三匙は喉を通るかもしれない。このほうが点滴よりずっとうれしいのではないだろうか。といっても鎮静剤や点滴の必要性を過小評価するつもりはない。私は田舎医者としての経験から、ときには鎮静剤や点滴が救命に役立ち、無視できない場合が多いことは十分承知している。しかしながら、忍耐と家族と好きな食べ物が点滴液の代わりになりうることも事実である。そもそも点滴が用いられるのは、大勢の人の手を煩わさず、個別の世話をしなくても身体に必要なものを与えることができるという単純な理由からにすぎない。

子どもにしても、不幸があった家にいさせてもらえ、会話や議論や恐怖の仲間に入れてもらえさえすれば、悲しみのときでもひとりぼっちではないという気持ちになれるし、責任を分担し、共に悲しむことで慰めが得られる。そのことで徐々に心の準備ができ、死もまた人生の一部なのだということを学んでいく。これは彼らの成長・成熟にとって貴重な経験である。

それとはまったく対照的なのが、死をタブー視して、死を口にすることを忌み嫌い、「ショックが強すぎる」という先入観や口実にもとづいて子どもを除け者にする社会である。子どもたちはたいていの場合、「お母さんは長い旅に出たんだよ」という説得力のない嘘や信じられない作り話を聞かされ、親類に預けられる。子どもはなんか変だということとを察知する。親類はまた違う作り話を聞かせ、子どもの質問や疑問にちゃんと答えず、子どもが悲しみの場に参加できないことへの粗末な代償として、やたらにプレゼントを与える。それによって、大人に対する子どもの不信感はますます深まる。おそかれ早かれ、子どもは家族状況の変化に気づき、年齢や性格によって違いはあるが、未解決の悲しみを抱えたまま、人の死を謎にみちた恐ろしい出来事と見なすようになる。いずれにしても、子どもは、信頼できない大人によって非常に深い精神的外傷をうけ、自分ではそれに対してどうすることもできない。

弟を失った女の子に、「神様は小さな男の子がとても好きだから小さなジョニーを天国に連れていったんだ」と言い聞かせるのも賢明ではない。こう言われた女の子は一人前の女性になっても、神への怒りを棄てることができず、もし三十年後に自分が幼い息子を失ったら、鬱病にかかってしまうだろう。

私たちは種々の束縛からかなり解放され、科学や人間についての知識を得たおかげで、自分自身も家族も、よりよい方法、手段で死の準備ができるようになったかもしれない。しかし反面、人が自分の家で安らかに尊厳をもって死ぬことができる時代は過去のものとなった。

科学が発達すればするほど、私たちはますます死の現実を恐れ、認めようとしなくなる。それはなぜなのか。

私たちは死に対して「婉曲法」を用いる。たとえば眠っているかのように死に化粧をほどこす。患者が幸いにも自分の家で死ぬと、大人たちの不安や混乱から守るために、子どもたちを遠くに追いやる。病院で親が死に瀕していても、子どもたちを見舞いに行かせない。患者に真実を告げるべきかどうかをめぐって、長々と激しい議論をする。だが死に瀕している者が家庭医に診てもらっているのであれば、そうした問題は起こりえない。家庭医ならば患者の誕生から死までを知っており、家族一人ひとりの長所や短所も知っているのだから。

そのように冷静に死を直視するのを避ける理由はいろいろあるだろう。もっとも重要な事実は、今日、死の過程がいろいろな意味で以前よりつらいものになったということである。死の過程はより孤独に、より機械的に、より非人間的になった。ときには医師ですら死の瞬間がいつなのか決めかねる場合もある。

死はますます孤独で非個人的なものになりつつある。それは患者が、慣れ親しんだわが家から運び出され、緊急救命室に急送されるからだ。重病になった経験のある人なら誰でも、ストレッチャーに乗せられ、救急車のサイレンの音と病院の門が開くまでの大騒ぎに耐えたことを思い出すだろう。そうした移送がいかに不快なものであるかは、経験した人にしかわからないだろう。しかもこの移送は長い試練のほんの序の口にすぎないのだ。それは健康なときだったらとても我慢できないようなものだ。騒音、照明、ポンプ、人声、そのどれもが耐えがたく、とうてい言葉では言い表せない。私たちは、シーツと毛布の下にいる患者のことをもっと考え、善意めかした能率主義と大騒ぎはやめ、患者の手を握り、やさしく微笑みかけ、質問に耳を貸したほうがいいのではないか。私の考えでは、病院までの旅はすでに死の過程の第一段階である。多くの人にとっては実際そうなのだから。私はこの出来事を、家にいる病人と対比させて、おおげさに述べている。だが、入院すれば助かる命を助けてはならないなどと言っているのではなく、患者の経験・要求・反応に焦点を合わせようと言っているのである。

患者は、病気が重くなると、しばしば意見を言う権利のない人間のように扱われる。入院するかどうか、入院するなら、いつ、どの病院にするか、それを決めるのは当人ではないことが多い。だが、病人には感情があり、願望や意見がある。そして、これがもっとも大事なことだが、話を聞いてもらう権利がある。

さて、患者が緊急救命室に着いたとする。彼は慌ただしく動き回るたくさんの看護婦、オーダーリー（看護助手）、インターン（実習医）、レジデント（住み込み研修医）、採血係、心電図技師などに取り囲まれる。やがてレントゲン室に移され、病状に関する意見や治療方針をめぐる論議、さらには家族への質問が耳に入ってくる。患者は少しずつ、だが確実に、物のように扱われはじめる。彼はもはや一人の人間ではない。あらゆることが彼の意見を聞かずに決まっていく。反抗しようとすれば鎮静剤を打たれ、何時間も待たされ、体がもつかどうか気をもまされたあげく、手術室か集中治療室に運ばれる。そして、大勢の人の関心の的となり、莫大な金が投じられることになる。

休息と安らぎと尊厳がほしいのだと叫ぼうにも、点滴や輸血を受けていて、人工心臓装置に繋がれ、必要があれば気管切開までされてしまう。だれか一人でいいから、一分間だけでもそばに来てくれたら、ひとつだけ質問したいと願う。ところが、十人以上の人がベッドの回りにいながら、全員の関心は彼の心拍数、脈搏、心電図、あるいは肺機能、分泌物、排泄物だけに向けられ、人間としての彼には誰も目を向けようとしない。それに異議を唱えたとしても、すぐに黙らされることだろう——これらはすべて患者の命を救うための処置なのだ。患者の命が救えさえすれば、その後でゆっくり患者を人間として考えられるようになる。患者をまず人間として考えたりしていては救命の好機を失ってしまう！——この論理は少なくとも救急医療の根本原理または正当性を示しているようにみえるが、はたしてそうだろうか？　ますます機械化され、個人の人格を無視した医療は、じつは治療する側の自己防衛メカニズムなのではなかろうか。つまり、このような医療は、末期患者あるいは重篤患者が治療する側に与える不安に対処し、軽減するための独特の方法なのではなかろうか。機械や血圧に関心を集中するのは、差し迫った死を認めまいとする私たちの必死の試みなのではなかろうか。私たちにとって死はとても恐ろしく不快なものなので、知識のすべてを機械に委ねてしまうのではないのか。もう一人の人間の苦しんでいる顔よりは、機械のほうが遠い存在だからだ。だが患者の苦しむ顔は、人間は全能ではなく限界や失敗があること、また、これがいちばん重要なのだが、人間は死ぬものだということを、もう一度、思い出させてくれるのではないだろうか。

たぶんこういう質問が出るはずだ――「私たちは人間性を失ったのだろうか、それとも、人間性を増したのだろうか？」本書でその審判を下すつもりはないが、答えがそのどちらにせよ、患者の苦痛、それも肉体的苦痛ではなく感情的苦痛がより大きくなったことは確かである。患者の要求は何世紀も前から変わっていない。変わったのは、それを満たす私たちの能力のほうである。

2　死とその過程に対するさまざまな姿勢

「人びと」は残酷だが、「ひと」は優しい。

タゴール

『迷える小鳥』二一七節

社会と自己防衛メカニズム

前章では、死と死の過程に対して個々の人間がどう反応してきたかについて述べた。今度は社会に目を向けてみよう。するとすぐにさまざまな疑問がわいてくる――死を無視したり否認したりする社会に生きる人間はどうなるのだろうか。社会のどのような要素が死に対する不安感をつのらせるのか。変化していく医学の分野では何が起こっているのか。医学はいまでもなお人道主義的で尊敬されるものだろうか、それとも、苦痛をやわらげるより延命に力を注ぐ、個人を無視した新しい科学になってしまったのだろうか。医学生はRNAやDNAについての講義はいくらでも選択できるが、かつてはよい家庭医のイロハであった医師と患者の関係について学ぶ経験はあまりないのではないか。IQや成績ばかりを重視して、機転、感受性、洞察力、苦痛緩和に関する高い見識といった単純な事柄をおろそかにするような社会は、今後どうなってしまうのだろうか。医学部の最初の何年間は研究や実験でよい成績を修めた学生も、医療の現場で患者から簡単な質問をされると、どう答えていいかわからない有様ではないか。最新の科学技術の成果だけでなく、人間対人間の関係にも同じように重きをおいて教育すれば、それは真の進歩といえようが、そうしたことをおろそかにして最新知識だけを教えていたら、とうてい進歩は望めないだろう。個より数や量を重視する社会は今後どうなっていくのだろうか。どこの医学部もクラス数を増やそうと躍起になっている。学生が教授から直接指導を受けることは少なくなり、代わりに校内テレビやカセットテープ、ビデオが使われている。たしかにこれだとより多くの学生を教えることはできるが、より人間性の乏しい方法とはいえないだろうか。人と人が接触する他の領域に目を向けても、重心が個から集団に移ったことがはっきりとわかる。過去何十年間かに起きた変化を見ても、そうした重心の移動はあらゆるところに見られる。昔の人は戦場で敵と向かい合い、目と目を合わせることができた。目に見える敵と面と向かって対決する公平なチャンスがあった。現在は、兵士にしろ一般市民にしろ、大量の破壊兵器を覚悟しなければならない。これは公平なチャンスを与えてくれず、それが接近してくることすらわからないことが多い。広島の原爆のように、すべてが一瞬のうちに破壊され、大量の人間が死に追いやられる。ガス兵器や化学兵器による破壊もある。そうした兵器は目に見えず、体を麻痺させ、殺傷力が強い。権利や信念、家族の安全の名誉のために戦うのはもはや男だけではない。女、子どもを含めた国民全体が、直接的にも間接的にも、生きるチャンスのない戦争に巻き込まれる。このように科学技術は破壊の恐怖を、ひいては死の恐怖を、どんどん大きくしてきた。

だから人間はますます自衛しなければならなくなる。身体的に自衛する力が落ちてくると、心理的な自衛意識をそのぶん高めなければならなくなる。いつまでも死の否認を続けていることはできない。いつまでもうまい具合に「自分は安全だ」と思い込んでいることはできない。だが、死を否認できないとなると、今度は死を克服しようとする。たとえば、高速道路を猛スピードで走る。その後で、休日の間に起きた死亡事故の記事を読み、ぞっとしながらも、「おれじゃなくて、ほかのやつでよかった」と喜ぶのだ。

人間の集団というものは、暴力団から国民全体にいたるまで、それぞれ集団のアイデンティティを利用して他の集団を攻撃・破壊するが、これは破壊される恐怖の裏返しの表現である。戦争は、死を直視し、それを克服し、死なずに生き残りたいという欲求、すなわち、特異な形での死の否認に他ならない。白血病で死の床にいる患者の一人が、とても信じられないといった口調でこう言った。「私がいま死ぬなんて、とても考えられません。これは神の意思ではありません。第二次大戦のとき、わずか数メートルのところに弾が落ちたのに私は助かったんですから」と。

またある女性は、ある若者の「不公平な死」について語り、あまりのショックで彼の死が信じられなかったという。若者はベトナムから休暇で帰国しているときに、交通事故で死亡したのだ。戦場で生き延びたのだから故国で死ぬようなことはありえない、彼女はそう考えていたのだろう。

だとすると、国の指導者、つまり国家間の戦争と平和を最終的に決定する人びとが死をどのように見ているかを研究すれば、平和への手がかりがつかめるかもしれない。私たちのだれもが全力で死について考え、死に対する不安にうまく対処し、他の人にもその考えに慣れるよう手助けをすれば、私たちの周囲の破壊行動も減るのではないだろうか。

マスコミも、人びとに死の現実を直視させる手助けができる。そのためには、何万もの男女や子どもが殺されたという事実を報じる際に、「ユダヤ人問題の解決」などという非人格的な言葉を使わないことである。もっと最近のニュースを例にとれば、機関銃巣窟の除去とベトコンの殲滅《せんめつ》によりベトナムのある丘を奪回した、などという書き方をせずに、双方の人間悲劇と人命損失の視点から書くべきだろう。このような例は新聞やその他のニュースメディアにはいくらでもあるから、これ以上列挙する必要はないだろう。

要するに、めざましい技術の発達、新しい科学的成果のおかげで、人間は新しい技能だけでなく、大量破壊の新兵器まで開発することができた。そしてその新兵器が、凄惨で壊滅的な死に対する恐怖を増大させたのである。人間は、死の恐怖が増大したことや、死を予測して自分の身を守る能力が低下したことに対して、あらゆる手段を動員して心理的に自衛しなければならなくなった。心理学的には、自分が死ぬという現実は少しの間なら否認できる。私たちは無意識のなかでは自分の死を予測することができず、ひたすら不死身を信じている。しかし、隣人の死は想像できる。そのため、乱闘や戦争や高速道路で多数の死者が出たというニュースは、自分は不死身だという無意識の信念を裏づけるものとなり、死んだのは「隣のやつで、おれじゃなかった」と、無意識に心の片隅でそっと喜ぶことになる。

死の否認ができなくなった人は、死に挑戦し、それを克服しようとする。猛スピードで高速道路を走っても事故死しなかった者、あるいはベトナムから無事に帰還できた者は、自分には死に対する免疫があると感じるだろう。われわれは味方の戦死者の十倍の敵を殺した——こんなニュースが毎日のように流れるが、これは私たちの願望のあらわれなのではなかろうか。すなわち全能と不死身を願う私たちの幼児的な願望を投影しているのではないだろうか。もし国民全体・社会全体が死を恐れ、死を認めないならば、破壊的な自衛手段に訴えざるをえない。戦争、暴動、増加するいっぽうの殺人、その他の犯罪は、私たちが受容と尊厳をもって死を直視することができなくなった証拠かもしれない。私たちは個々の人間に立ち返り、一から出直して、自分自身の死について考え、むやみに恐れることなく、悲しいが避けることのできないこの出来事を直視する術を学ばねばならないだろう。

ところで、このような変化の激しい時代に、宗教はどのような役目を果たしてきたのだろうか。昔はもっと多くの人びとが無条件に神を信じていたことだろう。人びとは来世を信じ、来世に行けば苦しみや痛みはなくなると考えていた。天国に行けばすべてが報われた。この世での苦しみが多くとも、死後は、人生という重荷を支えていた勇気・品行・忍耐・尊厳に応じて、報われた。だから苦しむことはいまよりも当たり前だった。出産は人間の自然な営みで、長く、苦痛にみちた出来事だったとはいえ、赤ん坊が生まれるとき母親は、ちゃんと目を覚ましていた。産みの苦しみには目的があり、やがては報われるものだった。現在、私たちは痛みや苦しみを避けるために産婦に鎮静剤を与える。誕生が親類の誕生日と同じになるように、あるいは、なにか大事な行事の日と重ならないようにと、薬で陣痛を誘発することさえできる。多くの母親は赤ん坊が生まれて何時間も経ってから目を覚ます。母親は薬を与えられすぎ、朦朧《もうろう》としていて、わが子が誕生した瞬間を喜ぶことができない。痛み、かゆみ、その他の不快感は薬によって取り除くことができるようになったので、いまでは苦しむことに大した意味はない。この世で苦しめばあの世で報われるという信仰はずっと以前に消えた。苦痛は意味を失ったのである。

しかし、このような変化とともに、死後の生——これ自体も死の否認だが——を本気で信じている人もほとんどいなくなった。死後の生を期待できないとなれば、死について考え直さなければいけない。天国で苦しみが報われないのなら、苦しむこと自体に意味がなくなる。もし私たちが社交やダンスパーティーのために教会の活動に参加するようになったら、教会がそれまで持っていた目的、すなわち、希望を与え、この世の悲劇の目的を教え、死後の生を信じなければとうてい受け入れられないようなつらい出来事を理解し、意味づけする機会は失われる。

矛盾するように聞こえるかもしれないが、社会が死を否認する方向にすすんだのにたいし、宗教は、死後の生、すなわち不死を信じる人びとを多く失い、その意味で死を認める方向へとすすんだのである。患者にしてみれば、これは不幸な交替だった。かつては宗教における死の否認、すなわち、この世での苦しみは死後に天国で報われるという信仰が、希望と目的を与えてきたのに、社会による否認は希望も目的も与えず、ただ不安を大きくし、現実から目をそらし、死を直視するのを避けるために人殺しをするような破壊性・侵略性を助長させるばかりだった。

未来社会というと、ますます多くの人びとが「生かされている」社会が思い浮かぶ。未来の患者たちは、生命維持に不可欠な臓器の代わりをする機械と、他の生理機能も電子機器に代えるべきかどうかを刻々とチェックするコンピューターとで、生かされている。あちこちに特別のセンターが設置され、そこにすべての医学的データが集められ、患者が死ぬとライトが点滅して、自動的に機械が止まるようになっている。

また他のセンターでは、遺体を急速冷凍して低温の特殊な建物に安置し、科学技術がもっと発達して解凍が可能になり、ふたたび生き返って社会に戻れる日が来るのを待つ仕組みになっている。そんな施設が大人気を博すことだろう。だが驚くほど人口が増加し、そのために何人を解凍するかを決める特別委員会や、だれが臓器の提供を受け、だれが死ぬかを決める委員会が必要になるだろう。

まったく恐ろしい話だ。とても信じられないかもしれない。しかし、これはすでに起こっている悲しい事実なのである。この国には、商魂たくましい連中が死の恐怖を食い物にして金儲けをするのを防ぐ法律はない。また、時流に敏感な者たちが、急速冷凍すれば何十年か後に生き返れると宣伝し、高額な金を取って商売をするのを禁ずる法律もない。いやそういう組織はすでに存在している。そして、急速冷凍された人の妻は寡婦年金を受ける資格があるだろうかとか、再婚してもいいのだろうかと尋ねる人びとを笑っているあいだに、問題は放っておけないほど深刻化していく。こういう組織は実際のところ、死を現実のものとして直視したくないという空想上の否認を示しているのである。そろそろあらゆる分野の専門家と宗教関係者が集まって考えるべきときなのではなかろうか。社会が正常な機能を失い、自滅してしまってからでは遅いのだ。

これまで、人が冷静に死を直視できた過去、そしてちょっと恐ろしい未来を見てきた。ここで現在に戻り、個々の人間がこの問題にどう対応したらよいかを真剣に考えてみたい。

いうまでもなく、人間の数が増えることはどうやっても避けられない。私たちは個人としてよりむしろ集団社会の一員として生活している。医学部のクラスは否応なしに拡大されるだろう。高速道路を走る車の数も増えるだろう。生かされている人間の数も増えるだろう――これは心臓医学や心臓外科の進歩からも容易に想像がつく。

また、私たちは過去には戻れない。自然に密着した農家の素朴な生活をすべての子どもに体験学習させることはできない。自然な環境で子どもに誕生や死を体験させることも不可能だ。死後の生への信仰は、ある意味で死を否認するひとつの形態であるとはいえ、死んでいくことをもっと報いの多いものにすると思われる。しかし、聖職者が多くの人びとにふたたび死後の生を信じさせようとしても成功しないだろう。

私たちは大量破壊兵器の存在を否定できないし、どうやっても過去に戻ることはできない。科学技術は現在以上に臓器置換を可能にするだろう。そして生と死、臓器提供者《ドナー》と受容者《レシピエント》に関する私たちの責任はいろいろな意味で重くなるだろう。法律的・道徳的・倫理的・心理的な問題が現在および未来の世代に課せられるだろう。彼らが生と死の問題に結論を下さなくてはならないという事態はますます増えるだろうし、やがては、その結論もきっとコンピューターによって下されるようになるにちがいない。

個々の人間はこれらの疑問や問題を、いよいよ直面せざるをえなくなるまで、それぞれのやり方で先送りしようとするだろうが、自分自身の死についてよく考えることによって、状況を変えることができる。これは集団レベルではできないことだ。コンピューターにもできない。私たち一人ひとりがやらなければならない。だれもがこの問題を避けたいと思っている。しかしいずれは直面しなければならないのだ。すべての人が、いずれは自分も死ぬのだということをじっくり考えるようになれば、さまざまな面で変化が起きるはずだ。なかでもいちばん大切なのは患者、家族、ひいては国民の幸福である。

もし医学生に、科学技術の重要性だけでなく、人間どうしの関係、総合的患者ケアの技術と知識を教えることができれば、真の進歩が得られるだろう。科学技術が誤用されて破壊的なものが増える傾向に歯止めをかけ、人間性よりも延命に重点が置かれるのを阻止し、科学技術の進歩に合わせて個人どうしの触れ合いの時間が減るのを食い止め、反対にそういう時間をもっと増やせば、そのとき、私たちの社会は本当の意味で偉大な社会といえるようになるだろう。

そしてついには、平和を——それも個人の心の平和だけでなく国どうしの平和をも——達成することができるかもしれない。死という現実と向かい合い、それを受容することによって。

医学と科学の成果と人間愛がみごとに結実した例が、次にあげるP氏のケースである。

P氏は五十一歳の患者で、延髄《えんずい》を冒され、筋萎縮性側索硬化症が急に悪化して入院していた。人工呼吸器がなければ呼吸できず、痰を吐き出すのも困難で、肺炎を併発し、気管切開した部分に感染症を起こしていた。気管を切開したために話すこともできなかった。そんなわけで彼は人工呼吸器の不気味な音を聞きながらベッドに寝たきりで、自分の要求・意思・感情をだれにも伝えることができなかった。内科医の一人が自分から私たちに助力を求める勇気をもっていなかったら、私たちがこの患者を訪ねることはなかっただろう。ある金曜日の夜、その医師が私たちのところにやってきて、患者のためでなく、自分のために手を貸してくれないかと言った。椅子にかけ、彼の話を聞いているうちに、それまであまり話題にされることのなかった感情の問題であることがわかった。この医師は患者の入院と同時に担当医に任命され、患者の苦しみに心を痛めていた。患者は比較的若く、神経障害があり、わずかな期間でも延命させるには十分な医療的配慮と看護が必要だった。患者の妻は多発性硬化症で三年前から手足が麻痺していた。患者はこの入院中に死ぬことを希望していた。二人の麻痺した人間が同じ屋根の下にいて、お互いの顔を見ながら、相手に何もしてやれないなんて耐えられないと言うのだ。

担当医はこの二重の悲劇に悩み、「たとえどんな状態であっても」この患者を助けようと、過剰と思えるほど精力的に治療にあたった。担当医は、救命が患者の願望に反することを十分承知していたが、患者が冠状動脈閉塞を起こした後も、彼は努力を続け、それは報われた。だが結局そのことが事態を複雑にした。医師は肺炎や感染症を治したときと変わらぬ努力を続け、危機を乗り越えたのだが、患者がすべての合併症から回復し始めると、疑問が生じた。「次は何をしたらいいのか」。患者は人工呼吸器を付け、二十四時間看護されていなければ生きられない。話すことも、指を動かすこともできない。頭はしっかりしていて、自分の苦境はよくわかっている。だが脳以外の機能を失っている。担当医は、患者を救おうとする自分の努力に対して、患者が無言の非難を浴びせているのを感じた。自分に対する患者の怒りや欲求不満に気づいた。自分は何をすればよかったのか。だが事態を変えるには遅すぎる。自分は医師として患者の延命に全力を尽くし、延命に成功した。それなのに患者からは非難（正当な非難も、そうでない非難も）と怒りしか受け取れないのだ。

私たちは、患者のいるところで医師の悩みを解決すべきだと考えた。患者こそがこの医師の抱える問題の重要な部分だったのだから。私たちが訪問の理由を告げると、患者は興味深そうな表情を見せた。意思を伝えることができないにもかかわらず、自分を人間とみなし、人間として扱ってくれ、話し合いに加えてもらえることがうれしかったようだ。私は問題を説明しながら、もしこの話をしたくないなら、首を振るか、その他の合図をしてほしいと頼んだ。彼の目は言葉以上に雄弁だった。懸命にもっと言おうとしている様子だったし、私たちも彼が意思を伝えるよい方法はないものかと探っていた。医師は肩の荷を下ろしてほっとしたらしくよい方法を思いついた。人工呼吸器のチューブの空気を一時ほんの少し抜いたのだ。すると患者は息を吐きながら二言三言話せるようになった。この面談で、彼はたまっていた感情を吐き出した。自分は死ぬのは怖くない、生きるのが怖いのだと力説した。医師についても、「あんなに一所懸命私の命を救おうとしてくださったんですから、今度は生きる手助けをしてください」と強く言った。患者はにっこりと微笑み、医師も患者に微笑みを返した。

患者と医師がお互いに話せるようになったとき、部屋の緊張はすっかりやわらいだ。私が医師の悩みを説明すると、患者は同情を示した。私は彼に、いま、いちばんしてほしいことは何ですかと尋ねた。彼は言葉や字、その他の手段で意思を伝えることができないために絶望的な気分に襲われると説明した。彼は、たとえ短い時間でも、それぞれが努力し、話し合いをもてたことに感謝し、それから何週間かは苦痛が少なかった。その後の話し合いのとき、彼はできれば退院し、「人工呼吸器と看護婦さんがむこうでも得られれば」西海岸へ転地しようと考えていると言った。私はそれを聞いてとてもうれしかった。

右の例は多くの若い医師が立たされる苦境をよく示している。彼らは延命の方法は学んだが、「命」の定義についてはほとんど教えられず、議論もしたことがない。患者は自分のことを「頭のてっぺんまで死んでいる」といみじくも言ったが、悲劇は、自分の状況を頭では正確に認識しているのに指一本動かせないことだった。チューブが体に当たって痛くても、あるいはチューブ内の圧力が高くて息が苦しくても、それを看護婦に伝えることができなかった。看護婦はそばについていながら、彼と意思の疎通をはかる方法を知らなかった。私たちはよく「どうしようもない」と言って、機械ばかりに目を向け、患者の顔の表情は見なくても当然だと思っている。ところが患者の顔はどんなに高性能な機械よりもずっと雄弁に重要な事柄を語ることができるのだ。この患者はかゆみを感じても、体を動かすことも、掻くことも、息を吹きかけることもできず、何もできないという苛立ちが昂じて、ついには「発狂寸前」に追いやられるほどのパニック状態にあった。それが、この定期的な五分間面談を導入してからすっかり落ち着き、いろいろな不快感にも前より耐えられるようになった。

このことで医師の葛藤はやわらぎ、罪の意識や憐憫《れんびん》の情をもたずに、患者とよりよい関係がもてるようになった。このような直接的で明快な対話がどれほど患者に安らぎと慰めを与えるかがわかると、医師は自分一人で患者と対話を続け、私たちのことは、対話をスムーズに運ぶための触媒として利用するようになった。

私はこれが真の医療のあり方だと痛感する。患者対医師の関係が悪化したり、医師が患者と重要な問題について話し合えない、あるいは話し合おうとしないからといって、そのつど精神科医が呼ばれるのは有益とは思わない。この若い医師が自分の限界と葛藤を認め、問題に取り組み、患者を避けなかったところに、彼の勇気と高い成熟度が見られる。私たちの究極の目的は、死に向かっている患者を専門家に任せるのではなく、医療スタッフを訓練して、このような困難に直面したとき、不安がらずに良い解決策を見出せるようにすることでなければならない。この若い医師は、ふたたび同じような悲劇に出合っても、苦悩や葛藤はずっと少なくてすむだろう。彼は医師として、延命に努力はするだろうが、同時に患者の要求に気を配り、患者と率直に話し合うことだろう。この患者はれっきとしたただ一人の人間であり、さまざまな機能が使えなくなったために生きることに耐えられなかっただけである。絶望し苦悩している患者を見ただけで逃げ出したりせず、みんなが協力すれば、そうした失われた機能の多くは活用できるのだ。私が言いたいのは、患者を機械に縛って植物状態にしておくのではなく、彼が人間らしく生きる手助けをすることによって、人間らしく死ぬ手助けができるということである。

学際セミナー「死とその過程」の発端

一九六五年秋のこと、シカゴ神学校の学生四人が、ある研究計画への助力を求めてきた。彼らのクラスで「人生における危機」について論文を書くことになったという。四人は死こそ人生最大の危機だと考えた。そこで、どうやって死について研究するのかという問題にぶちあたったのである。データは集めにくいし、集めたとしても検証も実験も不可能なテーマだからだ。私たちはしばらく話し合い、実行できそうな最善の方法は、末期患者に教師になってもらうことだという結論に達した。重篤患者を観察し、彼らの受け答えや要求を調査し、周囲の人びとの反応を見、そして死に臨む彼らが許してくれる限り、彼らの内面に接近しようというのである。

私たちは翌週に末期患者とのインタビューを行うことにし、時間と場所を決めた。思っていたよりも簡単にできそうだった。ただ、学生たちには臨床経験がなく、病院で末期患者に会ったこともないので、多少の感情的反応は覚悟していた。インタビューは私が行い、彼らはベッドのまわりに立って観察する。さらにインタビュー後、私の研究室で私たち自身の反応や患者の応答について話し合う。このようなインタビューを何度も行えば、末期患者の気持ちや要求を感じ取れるようになるだろうから、できれば今度はこちらがそうした要求を満たせるようになりたいと考えた。

私たちはそれ以外の計画は立てず、この問題を扱った論文や本も読まなかった。そうすれば、患者と私たち自身について先入観なしに、気づいたことだけを記録できる。さらに観察への影響を恐れて、前もって患者のカルテは見ないことにした。患者の反応についても予断は控えた。しかし観察結果を記録した後は、あらゆる入手可能なデータを検討するつもりだった。これによって私たちは末期患者の要求に対して敏感になり、洞察力も深まるだろう。また、さまざまな年齢の、異なった背景をもつ患者との対面を重ねることで、学生たちの恐れもやわらぐだろうと期待した。

私たちはこの計画に大いに満足だったが、数日もしないうちに苦難が始まった。

私は各科・各病棟の医師たちに、末期患者へのインタビューの許可を求めた。ところが医師たちは、信じられないというように茫然とした顔つきになったり、急に話をそらしたりで、結局、私は一人の末期患者に近づくチャンスも得られなかった。医師たちは、患者の病状が重いとか、ひどく疲れているとか、体力がないとか、話し好きではないといった理由をあげて、患者を「守った」のである。そんなプロジェクトには参加できないと、にべもなく断る医師もいた。医師たちのために補足すれば、そうした反応もある程度は仕方なかった。私は病院に来たばかりで、まだだれも私について、あるいは私の流儀や仕事の種類について知らなかったからだ。医師たちは、私の言葉以外には、患者に精神的衝撃を与えない、あるいは、病気の重大さをまだ知らない患者にそれを洩らさない、という保証を得られなかった。そのうえ、私が以前いくつかの病院で末期患者を扱っていたことを、彼らは知らなかった。

右のような補足をしたのは、医師たちの反応をできるだけ公平に述べるためである。彼らは死やその過程といった話はまるで受けつけず、自分の患者が、まだよく知らない新入り医師から精神的衝撃を受けることがないように、なんとかして患者を擁護しようとした。そんなわけで、突然この大病院から末期患者が一人もいなくなったかのようだった。私は各病棟へ電話したり、直接頼みに行ってみたりしたが、すべてが徒労に終わった。考えておきます、と言って体《てい》よく断る医師もいたし、患者を疲れさせるからそんな質問は受けさせたくないという医師もいた。ある看護婦は信じられないといった表情で、二十歳そこそこの患者にあと二週間の命だと告げるのが面白いのかと私をなじり、私が計画についてよく説明しようとする前にさっさと行ってしまった。

だがついに患者が見つかった。彼はあたたかく私を迎え、座るように勧めてくれた。明らかに、話したくてたまらない様子だった。私は、いまではなく明日、学生といっしょにうかがいたいと答えた。まだ患者の言いたいことを推察できるほど敏感ではなかったのだ。やっと見つけた患者だから、この貴重なチャンスを学生たちと共有したかったのである。このような患者が「さあどうぞ、お座りください」と言ってくれたときには、明日ではもう遅すぎるのだということに、当時はまるで気づかなかった。翌日私たちが訪ねていくと、彼は枕に身体をもたせかけており、話をするには衰弱しすぎていた。そして、片手をわずかに上げるようなしぐさをすると、「来てくれてありがとう」とささやくように言った。その後一時間もしないうちに彼は亡くなり、私たちに話したいと思い、私たちのほうでもどうしても聞きたいと思っていたことを、ついに明かすことはなかった。これは私たちにとって最初の、もっともつらい授業となったが、また同時に、ひとつの実験として始まり、やがて多くの人びとにとって貴重な経験となったセミナーの発端でもあった。

そのあと学生たちは私の部屋に集まった。いま経験したことについて話し合い、各自の反応を理解するために、みんなで考える必要があったのだ。こうしたやり方は現在まで続いており、この点での技術的な変更はほとんどない。いまでも私たちは毎週一人の末期患者にインタビューを行っている。患者には対話を録音する許可をもらい、話す時間についても、もっぱら患者の意思に従う。いまはもう病室ではなく、専用の小部屋を使っている。聴衆からはインタビューの様子が見たり聞いたりできるが、内側からは聴衆が見えないようになっている。四人で始めたクラスが五十人へと増えたため、こうしたマジックミラーで仕切った部屋へ移らざるをえなくなったのである。

セミナーに参加してくれそうな患者がいると聞くと、こちらからは一人で、ときには学生一人を連れ、さらに、紹介してくれた医師または病院牧師と、場合によっては医師・牧師の二人といっしょに、患者に会いに行く。簡単な紹介の後、なぜいま来たのかをはっきり具体的に説明する。つまり、さまざまな病院スタッフからなるグループがあって、そのメンバーは患者から学びたいと願っているのだと告げ、さらに、病が重く死に瀕している患者について私たちはもっとよく知る必要があるのだ、と強調する。それから患者の返事、あるいは身振りや表情による反応を待つ。ただし以上のような説明は、患者から「どうぞ話してください」という促しがあってはじめて行うことにしている。ふつうは次のような会話になる。

医師　こんにちはXさん。私はR医師で、こちらはN牧師です。すこしお話してもよろしいですか。
患者　もちろん構いません。どうぞお座りください。
医師　私たちは特別なお願いがあってうかがいました。N牧師と私は病院スタッフの人たちといっしょに、病気が重く死に直面している患者さんのことをもっとよく知ろうという活動をしているのです。インタビューさせていただけますか。
患者　いいですとも。答えられるかどうか、やってみましょう。
医師　ご病気はいかがですか。
患者　あちこちに転移しているんです……。

（また別の患者はこう言うかもしれない。「本当に私みたいな死にかかった婆さんと話がしたいんですか。お若くて健康そうなのに！」）

最初からこんなに物分かりのいい患者ばかりとは限らない。いきなり、「身体が痛い」「不安だ」「腹が立つことばかりだ」などとぼやく患者もいる。そうやって自分の苦痛を私たちにわからせようとするのだ。そこで私たちは、それこそ他の人たちにも聞かせたいことだから、あとでもう一度話してもらえないかと頼むのである。

患者の同意と医師の許可を得て、用意ができると、私たちで患者をインタビュー室へ連れていく。歩ける人はほとんどいないので、たいていは車椅子を使うが、なかにはストレッチャーで運ぶ患者もいる。点滴や輸血が必要な場合にはそれも持っていく。家族は入れないが、患者との対話に続いて家族へのインタビューを行うこともある。

インタビューにあたっては、出席者全員が患者に関する情報をできるだけもたないことにしている。インタビュー室へ移動する間に、患者にもう一度インタビューの目的を話し、やめたくなったらいつやめてもよいことを強調しておく。さらに壁のマジックミラーについて再度説明し、聴衆はミラー越しに私たちの様子を見たり聞いたりするのだと教える。病室からインタビュー室に移動する間、患者と私たちだけになるので、このときに患者がいちばんの気がかりや心配事を告白することもある。

インタビュー室に入ると、会話は快調にすすむ。一般的な話題から始まり、しだいに個人的な事柄へと移っていく。その様子は実際に録音されたテープで聞くとおりで、本書にも数例を収録した。

インタビューが終わると、まず患者を病室へ送り届けた後でセミナーを続けるので、患者を廊下で待たせることはない。インタビュアーが戻ってきたら、全員で討論を行う。私たち自身にどんな反応が起きたか、まともなものでも馬鹿げたものでも隠さずに話し、さまざまな感情的・理性的反応について論じる。またインタビュアーが交代して質問の角度や内容が変わったとき、患者がそれにどう反応したかについても話し合い、最後は患者の話を精神分析の観点から理解しようとする。患者の強さ弱さについて、さらには私たちの患者の扱い方の良否について検討し、患者が最後の日々を安らかに過ごせるような対応の仕方を提示して、セミナーをしめくくる。

これまでインタビュー中に死亡した患者はいない。インタビュー後の生存期間は十二時間から数か月に及び、最近インタビューを行った患者の多くはまだ存命している。重篤患者でも病状が軽快したためふたたび家に帰った者も多く、なかには再発することもなく元気になった患者も数人いる。なぜこのことを強調するかといえば、私たちは古典的な意味からすれば末期とはいえない患者たちとも、死について話をするからだ。どうしてそうした患者のほとんどとは言わないまでも、その多くと死について話すかといえば、ふつうなら確実に死をもたらす病にかかったことによって彼らが直面したのは死そのものだったからである。なお、患者との対話は、診断が下されてから死の直前までの、いつ何時でも行われる。

経験から、討論がじつに多くの目的に役立つことがわかった。なかでも、死を他人事と考えるのではなく、自分にも現実に起こりうるものとみなさなくてはいけないのだということを、学生たちに気づかせるうえで大いに役立った。さらに、討論が死に対するアレルギーを軽減するための有意義な方法であることもわかった。しかしこれは長くて苦しい過程である。はじめて出席した学生たちの多くはインタビュー終了前に席を立つ。最後まで持ちこたえる者もいるが、討論ではなかなか発言できない。また、なかには自分の怒りや激情を他の参加者やインタビュアー、ときには患者にまで向ける者もいた。患者に対するこうした怒りは、ときとして、患者が落ち着いて死に臨んでいるのに、学生のほうは患者に会ったことでひどく動揺している場合に起こった。その後の討論で明らかになったのだが、そうした学生は患者の冷静な態度を、非現実的あるいはまやかしだとさえ思ったのだ。人が死という危機に対してこれほどの落ち着きをもって臨めるなんて、彼には思いもよらないことだったのである。

しだいに自分を患者と同一視し始める参加者もいた。とくに患者と同年輩の場合にそういうことが起こった。彼らは討論の間——さらにその後、長期間——そうした葛藤と付き合わねばならなくなった。彼らは互いをよく知るようになり、グループにはタブーなどないことを実感するようになると、討論は参加者にとって一種の集団療法となり、多くの率直な対決や相互支持、ときにはつらい発見や自己洞察が見られるようになった。患者自身が知らないところで、多くのインタビューが、さまざまな性格をもった多数の学生たちに大きなインパクトと長期に及ぶ影響を与えた。

スタートしてから二年後、セミナーは医学部と神学校の正式科目になった。現在では学生以外に、観察に訪れた多くの医師、看護婦、看護助手、付き添い、ソーシャルワーカー、キリスト教やユダヤ教の聖職者、また吸入療法士や作業療法士などが出席している。ただし当病院の専任医師たちが参加することはめったにない。セミナーを正式履修科目として取っている医学部と神学校の学生たちは、理論のクラスにも出席している。ここでは理論、とくに哲学・道徳・倫理・宗教の問題を扱い、私と病院牧師が交替で授業を行っている。

インタビューはすべてテープに録音され、学生や教師が利用できるようになっている。学生は各学期の終わりに自分の選んだテーマで論文を書き、それらは将来刊行される予定である。その内容は、死の観念と恐怖についてきわめて個人的な観点から取り組んだものから、死とその過程についての高度に哲学的・宗教的・社会学的な研究にいたるまで多岐にわたる。

秘密保持のために、出席者全員についてチェックリストが作成されており、また閲覧用テープでは、名前や身元がわかるようなデータは修正されている。

学生四人だけの非公式な集まりから二年もしないうちに、セミナーは、患者を助けるあらゆる種類の仕事に携わっている五十人もの出席者を抱える会合へと成長した。当初はインタビューへの参加を患者に要請する許可を医師から得るのに、平均して毎週十時間ほどかかったが、いまではこちらから患者を探す必要はほとんどない。医師、看護婦、ソーシャルワーカーからの紹介があるし、さらに非常に励みになるのは、以前セミナーに出席した患者から、「他の末期患者に話をしたところ、『自分も出席したい、手伝いたい、話を聞いてほしい』と言っている」という連絡が入ることである。

教師としての末期患者

告げるべきか告げざるべきか、それが問題である。

医師や病院牧師や看護スタッフと話をしていて、しばしば感じるのは、患者が「真実」に耐えられるだろうかという彼らの懸念である。だが私たちにとって問題はつねに「どんな真実か」ということだ。悪性腫瘍と診断された患者への対応はいつの場合もむずかしい。

患者の気持ちを乱さないために本人には事実を隠し、家族に告げるほうがよいという医師もいる。また、患者の要求を敏感に察して、希望の余地を残しながら、病の重いことを患者にうまく伝える医師もいる。

私個人としては、この問題は是か非かで論じるべきではないと思う。問題は「告げるべきか」ではなく、「どのように患者に告げるか」でなければならない。そうした態度についてこれから説明しよう。まず、患者が突然自分の死に直面するときの経験を、大まかに分類しておく。前にも述べたように、人間はこの世における自分の命の終わりに、すすんで目を向けようとはしない。ただ時折、それも仕方なく、自らの死の可能性をちらりと垣間見るだけだ。そうした機会のひとつが、自分が致命的な病気だと知ったときである。ガンがあると告げられただけで、患者は自らの死の可能性を意識する。

よくいわれるように、人びとは悪性腫瘍を死病とみなし、これらふたつを同義語と考えている。これは基本的には事実であるが、この決定的な状況にあって患者とその家族にどう対応するかによって、それは祝福にも呪いにもなる。ガンは、完治の例や意義ある緩解例が増えているにもかかわらず、いまなお多くの人びとにとっては不治の病である。私たちは自分の人生で死と出会う前に、死とその過程について時折考える習慣を身につけるべきである。でないと、家族のだれかがガンと診断されたとき、その事実は容赦なく私たちに自分の死を思い出させる。だれかが病気になったとき、その病人の生き死ににかかわらず、死とその過程を自分の身に置き換えて考えることは祝福となるだろう。

もし医師が、悪性腫瘍の診断がくだされた患者に、必ずしもそれを差し迫った死とは結びつけずに、率直に告知することができるなら、これは大いに患者の助けになる。それと同時に彼は希望への扉を開けておかなければならない。つまり新薬や新しい治療法、さらに新技術や新研究の可能性について説明するのである。いちばん大事なのは、これで一切を失うわけではないし、診断が出たからといって医師は患者を見放しはしないこと、そして結果がどうあれ、これは患者・家族・医師が共に挑む闘いであるということを、医師が患者にはっきりと伝えることである。医師からこのように言われれば、患者は孤立や欺瞞《ぎまん》、拒絶を懸念することなく、つねに医師の誠実さを信頼し、できることがあればなんでも協力しようという気になる。こうした対応は、この困難な状況でひどい無力感にとらわれている家族にとっても大きな励ましになる。家族は医師からの言葉による励ましや無言の励ましを頼みにしている。彼らは、たとえ延命はできず、ただ苦痛を減らすためだとしても、あらゆる手段がとられることを知れば、力づけられるだろう。

胸にしこりのある患者がきた場合、思いやりのある医師なら、患者に悪性腫瘍の可能性に対する心の準備をさせ、たとえばバイオプシー（生検）などの検査でどういう腫瘍かがわかることを告げるだろう。さらに、もし悪性腫瘍が見つかれば、より広範囲の手術が必要になることも、前もって知らせておくだろう。そうすれば患者は落ち着いてガンに対する覚悟を決め、大きな手術が必要になった場合の心構えもできるようになる。たとえば手術後麻酔から醒めた患者に、医師が「お気の毒ですが、思ったより広範囲の手術をしなければなりませんでした」と報告したとする。もし患者が「ああよかった、良性で」と言ったら、医師はただ「そうだといいのですが」とだけ答え、患者から逃げたりせず、しばらくは黙ってそばに座っていてやるとよい。患者は数日間は聞かなかったふりをするかもしれない。そういう場合、本人がまだ心の準備ができていないことをはっきり態度で示しているのだから、無理に事実を認めさせようとするのは酷である。患者としては、すでに悪性の場合もあることを聞かされているので、それだけで医師に対する信頼を持ち続けている。だからしばらくして、自分の病気が命にかかわるものかもしれないという事実を直視できるようになれば、医師に助けを求めるだろう。

「ああ先生、どうしましょう。あとどれだけ生きられるでしょうか」と言う患者がいるかもしれない。そのような場合には、最近のガン患者に対する延命技術がいかに進んでいるか、また、これまで好結果を生んでいる追加手術についても話しておくことである。どれだけ生きられるかはだれにもわからないと率直に言うべきだ。あと何か月とか何年とか具体的な数字を示すのは最悪の対応で、どんなに精神的に強い患者に対しても行うべきではない。そうした数字はいずれにせよ正確ではなく、長すぎるか短すぎるのが常である。そもそもどうして患者にそんなことを教えようと思うのか、その理由が私にはわからない。

患者が家族を養っているような場合には、身辺整理のために、残された時間が少ないことを知らせる必要がある。このような場合でも、気配りがきき分別のある医師なら、数字を示すのではなく、時間と体力があるうちに身のまわりの整理をしておいたほうがよいと患者に勧めるだろう。そうすれば患者は言外の意味を理解し、なおかつ希望を持ち続けることができる。自分はいつでも死ぬ覚悟ができていると公言する者も含めて、患者ならだれでも希望を捨てない。私たちのインタビューで明らかになったことは、すべての患者がもっと生きられるという可能性を信じていたことだ。どんなときでも、もう生きる望みはない、という者は一人もいなかった。

どのように告知されたかと患者に質問してわかったことは、はっきり告げられたかどうかにかかわらず、自分が致命的な病気であることを患者全員が知っていたということである。それでも患者たちは医師に対して、受け入れられるような方法で告知してくれることを強く期待していた。

では、受け入れられる方法とはどんなものだろうか。あっさり告知してほしいのか、あるいは詳しい科学的な説明を望むのか、それともそんな問題は避けたいと思っているのか、医師はそれをどうやって知るのか。いやそれ以前に、そもそも患者のことをよく知らない私たち医師に、受け入れられる方法などがわかるだろうか。

その答えはふたつの事柄しだいである。まず最も重要なのは、末期疾患や死に取り組む私たち医師の態度と能力の問題である。もし医師が死を人生の大問題とみなし、恐ろしく忌まわしいタブーだと考えているならば、けっして冷静にそれを直視することができず、患者の力にもなれない。医師としては悪性かそうでないかを答えさえすればよいのに、私はわざと「死」という言葉を持ち出した。それは、悪性腫瘍といえばかならず、差し迫った死とか死の破壊的な性質を連想させ、ありとあらゆる感情を呼び起こすからである。医師が死を冷静に直視することができなければ、患者を助けることなどできるはずがない。だから医師は、患者がこのいやな質問をしないようにと願うのである。患者を回診しても、さしさわりのない話をしたり、今日は天気がいいなどと言う。すると敏感な患者は調子を合わせて、来年の春の話をしたりする。自分にとって来年の春などないことは百も承知のうえである。こういう医師に話を聞くと、患者は事実を知りたがらないし、必要ともしない、すべてが順調だと信じているから、と答える。だが実際は、医師たちはこの問題を突きつけられないことで大いに安堵しているのである。しかも患者のそうした反応を引き起こしたのは自分自身であることにまったく気づいていない。

患者とこの問題について話し合うことにはやはり不安をおぼえるものの、それほど消極的でない医師は、病院牧師や外部の聖職者を呼んで、患者に話してほしいと頼むかもしれない。面倒な責任を他人に転嫁して気を楽にしたいからだが、それでも全面的に回避するよりはましである。また一方で、心配のあまり、スタッフや病院牧師に対して患者に告げないよう指示することもある。そうした指示を出すということは、とりもなおさず、医師がいかに不安を感じているかということの証明である。

また医師によっては、この問題についてそれほど困難を感じないし、病気の重大さについて話したがらない患者はそれほど多くないと考える者がいる。私が多くの患者とこの問題について話した結果、確信したのは、自分自身が死を否認したいと考えている医師は、患者も死を否認したがっていると思い込んでおり、話し合いをためらわない医師は、患者もこの問題を直視し認めようとしていると考える、ということである。否認の必要度は、医師自身の否認の必要度に正比例するということだ。しかし、これはまだ問題の半分でしかない。

告知に対する反応は、患者の人格構造やそれまでの生活態度によってさまざまに異なる。自分を守るための最大の防衛手段として否認を用いる者は、他の者よりははるかに広い範囲で否認を使おうとする傾向がある。これまで危機的な状況に対して率直に立ち向かってきた患者は、現在の状況に対しても同じように立ち向かう。したがって、新しい患者の強さ弱さを見きわめるためには、患者をよく知ることが大いに役立つ。そうした一例を紹介しよう。

A夫人は三十歳の白人女性で、入院中に私たちに面談を求めてきた。会ってみると、背が低くて肥った一見陽気そうな女性で、にこにこしながら、自分は「良性リンパ腫」でコバルトやナイトロジェンマスタードを含むさまざまな治療を受けていると言った。これらが悪性腫瘍の治療に使われることは入院患者ならたいてい知っている。彼女は自分の病気についてよく知っており、それについて自分で文献を読んだことを率直に認めた。だが突然、涙声になったかと思うと、入院前にかかっていた医師が、生検の結果を受け取ったあと、どんなふうに「良性リンパ腫」だと告知したかをやや感傷的に話した。「良性リンパ腫?」と、私は疑いをこめて彼女の言葉を繰り返し、静かに答えを待った。「先生、どうぞ教えてください。悪性でしょうか、それとも良性でしょうか」と彼女は聞いたが、私の答えを待たずに、いきなり、子どもを作ろうと思ったがだめだったという話を始めた。それまで九年間ずっと子どもが欲しくて、あらゆる検査を受け、最後には養子をもらうために紹介所の門をくぐったが、さまざまな理由で断られた。はじめはまだ結婚して二年半しかたっていないからという理由だったが、あとのほうでは情緒不安定だからという理由からだったらしい。彼女は養子さえもらえないという事実を受け入れることができなかった。そして今回入院した彼女は、放射線治療を受けるための書類にサインをさせられた。書類には、この治療によって不妊になる可能性があることがはっきり書いてあった。これでついに永久に子どもを産めなくなるのだ。書類にサインし、治療前の精密検査を受けたにもかかわらず、彼女にはこのことが我慢できなかった。彼女の腹部にはすでに印がつけてあり、翌朝第一回目の放射線治療を受けることになっていた。

話をして明らかになったのは、彼女にはまだ事実が受容できないということだった。悪性腫瘍について私に質問しながら答えを待とうとはしなかったし、放射線治療を受けることを承諾しながら、子どもが持てないことには耐えられないと言った。そして自分の満たされない願望について、いつまでもくどくど話し続け、訳がわからないといった様子で私を見つめていた。私は、あなたが本当に訴えたいのは、不妊のことではなく、病気を直視できないことかもしれない、と彼女に言った。さらに、それは理解できるし、どちらも困難な問題だが望みがないわけではない、と慰め、翌日の治療後にまた訪ねる約束をして別れた。

彼女が自分は悪性腫瘍であると確信したのは、初めての放射線治療を受けに行く途中のことだった。しかし同時に、この治療で治るだろうという期待をもった。その後の形式ばらないうちとけた面談では、子どもの話と悪性腫瘍の話の間を行ったり来たりしていた。ますます涙もろくなって、うわべの陽気さも見られなくなった。押すだけで不安を取り去り、胸の重荷から自由にしてくれる「魔法のボタン」が欲しいと言った。また、今度入ってくる同室患者のことをひどく気にして、末期患者だったらと思うと「死ぬほど心配だ」と言うのだった。その病棟の看護スタッフはとても思いやりのある人たちだったので、私たちが彼女の不安を伝えると、陽気な若い女性と同室にしてくれた。これで彼女はすっかり安心した。さらに看護スタッフは彼女に、いつも笑顔でいようとは思わずに、泣きたいときは泣くように勧めたが、これも患者にとってはありがたいことだった。彼女は大した才能を発揮して、悪性腫瘍について話をする相手を選び、子どものことを話したいときには、それほど話し好きではない相手を見つけた。彼女が自分の将来を自覚し、現実的に話をすることができるようになったと聞いて、スタッフは非常に驚いた。

収穫の多い面談が数回続いた後、彼女はいきなり私に、子どもはいるかと聞いた。いると答えると、彼女は、疲れたからもう面談を終わりにしてもらえないかと言った。それに続く面談での彼女の話は、看護スタッフや精神科医、その他の人びとへの怒りと悪口に終始した。そしてとうとう、それが健康な人びとや若者たち、とりわけ私に対する嫉みであることを認めた。私が何でももっているように見えるからだと言うのである。彼女は、自分がときにはひどく扱いにくい患者になることがあっても見放されないことを知ると、しだいに自分の怒りの原因に気づくようになり、その原因とは、自分を若く満たされないまま死なせる神に対する怒りだと、きわめて直截に表現した。幸いなことに病院牧師は、神の罰について説教するよりもむしろ患者の怒りに理解を示す人だったので、私とほとんど同じ視点から、この怒りについて彼女と語り合った。そしてついに彼女の怒りはおさまり、抑鬱《よくうつ》に席を譲った。最終的には彼女も自分の運命が受容できるようになるだろう。

現在なお、この患者は、最大の問題に関してはそうした分裂した態度をとり続けている。彼女は一部の人びとに対しては、子どもがいないことで悩んでいる女性として話をするだけである。病院牧師や私に対しては、自分の短い人生の意味や、それをもっと延ばしたいという、彼女が（当然ながら）まだいだき続けている希望について語る。いまこれを書いている時点で、彼女の最大の不安は、夫が子どもを産める女性と再婚するかもしれないということである。それでもまた彼女は笑いながら「夫はペルシャの王様ではありませんから大丈夫。本当に立派なひとですけれど」などと言う。また、健康に暮らしている人びとへの嫉みについてはまだ完全に対処しきれていない。彼女の場合は、あくまで否認しつづけようとはしないため、あるいはもうひとつの、悲惨ではあるが受け入れることのできる問題に否認を転嫁しないために、病気とうまく付き合っていけるのである。

「告げるべきか告げざるべきか」という問題のもうひとつの例がD氏である。この患者が自分の病気を知っているのかどうかは、だれにもわからなかった。スタッフは、彼がけっしてだれも近づけようとしないので、きっと自分の病気の重大さを知らないのだと確信していた。彼は病気について一度も質問しなかったし、たいていの場合スタッフから怖がられているようだった。看護婦たちは、彼が病気に関するインタビューへの誘いなど受けるわけがない、賭けてもいいと言っていた。私は、むずかしいことは承知で、おそるおそる彼に近づき「ご病気はいかがですか」とだけ聞いた。すると彼はあっさり「全身がガンなんです……」と答えた。この患者にとって問題は、それまでだれ一人として単純率直に質問してくれる者がいなかったことだ。周囲の者は、彼の不機嫌な表情を見て、他人への扉を閉ざしていると誤解したのだが、じつは彼ら自身の不安が邪魔をして、患者がどれだけ他の人びととのコミュニケーションを望んでいるかがわからなかったのである。

悪性腫瘍を不治の病のように告知するのは、「何をしたって無駄だ。どうせ何もできないんだから」という印象を与えるので、告げられた患者にとっても、その周囲の者にとっても困難の始まりになる。患者はますます疎外感に襲われ、医師の無関心を感じ、孤立感と絶望を深めていく。病状は急速に悪化するか、あるいは深い抑鬱に落ち込んで、だれかが希望を与えないかぎり、そこから抜け出せなくなる。

こうした患者の家族は、患者と同じように、悲しみ・無力感・絶望・自暴自棄といった感情をもつだろうが、患者の幸福のために付け加えてやれるものはほとんどもたない。そうした患者は残されたわずかな時間を――もし医師が前述したような対応をすれば得られるはずの——豊かな経験としてではなく、病的な陰鬱さのなかで過ごしてしまう。

念のために言っておかねばならないが、患者の反応は医師の告知の仕方だけに左右されるわけではない。しかし悪い知らせの伝え方は、重要な要素であるのに過小評価されることが多いので、医学生の教育や若い医師の訓練にあたっては、もっと重要視されるべきである。

したがって以上を要約すれば、問題は「患者に告げるべきか」ではなく、「患者にどう告げるべきか」でなければならない。医師はまず、悪性腫瘍や死に対する自分自身の態度を検討し、過度の不安をもたずにこの重大な問題について話ができるようになるべきだ。そして現実を直視しようとする患者の意思を見きわめるために、患者からの合図に注意を傾けるべきである。患者の周囲に診断の結果を知る者が多ければ多いほど、患者自身が本当のことを知るのは早くなる。長い間楽しい仮面をつけて演技ができる者などほとんどいないからだ。すべてとまではいかなくても、ほとんどの患者はいずれ気づく。自分に対する注目の仕方が変わる、対応がいままでとは異なる、医師が声を低くしたり、回診を避けたりする、家族が涙ぐむ、感情を隠せない親類が不自然な笑顔を浮かべている——こうしたものから患者は敏感に感じとる。医師や家族がまだ話せないうちは、患者も知らないふりをする。だが、もしだれか患者に話すことをいとわず、しかも患者が防御を必要とするかぎりそれを認めてくれる者がいれば、患者は喜んで受け入れるだろう。

患者ははっきり告知されるかされないかにかかわらず、いずれは気づく。そして、自分に嘘をついた医師、あるいは、もっと早く病気の重大さを直視させてくれたら身辺整理ができたかもしれないのにそれをしてくれなかった医師を信頼しなくなる。

痛ましい知らせを患者に伝えることは、ひとつの技術である。伝え方が簡潔であればあるほど、患者にとってはそれだけ受け入れやすくなる。そのときは「耳を貸す」ことができなくとも、あとになって思い出す。患者たちによれば、混みあった廊下でなく、小部屋でそっと告知されたことがありがたかったそうだ。

重要なのは告知という当面の悲劇よりも患者への共感である、と私たちの患者全員がそう力説した。あらゆる手段がとられること、自分たちが「放り出されない」こと、まだいろいろな治療法があること、病状が非常に進んだ場合でもかすかな希望があること——これらによって患者は自信を取り戻せるのである。このようなやり方で告知されれば、患者は医師を信頼しつづけることができ、さらにこの新たな危機的状況に対処するために起こるさまざまな反応を、余裕をもってしのいでいくことができる。

以下は、患者が末期疾患に対処する際に用いるいくつかのメカニズムに関して、私たちが患者から学んだことの要約である。

3　第一段階／否認と孤立

人間は自分自身に対して防柵をきずく。

タゴール

『迷える小鳥』七九節

私たちは死に瀕している患者二百人以上にインタビューをしたが、ほとんどの人は不治の病であることを知ったとき、はじめは「いや、私のことじゃない。そんなことがあるはずがない」と思ったという。だれにでも最初に訪れるのがこの否認である。病気の初期にはっきりと告知される患者も、またそれほどはっきりとは知らされず、少し経ってから自分自身でこの結論にいたった患者も、同じように事実を認めようとしない。私たちの会った患者の一人は、自分の否認を維持していくための「儀式」なるものについて話してくれた。彼女はその「儀式」にたっぷり時間とお金をかけたのだった。その儀式とは——レントゲン写真が「他の人のととりちがえられているのだ」と自分に言い聞かせたり、病理の報告がそんなにすぐ戻ってくるはずはないので、他の患者の報告書に間違って自分の名前が書かれたに違いないから確認してほしいと頼むというものだった。それが確認できないと、彼女はすぐに退院を願い出て、「私の病気についてもっと良い説明が得られるはずだ」

という空しい望みを胸に、たくさんの医師を「物色」して回った。何人かは彼女の気持ちをなだめるような答えをくれたが、その他の医師は最初にいだいた疑いを裏づけた。だが、そのことが確認されようとされまいと、彼女の反応は同じだった。検査をし、さらに再検査を希望して、もとの診断が正しいことが少しずつわかってきたが、それでも彼女はその結論がまったくの誤りであるという希望を失わず、さらにまた検査の数値を待ち望んだ。だが同時に「いつでも」助けてもらえるよう、医師との接点をもっていたかったと彼女はいう。

患者は診断を知らされると不安になってそれを否認する。否認がとくに顕著に見られるのは、その患者のことをあまりよく知らない人や、受け入れの準備が患者にできているのかどうか考えもせず早く「片づけよう」と思っている人から、告げられるべき時がきていないのに突然知らされた患者の場合である。少なくとも部分的な否認はほとんどすべての患者に見られ、病気の初期や告知のあとだけでなくその後も時折見られる。「われわれは、太陽をずっと見続けていることができないのと同じように、ずっと死を直視していることもできない」。そういったのはだれだったろうか。患者は、しばらくは自分自身の死の可能性について考え込むが、その後は生き続けていくために、そういった考えを捨て去る。

私がこのことを強調したいのは、否認は不快で苦痛に満ちた状況に対する健康的な対処法だからだ。なかにはこのような状況のもとで長期にわたって生きていかなくてはならない患者もいる。予期しないショッキングな知らせを受けたときにその衝撃をやわらげるものとして、この否認という機能があるのだ。患者は否認によって自分を落ち着かせ、時間が経つにつれ、別のもっと穏やかな自己防衛法を使うようになる。しかしながら、否認したからといって、あとになってその患者が自分に襲いかかろうとしている死についてだれかと落ち着いて話す機会が訪れたときに、気がすすまないとか、ましてや幸せな気分や安心した気分になれないとかというわけではない。そういった会話は（聞き手ではなく！）患者が死を直視する用意ができたとき、その患者のためを思って行われるものであり、またそうでなくてはならない。その患者が事実を直視することができなかったり、かつていだいていた否認の気持ちがまた出てきたなら、会話を終わらせなくてはならない。これはどの段階で会話をするかという問題とは無関係だ。医師のほうは当然のことながら患者が死ぬとは考えていないのに、あなた方は重病患者と死について話す、と言って私たちはよく非難される。実際に死が訪れるまでかなりの時間があっても、もし本人が望むなら、死やその迎え方について話し合うことはよいことだと思う。比較的元気で体力のある患者は、さらにうまくこの事態に対処できるようになり、迫りくる死におびえることも少ないだろう。患者の一人がいみじくも言ったように、死が「すでに戸口まで来ている」ときより、まだ「何キロも先にいる」ときのほうがよいのだ。家族にとっても、患者が比較的元気でよい状態のときに、死やその迎え方といったようなことを話し合えば、一家の大黒柱がその役目を果たせるうちに、子どもたちや家族の経済的支えについて手を打っておくことが容易になる。こういった話し合いを先送りにすることは患者のためではなく、じつは私たち自身を守るためであることが多い。

否認はふつう一時的な自己防衛にすぎず、じきに部分的受容へと移行していく。まれなことだとは思うが、もしその否認を最後まで持ち続けたとしても、それで余計に苦悩が増すということはないだろう。私たちが会った二百人の末期患者のうちで、死が近づいているのを最後まで否認しつづけた患者はたった三人だった。三人とも女性で、そのうちの二人は死ぬことについてわずかしか語らず、死は「避けて通れない嫌なこと、できれば眠っているうちにやって来てほしいもの」であり、「痛みなくやって来ることを願っている」と語っただけだった。それだけ言って、彼女たちはふたたび以前と同様に自分たちの病を否認しつづけた。

三人目の患者も中年の独身女性で、これまでの人生でも嫌なことはすべて否認してきたらしかった。彼女の胸部にははっきりと見える大きな潰瘍性のガンがあったが、彼女は死ぬ直前まで治療を拒否しつづけた。彼女はクリスチャンサイエンスの熱心な信者で、その信仰を最後まで貫きとおした。しかし、彼女は否認していたにもかかわらず、とうとう入院をし、ごくわずかながら治療を受け入れたときから、彼女のなかのある部分では自分が病気であるという現実を直視していたに違いない。手術が決まり、その直前に訪ねたときにも、手術は「潰瘍の一部を切り取り、治りやすくするためにするもの」と言っていた。また入院しているのは「自分の潰瘍とは何の関係もない」ので、なぜ入院しているのかについて詳しいことが知りたいと言っていた。何度も訪問を続けているうちに、彼女が病院のスタッフの言葉を恐れていることがわかった。スタッフが自分の否認をくつがえし、進行しているガンのことに触れるかもしれないと思ったからだ。だんだんに弱まっていくにつれ、化粧は奇抜さを増してきた。以前は口紅も頬紅も品よく控えめだったのに、だんだん化粧がどぎつくなり、ついにはピエロみたいになってしまった。それと並行して、死期が近づくにつれ、着る服もますます強烈な色になっていった。最後の二、三日は鏡を見るのを避けるようになったが、それでも彼女の仮装は続いた。ますます落ち込んでいく気持ちと、急速に衰えていく容姿を隠し通そうとしていたのだ。私たちが何か役に立てることはないかと尋ねたとき、彼女は「明日、来てください」と答えた。「一人にして」とか「もう放っておいて」と言わずに、明日はもうはや自己防衛できなくなり、助けが必要になるかもしれないという可能性を残しておいたのだ。「もうやっていけそうもない」、最後にそう言い残して、一時間もたたないうちに亡くなった。

ほとんどの患者はここまで徹底した否認は示さない。自分たちの置かれた現実について話している最中に、突然、もうそれを現実として見つめていくことができないという兆候を示す。それでは、患者がもう現実を直視したくないと思っているのを、私たちはどうすれば察知できるのだろうか。患者が自分の生命に関係したことを話していたり、死や死後の生（死そのものの否認であるが）について何か重要な空想を語っていたのに、数分後にはその話題を変えようとし、自分の言ったことをほとんど否定するようなことを言いだす。この時点で患者の話を聞いていると、軽い病気の人の話を聞いているようで、生命を脅かされているような深刻な状況ではないように感じてしまう。そういうときこそ患者の送ってくるサインをキャッチしなくてはならない。患者はもっと明るい、もっと楽しいことを見つめていたいのだ。それがどんなに非現実的なことであっても、患者にもっと幸せなことを夢みさせてあげるべきだ（私たちの患者のなかにも、ちょっと不可能と思われる状況を夢みていた患者がいたが、驚いたことにそれが現実となった患者も数人いた）。私が強調したいのは、否認はいつでもどんな患者にも必要なものであり、重い病気の末期よりむしろ初期に必要だということである。その後も否認の必要性は出てきたりなくなったりするが、感覚を鋭敏にし、洞察力をもって患者の話を聞いていれば、それを察知して、患者に自分の矛盾を気づかせることなく自己防衛の状態に入らせてあげられる。ふつう、患者が否認より孤立を選ぶのはずっと後のことである。この段階では、健康と病、死と不死、それらがまるで双子の兄弟みたいに並んでいるかのように話す。つまり、死を直視しながらも、まだ生への望みを持ち続けている。

要約すると、患者が最初に見せる反応は一時的なショック状態だが、患者はそこからしだいに回復していく。最初の麻痺したような感覚は消えていき、ふたたび落ち着きを取り戻すと、「いや、私であるはずはない」と思うようになる。これが普通の反応である。無意識のなかでは私たちはみんな不死であるから、自分が死と向かい合わなくてはならないという事実を認めることなど、ほとんど考えられないのである。患者は徐々に否認を捨て、もっと穏やかな防衛メカニズムを使うようになるが、その過程は、患者がどのように告知されたか、この避けられない出来事を徐々に認識していくのにどれくらいの時間が必要だったか、そしてこれまでの人生においてこの危機的状況に対処する準備ができていたかどうか、によって大きく左右される。

病院のスタッフのなかにも、自分たち自身の理由から患者の状態を否認している人がいる。そういうスタッフに対しては、患者の側も否認で応ずることが多い。そういう患者は、家族やスタッフの中から適切な人を選んで、自分の病気や迫りくる死について話し合おうとする一方で、患者が死んでしまうという事実を受け入れられない人といるときは、元気になったふりをする。これが、不治の病を患者に告知すべきかどうかをめぐって意見が分かれる理由のひとつである。

次に、長期にわたってかたくなに否認を続けた患者の例としてK夫人のケースを取りあげ、入院から数か月後の死にいたるまで、私たちが彼女にどのように対応したかを紹介したい。

K夫人は二十八歳の白人女性で、カトリック信者であり、学齢前の子どもが二人いた。彼女は末期の肝臓病で入院してきた。彼女が生命を保つためには、きわめて慎重な食餌制限と毎日の計測室での測定が不可欠だった。

入院する二日前に、彼女は医院を訪ね、もう回復の望みがないことを知らされたようだ。家族の話によれば、患者は「動転してしまった」が、近所の人にいつでも望みはあるからと励まされ、病気の治った人がたくさんいるという礼拝所へ行くように勧められた。そこで、彼女は神父に許しを求めたが、信仰治療師のところへなど行ってはいけないと言われた。

医院を訪れた次の日の土曜日、患者はその信仰治療師のところへ行き、「あっというまにすばらしい気分」になった。しかし日曜日には失神しているところを義母に発見された。そのとき夫は仕事に出ており、幼い子どもたちは食事やその他の世話もしてもらえず二人だけで放っておかれていた。夫と義母は彼女を病院へ連れてきたが、医者が話をする間もなく帰ってしまった。

患者は、「良い知らせがあるから」病院の牧師を呼んでほしいと頼んだ。牧師が病室にくると、彼女は大喜びで歓迎した。「ああ、牧師先生、すばらしいことがありました。私、治ったんです。お医者様たちに、神様が私を治してくださるのを見てもらおうと思うんです。ほら、すっかり良くなりました」。そして神父が礼拝所へ行かないようにと忠告したことに触れ、「私の教会さえ、神様がどんなふうにしてくださるかわかっていなかった」と残念がった。

ほとんど完全に病気を否認し、食事の摂取に関してまるで信用できなかったため、医者にとって彼女は厄介な患者だった。昏睡状態に陥るまで暴食をすることもあったし、ときには素直に指示に従うこともあった。そのため精神科医の診察が要請された。

私たちが会ったときには、彼女は妙に陽気で、声をたてて笑ったりくすくす笑ったりし、自分はすっかり元気なのだと、私たちまでも納得させるように言った。彼女は病棟を歩き回っては他の患者やスタッフを訪ね、自分がとても信頼している担当医の一人にプレゼントをするためにお金を集めようとした。このことから、彼女は現在の自分のおかれている状況について少なくとも部分的には気づいているように思われた。彼女は食餌制限や薬の服用について信用できないし、「患者らしくふるまわない」ため、管理のむずかしい問題患者だった。自分の健康を信じる気持ちが揺らぐことはなく、それを保証してくれる言葉を聞きたがった。

私たちは彼女の夫と話し合ってみた。どちらかというと素朴であまり感情を表さないタイプのこの男性は、入院生活がいつまでも続けば莫大な費用を支払い続けなければならないし、良かったり悪かったりの繰り返しで妻の苦しみを長びかせるよりも、たとえ短期間でも家で子どもたちといっしょに過ごさせたほうが妻にとって幸せなのではないか、と真剣に考えてはいた。しかし妻への同情の気持ちはほとんどもっておらず、自分の感情と理性をきれいに切り離していた。彼は、自分には夜勤もあるし、週日は子どもたちがよそに預けられているため、安定した家庭環境を望めないという事実だけを冷静に語った。私たちは夫の話を聞きながら、自分を彼の立場に置いてみても、このように割り切った態度でしか現在の苦境に対処していくことはできないだろうということは理解できた。私たちは、彼女の要求のいくらかでも夫に伝えることができれば、夫の愛情が彼女の否認したいという気持ちをやわらげ、効果的な治療をよりすすんで受けさせることができるのではないかという望みをもっていたが、それは不可能だった。彼はどうしても自分の態度を変えることができなかったらしく、まるで強制された仕事を終えたかのように、話し合いの席から逃げ帰っていった。

私たちは定期的にK夫人を訪ねた。私たちが日々の出来事や彼女の要求を聞いてあげていたので、彼女は私たちとおしゃべりするのを喜んでいた。しかし、彼女は徐々に弱っていき、二週間ほどは、ただまどろんで私たちの手を握っているだけで、あまり多くを話すこともなかった。そしてその後ますます混乱し、錯乱した。彼女は自分が、夫がもってきてくれた香りのいい花でいっぱいの美しいベッドルームにいるところを妄想した。意識が比較的はっきりしているときは、少しでも時間が早く過ぎるようにと、彼女は手芸に没頭し、私たちはそれを手伝った。それまでの数週間は、二重のドアを締め切られ、彼女はたった一人で部屋で過ごすことが多かった。スタッフのほうも、してあげられると思うことがあまりなかったので、立ち寄る者もほとんどなかった。彼らは、彼女を避けていることを「あの患者さんは混乱していてよくわからない」とか「あんなにおかしなことを考えていて、何を話していいかわからない」などと言って、もっともらしい弁解をしていた。

こうして孤立し、ますます孤独感を深めていくなかで、彼女が「ただ、だれかの声を聞きたくて」受話器を取るのを見かけることもあった。

タンパク質抜きの食事になると空腹感がひどくなり、極度に体重が落ちた。ベッドに腰をかけて砂糖の小袋を指に挟みながらこう言ったことがあった。「このお砂糖で私は死ねるのね」。彼女は横に座っていた私の手を握り、「あなたはこんなに温かい手をしているのね。私がだんだん冷たくなっていくときにはいっしょにいてね」と言った。そして何かがわかったように微笑んだ。彼女も私も、この瞬間に彼女が否認をやめたことがわかった。それから彼女は自分自身の死について考えたり話したりできるようになり、少しでいいからいっしょにいて慰めてほしい、そしてあまり空腹感を感じないで死を迎えられたらいいのにと言った。私たちはそれ以上言葉を交わさず、ただ黙ってしばらく座っていた。私が病室を出るときに、かならずまた来てほしい、そしてそのときはあのすてきな作業療法士の女の子をいっしょに連れてきてほしいと彼女は頼んだ。その療法士は、彼女が家族のために「私を思い出してくれるもの」を残せるように、と革細工を作るのを手伝ってあげていたのだ。

病院の人間は、医師、看護婦、ソーシャルワーカー、牧師、だれであろうと、こういう患者を避けてしまうことで、自分たちが何を失っているかよくわかっていない。人間の行動や、こういった危機に対応するために人が利用しなくてはならない適応や自己防衛に興味をもったなら、病院こそそれを学べる格好の場所なのだ。スタッフが落ち着いて話を聞いてあげれば、また一回や二回の面会では患者が話す気になれなくても訪問を繰り返していれば、そのうちに、ここには自分のことを気にかけ、そばにいていつでも会ってくれる人がいるという信頼感のような感情が患者に芽生えてくるのだ。

患者は、話す用意ができると、心を開き、ときには言葉で、ときには言葉によらない方法、たとえばちょっとした身振りで、自分たちの孤独感を伝えてくるだろう。K夫人のケースでは、私たちは彼女の否認をけっして崩そうとしなかったし、彼女が自分は健康だと言うときは、こちらも反論しなかった。彼女が子どもたちのところへ帰りたがっても、ただ薬を飲むことと食餌制限を守らなくてはならないことを強く言っただけだった。後の何日間か二倍も苦しむだけなのに、禁じられているものを暴食したこともあった。こんなことはもってのほかですよ、と私たちは彼女に言った。これは、私たちが彼女といっしょになって否認するわけにはいかない現実の一部なのだ。こうして、私たちはおそらく暗黙のうちに、あなたの病気は危機的なものだということを彼女に伝えたのだった。はっきりと告げなかったのは、その段階では彼女が真実に耐えられないことが明らかだったからだ。半昏睡の状態と極度の引きこもりの状態を通り抜け、彼女は、夫がやさしい愛情あふれる心遣いを花に託してくれたと妄想する混乱の段階を経ていった。彼女が自分のおかれている現実を見つめる強さを得て、もっと食べやすい物や人との最後の交わりを求めることができるようになったのは、ずっと後のことだった。ただ、それらが家族に期待できるものではないことは彼女にもわかっていた。

この長く意味深い関わりを振り返ってみると、できる限り長く病気を否認していたいという自分の願いが尊重されていることを彼女自身が感じとっていたからこそ、あのような関わりができたのだろう。彼女にどれほど多くの患者管理上の問題があろうと、私たちは批判的な態度をとらなかった（ただ、私たちは常駐スタッフではなく、彼女の食餌制限のバランスに責任をもつわけでもなく、終日そばにいて次から次へとストレスの溜まるようなことを経験していたわけでもなかったので、コミュニケーションがより容易であったということは認める）。彼女がすっかり理性を失っているときも、また私たちの顔や私たちがどんな仕事をしているかを彼女が思い出せないときも、訪問を続けた。結局、死に対する自分自身の強迫観念にきちんと対応してきたセラピストだけが、患者が迫りくる死に対する不安と恐怖を克服するのを粘り強く愛情をもって助けるという役目を果たすことができるのだ。K夫人も病院での最後の日々、二人のひとを頼りにしていた。一人はセラピストで、ごくわずかな言葉しか交わさなかったが、患者はただそのセラピストの手を握っているだけで、食べ物や痛みや不快感に対する不安を表さなくなっていた。もう一人は作業療法士で、患者がしばらくの間現実を忘れ、創造的・意欲的になって家族に残すための作品を（おそらく彼女がこれからもずっと家族といっしょにいるという小さな証として）いくつか作る手助けをした。

私がこのケースを取り上げたのは、私たちがいつでも患者に不治の病を告知するわけではないということを述べたかったからである。私たちはまず患者が何を必要としているかを明確にし、患者の強さや弱さを把握しようと試みる。そして、患者がどれくらい現実を直視することを望んでいるかを見極めるために、患者が言葉に表したり、ときには表に出さずに伝えてくることを探り出す。この患者は初期段階から、自分が正気でいるためには否認が不可欠であることを、さまざまな例外的なやり方ではっきりと表していた。多くのスタッフは明らかに彼女のことを精神病患者だと思っていた。しかし正常とは思えない行動があるにもかかわらず、検査では彼女の現実感覚は損なわれていないことがわかった。このことからわかったのは、彼女は家族が自分の死を「早ければ早いほどいい」と望んでいることを受け入れられず、また小さな子どもたちとの生活を楽しいと思い始めた矢先の自分の死を認めることができなくて、絶望的な思いで、自分がとびきり健康であると信じさせてくれた信仰治療師の言葉に飛びついたということだった。

しかし彼女のなかの別の部分では、じゅうぶん病気に気づいていたのだ。強引に病院から出ようとすることもなく、現実にはじつに心地よく過ごしていた。まるで長くいる予定になっているかのように、慣れ親しんだものをたくさん自分のまわりに置いていた（彼女はけっして病院から離れなかった）。また私たちの出した制限も受け入れた。食べなさいといわれたものを食べた。だが、食べ過ぎてしまったことも二、三度あった。後に彼女は、こんなに制限だらけでは生きていけない、この苦しみは死以上だ、と告白した。スタッフが厳しく止めなければすぐに死んでしまっただろう。それを考えると、禁止されているものを過度に食べたことは自殺願望のあらわれといえるかもしれない。

ある意味でこの患者は、自分の病気をほぼ完全に否認することと、死をもたらすようなことを繰り返すことのあいだを、行ったり来たりしていた。家族に拒絶され、病院のスタッフからも見落とされたり無視されたりすることも多く、彼女はだんだんと哀れな姿になっていった。若いのにだらしのない姿をして、一人絶望的な気分でベッドの縁に腰かけ、何かの音を聞こうと電話を握りしめていた。現実の生活では手に入らない美しいもの、花、そして愛情あふれる看護を妄想することに、彼女は一時的な逃避の場を見出した。彼女にはこの危機を乗り越えるためのしっかりした宗教的バックグラウンドがなかったため、彼女が自殺することも精神病になることもなく自分の死を受け入れるまでには、何週間いや何か月間も、静かな触れ合いを続ける必要があった。

私たちはこの若い女性に対して多様に対応した。はじめのうちはまったく信じられなかった。これほど食餌制限が課せられているのに、どうして健康なふりができるのだろうか。本当に健康だと思っているのなら、どうして入院を続け、あれだけの検査に耐えられるのだろうか。私たちは、彼女がこれらの質問に対して聞く耳をもたないということがすぐにわかったので、もっと苦痛の少ないことを話すことで患者をよりよく知ろうと考えた。彼女は若くて陽気だったし、幼い子どもたちがいた。だが家族は彼女の支えにはなってくれなかった。そうしたことのために、私たちは、たとえ彼女の否認が長引いても、なんとか彼女を助けたいと思ったのだった。私たちは、彼女自身が生き抜いていくのに必要なだけ否認することを許したし、入院中彼女が求めればいつでも会えるようにしていた。

スタッフのせいで彼女が孤立してしまうようなときには、私たちもスタッフに怒りを感じ、部屋を出るときにはドアを開けておくようにしたが、次に訪ねていってみるとドアは閉められていた。彼女の特異な性格に慣れてくると、私たちはそれをあまり奇異とは思わなくなり、理解できるようになり、そのため、彼女を避けようとする看護婦たちの気持ちにはどうしても共感できなかった。死が近づくにつれ、私たちの感情はしだいに個人的なものに変わっていった。他人とは通じ合うことのできない人間と、外国語で接しているような感じだった。

病院の人間が通常関わる範囲を超えて私たちが深くこの患者に関わったことは認めざるをえない。さらに付け加えるならば、そのような深い関わりをもったのは、この哀れな患者のために家族の力を動員できなかったことに対する私たちの苛立ちのあらわれだった。本来なら夫に期待すべき優しい見舞い客の役目を負うことで、たぶん私たちは自分たちの怒りを表していたのだろう。そして、そのような状況で私たちがそこまで精一杯やりたいと思ったのは、もしいつか運命からこれと似たような状況を与えられたときに私たちだって拒絶されたくないという無意識の願望をいだいていたからかもしれない。彼女は私自身と同じく二人の子どもがいる若い女性だった。振り返ってみると、私は彼女の否認を支持しすぎたのではないかと思う。

このケースからわかることは、患者と接する際には私たち自身の反応をも十分考慮する必要があるということだ。私たちの反応はつねに患者の言動に反映し、その反応ひとつで患者の病状の善し悪しに大きな影響を与える。自分自身を正直に見つめることは成長・成熟を大いに助ける。そしてその目的を達成するには、重病患者、年老いた患者、死の迫っている患者に接する仕事に勝るものはない。

4　第二段階／怒り

私たちは世界を読み間違え、世界が私たちを騙しているのだと言う。

タゴール

『迷える小鳥』七五節

絶望的な知らせを聞かされたときの私たちの最初の反応は、「いや私のことではない。そんなことはありえない」というものだ。この反応は、私たちがやがて理解し始めたとき、「ああそうだ。私だ。間違いなんかじゃない」という新しい反応に取って代わられる。幸か不幸か、自分は健康で元気だという偽りの世界を死ぬまで持ち続けられる患者はほとんどいない。

第一段階の否認を維持することができなくなると、怒り・激情・妬み・憤慨といった感情がそれに取って代わる。そして必然的に、「どうして私なのか」という疑問が頭をもたげる。私たちの患者の一人、G博士はこう語っている。「私と同じ立場にいる人のほとんどは他人を見て『どうしてあの人じゃなかったのか』と言うでしょう。私の心にも何度かこの言葉がよぎりました。あるとき、子どものころから知っている老人が道を歩いているのが見えました。八十二歳です。どう考えても、世の中の役に立っている人間とは思えません。リューマチを患って脚が悪く、汚らしくて、絶対にああはなりたくないと思うような人間です。そのとき、頭をがつんと殴られたように、その考えが浮かびました――どうして私ではなく、あのジョーンズじいさんではいけないのか……」（G博士とのインタビューから）

否認の段階とは対照的に、怒りの段階は、家族やスタッフの立場からすると非常に対応がむずかしい。なぜならこの怒りは見当違いにあらゆる方向へと向けられ、あたりかまわず周囲に投射されるからだ。怒っている患者からすると、まず医者がよくない。どんな検査をすべきか、どんな食餌制限をすべきか、彼らはわかっていない。彼らは患者をいつまでも病院に留めておく。患者の特別な権利についての希望を尊重してくれない。プライバシーや静養などのためにずいぶんと費用を支払っているというのに、哀れな重病人を同じ部屋に連れてくる。看護婦はそれ以上に彼らの怒りの標的となることが多い。彼女たちの関わるものすべてが良くないと見なされる。看護婦が部屋を出たとたん、呼び出しベルが鳴る。次のシフトの看護婦への引き継ぎが始まるとすぐに緊急ランプがつく。枕を動かしたり、ベッドをまっすぐにしてあげればあげたで、そっとしておいてくれないと文句を言われる。そっとしておけばおいたで、ランプがつき、もう少し楽になれるようにベッドを調節してもらいたいと言ってくる。また、患者は見舞いにきた家族に対して愛想がわるく、来なくてもいいというような態度しかとらないので、家族は面会もつらくなってしまう。

そんなとき家族は悲しそうに涙ぐんで罪悪感や恥ずかしさを表すか、もう患者を訪ねなくなるか、そのどちらかだ。いずれにせよ、患者の不快感や怒りはいや増すばかりだ。

問題は、自分を患者の立場に置いて、この怒りがどこから来るのか考えられる人がほとんどいないということだ。おそらく私たちだって、こんなにも早く自分の人生が中断されてしまうとしたら、きっと怒るだろう。もし建て始めた家が未完成で、だれか他人の手で完成されるとしたら怒るだろう。一生懸命貯めたお金で二、三年休みをとっていざ旅行や趣味などを楽しもうというとき、「私にはできないのだ」という事実だけが立ちはだかったら怒るだろう。そういうことを楽しんでいそうな人に対して怒りをぶつける以外、私たちはどうしたらいいというのか。もう自分の二本の足で立つことさえできないのを私たちに思い知らせるかのように、まわりで忙しそうに動き回る人たち。楽しくもない検査や長期入院を命じ、ありとあらゆる制限や拘束を言い渡して金をとっておきながら、一日の仕事が終わるとさっさと家に帰って自分の生活をエンジョイしている人たち。こちらは自分の体がまだある程度機能しているかどうかを知りたくて、何か少しでもやってみることがとてもうれしいのに、「じっと静かにしていればまた点滴や輸血をしたりしないですみますよ」などと言う人たち。そういう連中に怒りをぶつける以外、どうしたらいいというのか。

怒りを抱えている患者はどこを見ても不満を感じる。テレビをつければ、楽しそうな若者たちのグループがモダンダンスか何かを踊っている。そんな光景は、動くと痛かったり、なかなか動けない患者を苛立たせる。西部劇を見れば、人びとが冷酷にも撃ち殺されたというのに、そのそばにはビールを飲みながら見物している人びとがいる。患者の目には、その見物人と、自分の家族や世話をしてくれるスタッフが同じように思えてくる。破壊、戦争、火事、その他悲しい出来事ばかりのニュースを聞いても、それは自分から遠く離れたところで起こったことだから、一人ひとりの戦いや窮状などには興味ももてず、すぐに忘れてしまう。だからこそ患者は自分が忘れられていないことを確かめようとする。声をあげて叫ぶ。要求する。不平を言い、注目を引こうとする。おそらく究極の叫びはこうだ。「私は生きている、そのことを忘れないでくれ。私の声が聞こえるはずだ。まだ死んでいないのだ」

大切にされ、理解され、気にかけてもらい、わずかな時間でも割いてもらえる患者は、じきに声をやわらげ、怒って何かを要求をすることも少なくなるだろう。そうした患者は、自分が価値のある人間であり、愛されていて、できるだけ長い間、可能な限り自分の体を動かすことが許されているのだ、ということを知る。癇癪を起こさずとも自分の言うことを聞いてもらえるし、頻繁にベルを鳴らさなくても訪ねてきてもらえる。というのもこの患者のところに立ち寄るのは義務ではなく、喜びだからだ。

悲劇は、私たちには患者の怒る理由が思いあたらず、本来、患者の怒りとその対象となる人とはまったく、もしくはほとんど関係がないのに、それを自分個人に向けられたものとして私たちが捉えてしまうということである。スタッフや家族が、患者の怒りが自分に向けられたかのように反応すると、患者の側もますます怒りをもって応酬し、患者の敵対行動はますます激しくなる。家族やスタッフは患者を避けるために面会や見回りの時間を短くしたり、論点がまるで見当違いであることに気づかず、自分の立場を守ろうとして不毛な議論をするはめになる。

看護婦の対応によって引き起こされた怒りがもっともな場合もある。その例がX氏のケースである。X氏は数か月間ベッドに寝かされていて、日中ほんの二、三時間だけ人工呼吸器をはずす許可が出たばかりだった。入院するまではさまざまな活躍をしてきた人なので、完全に拘束されるのは苦痛だった。自分の命が限られていることもわかっていた。彼の最大の望みは体の位置を変えてほしいということだった(彼は頸部が麻痺していた)。彼は付添婦に、お棺を連想するのでベッドの脇の手すりを上げないでほしいと頼んでいた。彼女はこの患者に冷淡ではあったが、いつでも手すりを下げておくことは了解していた。この付添婦は、彼女の読書を邪魔されるととても腹をたてたが、その望みさえかなえてやれば患者が静かにしていることをわかっていた。

私が最後にX氏を訪れたとき、いつもは威厳のあるこの男性が、火のついたように怒っていた。彼は繰り返し付添婦に「君は嘘をついた」と言いながら、怒りと不信感のこもった目で彼女を睨んでいた。私はどうしてそんなに怒っているのかと尋ねた。彼が必死になって言うには、「もう一度だけ」両足をベッドの外に出したいので体を起こしてくれと頼むと、付添婦がすぐに手すりを上げたというのだ。付添婦もこの会話に何回も割り込んできた。彼女も同様に怒っており、患者の要求を満たすためには手すりを上げる必要があったのだと自分の言い分を述べた。声を荒立ての言い争いが続いたが、おそらく付添婦の怒りをもっともよく表現していたのは途中で言った次の言葉であろう。「もし私が手すりを下ろしたままにしていたら、あなたはベッドから落ちて頭が割れていたんですよ」。どちらが正しいかを判定するためではなく、両者の反応の仕方を理解するためにこの出来事を見なおしてみれば、こういうことがわかる――この付添婦もまた患者を避けていて、部屋の隅で本を読み、「どんなことをしてでも」患者をおとなしくさせておこうとしていた。彼女にとって末期患者の世話をすることは耐えがたく不快なことで、彼女が自分の意志で患者に接しようとしたり会話を交わそうとしたことは一度もなかった。彼女は同じ部屋にいることで「務め」を果たしていたが、心の中では患者からできるだけ離れていたかった。そういう方法でしか、彼女はこの仕事をやっていくことができなかった。付添婦は患者の死を願っていた（「頭が割れていたんですよ」）。そして（もうすでに棺のなかにいるように）静かにあおむけに寝ていなさいとはっきり命令したこともあった。患者が動かしてくれと頼むと、彼女は怒りをあらわにした。患者にとって動かしてもらうことはまだ生きている証である。彼女はそれを否認したかったのだ。付添婦は明らかに死が自分にも近づくことを恐れていた。だからこそ患者を避け、一人でいることで、死から自分を守らなくてはならなかった。患者をおとなしくさせたい、動かないでいさせたいと思う彼女の気持ちは、患者にとっては、動けなくなること、死ぬことへの恐怖を助長するだけだ。患者は人とのコミュニケーションを奪われ、孤独になり、苦しみとますます増大する怒りのなかで、助けられることもなく孤立していった。そんな彼の最後の要求が、しだいに多くなっていく拘束（ベッドわきの手すりを上げて彼を監禁してしまうというのは象徴的である）と衝突したとき、それまで抑えていた怒りがこの不幸な出来事を引き起こしたのだ。もしこの付添婦が自分の不吉な願いにそれほど罪悪感をいだいていなければ、たぶんここまで自己防衛をしたり、口論したりはしなかったであろう。そもそもこんなことは起こさずにすませただろうし、患者が自分の感情を表せるようにもさせたはずだ。そしてその数時間後に、もっと心地よく死を迎えさせてあげることができたであろう。

私がこれらの例をあげたのは、患者の怒りが理解できるものであろうと不合理なものであろうと、私たちがそれを容認していくことが大切なのだということを強調するためである。いうまでもないが、私たちが恐れることなく、過剰に自己防衛をしないように努力しなければ、容認することはできない。患者は怒りを表すことで安らぎを感じ、そうすることで最期の時をよりうまく受け入れられるようになろうとしている。それを頭に入れて、私たちは患者の話をよく聞き、ときには不合理な怒りを受け止めることすらも学ばなくてはならない。それができるようになるためには、私たち自身が、自分のいだいている死の恐怖や、何かを壊したいという願望を直視し、私たちの自己防衛が患者のケアを妨げることもあるのだということを自覚しなければならない。

もう一人の問題の患者は、これまでずっと人生のすべてを自分でコントロールしてきたが、そのコントロールをあきらめざるをえなくなったとき、激しい怒りをもって反応した。それはホジキン病で入院していたO氏で、彼は自分の病気の原因は貧しい食生活にあると主張していた。彼は成功したビジネスマンで、金持ちだったので、それまで食べるのに困るなどということは一度もなかったし、減量のためのダイエットも必要なかった。だから彼の主張はまったく非現実的であるのに、「こんなに体が弱った」のは自分のせいだと言い張った。放射線療法や、彼のすばらしい知識や知性にもかかわらず、否認は続いた。彼は、もっと食べようと思ったらいつでも起き上がって病院の外に出て行くのは自分の自由だと主張していた。

ある日、彼の妻が目に涙を浮かべて私のオフィスにやって来た。もうこんなことには耐えられないと言う。夫は昔からずっと暴君で、仕事においても家庭生活においても絶対的な支配を続けてきた。それが今でも、病院にいるというのに、仕事でどんな取り引きが持ち上がっているかをだれにも教えようとしない。妻が見舞いに行くと怒るし、何か尋ねたり忠告したりすると過剰に反応する。O夫人は、この専制的・支配的で要求の多い夫にどう対処したらよいのかわからず、助けを求めにきたのだった。彼は自分の限界を認めることができず、伝えておかなくてはならない現実の問題があるにもかかわらず、それについて話し合いたがらなかった。

私たちは、彼が「自分の体が弱くなった」ことについて自分を責めようとしていることを例にあげて、彼はすべての状況を自分の支配下に置かなくてはならないと思っているのだと説明した。そして、現在のような環境に置かれたことで患者は多くの部分でコントロールする力を失っているので、少なくとも妻は自分の支配下にいるのだという感じを与えてあげられないだろうかと尋ねた。彼女は毎日の見舞いを続けながら、それを実行した。まず、あらかじめ夫に電話をして、都合のいい時間と面会時間の長さを尋ねた。来院時間と面会時間の長さの決定を夫に任せてみると、まもなく、面会時間が短くはなったが、楽しいものになった。また、妻は、何を食べたらいいかとか、何回起き上がっていいかとかを夫に忠告をするのをやめ、「何をいつ食べ始めるかを決めるのはあなた自身ですよ」と言うことにした。もっとも、彼がふたたび食べることができるようになったのは、スタッフと身内の全員が彼に指図をしなくなってからのことだった。

看護スタッフも同じやり方をした。点滴やベッドのシーツ替えなどの時間を彼に決めさせたのだ。すると、当然といえば当然だが、彼はそれまでとだいたい同じ時刻を選び、怒ったりひと悶着起こしたりすることはなくなった。妻も娘も面会が楽しくなり、夫であり父であるこの重病人に対応するときにも、怒りや罪の意識をあまり感じなくなった。以前元気だったころはいっしょに暮らしていても大変な人だったし、新しい環境を自分でコントロールできないためにますます耐え難い人になっていったのに。

カウンセラー、精神科医、牧師、その他のスタッフにしても、時間は限られているし仕事量も多いので、こういった患者を扱うのはとてもむずかしい。やっと時間が空いてO氏のような患者を訪ねると、「いまは会いたくない。あとで来てくれ」と言われる。そうなるとついその患者のことを忘れ、放っておいてしまいがちだ。そして私たちは自分にこう弁解する――患者のほうで断ったのだ、こちらとしては患者には機会を与えたし、こちらも限られている、と。しかし、だれよりも孤独なのはO氏のような患者なのだ。なぜなら、理解するのがむずかしいばかりか、相手が来たときには断り、自分の都合のいいときにしか相手を受け付けないからだ。その点で、このような状況に置かれたときにいちばん惨めなのは、金持ち、成功をおさめた人、支配欲のつよいVIPだろう。自分の人生を快適にしてくれていたものを失ってしまったからだ。私たちは死ぬときにはみな同じなのだが、O氏のような人はそれを認めることができない。最後までそれと戦い、死を人生の最終結果として謙虚に受けとめるチャンスを逃してしまう。彼らは拒絶と怒りを爆発させるが、それによってだれよりも絶望的になってしまうのだ。

以下のインタビューには末期患者の怒りがよく表れている。シスターIは、ホジキン病で再入院してきた若い修道女だった。以下は彼女の十一回目の入院の際、彼女と牧師と私で語り合ったことをありのままに記録したものである。

シスターIは怒りっぽく、要求の多い患者で、その行動のために病院の内外で多くの人に嫌われていた。体力が衰えるにしたがって、ますます扱いにくくなり、とくに看護スタッフにとっては管理上の悩みの種だった。入院中、病室から病室へと重症患者を訪ねて回り、彼らの要求を聞き出すことを日課にしていた。それから看護婦たちのところへ出向いては、患者たちにもっと気を配るようにと口うるさく言うのだった。看護婦たちはこれを職務への干渉と見なし、患者らしからぬ行為だとして腹に据えかねていたが、シスター自身が重患だったので、この件で彼女を直接責めたりはしなかった。しかし病室巡回の際もシスターの部屋は早々に引き上げ、なるべく彼女と関わりをもたないようにしたり、会話を早く切り上げたりすることで、怒りを表していた。こうして患者とスタッフの関係は悪循環を辿るいっぽうで、私たちが乗り出していったときには、やっとシスターIの面倒をみてくれる人間があらわれたとばかりに、だれもがほっとした様子だった。私たちは彼女に、よかったらセミナーに来てあなたの考えや気持ちを話してくれないかと頼んだ。彼女はこの申し出にとても乗り気なように見えた。以下のインタビューは彼女が亡くなる二、三か月前に行われたものである。

牧師　この面談の目的については今朝、少しお話ししましたね。私たちを含めて、医師や看護婦は、どうすれば重症の患者さんにもっと行き届いた看護ができるかを知りたいのです。あなたが古株だと言うつもりはありませんが、みんながあなたのことをよくご存じのようですね。いまちょっと廊下を歩いてきただけで、四人のスタッフが挨拶しましたね。

患者　お二人がみえる少し前にも、お掃除係の人が部屋をノックして「こんにちは！」って言うんです。まったく知らない人なんですよ！　すごいことだと思いました。その人、こう言うんです。「どんな人か見に来ました（笑い）だって……」

医師　入院中のシスターを見たかったんでしょうか。

患者　さあ、ベッドにいるシスターが見たかったのか、それとも、廊下で私のことを聞いたか見かけたかして、話しかけようと思ったが、仕事をサボるわけにはいかないからいったん帰って、出直してきたのか。本当のところはわかりませんが、そんな感じでした。「ちょっと顔を見にきたんです」って言うんです。

医師　この病院に入院してどれくらいになりますか。これまでの病歴など簡単にお話しいただけますか。
患者　今回は入院して十一日になると思います。
医師　入院されたのはいつですか。
患者　二週間まえの月曜の夜です。
医師　以前にもこの病院にいらしたんでしょう？
患者　入院はこれで十一回目です。
医師　十一回目というと、いつからですか。
患者　一九六二年からです。
医師　六二年から今までに十一回入院されたんですね。
患者　ええ。
医師　今回も同じ病気ですか。
患者　いいえ、最初に診断されたのは五三年ですが、いったんは治癒しました。再発してから、診断は二転三転し、病院もいろいろ変わりました。
医師　そうですか。五三年に診断された病名はなんだったのですか。
患者　ホジキン病です。
医師　ホジキン病ですか。
患者　こちらの病院には、私どもの病院にはない新型の放射線医療器があるんです。でも、これまでかかっていた病院の診断に納得がいかなかったことが、こちらに入院した直接のきっかけでした。こちらの先生にお会いして五分としないうちに、私がさっき言った病気だとわかったのです。思ったとおり再発していました。

医師　ホジキン病だったのですね。

患者　ええ、以前かかった病院では、顕微鏡でスライドを見た先生からホジキン病ではないと言われていました。前回入院したときは、体中に発疹ができていました。発疹というより、かぶれでしょうか、かゆくて掻きむしっていましたから。もう、全身がかぶれてしまって、まるでハンセン病のようでした。医者は、心理的なものだと思っていたようです。私はホジキン病だと言い張りましたが、あくまで気のせいだと言うんです。以前、しこりがあって放射線の治療も受けていたんですが、そのしこりも消えているし、ホジキン病ではないと。でも、今回また、以前とそっくりの症状があったので、こちらの病院をお訪ねしたわけです。私がこちらの病院の先生に、これはホジキン病の発疹でしょう、と申しますと、その通りだと認めてくれたのです。このときばかりは自尊心を取り戻したように感じました。きちんと病気を治してくれ、本当に病気だと認めてくれる人に、ここで初めて出会えたのですから。

医師　つまり……？（テープ、聞き取り不能）心身症だったんですね。

患者　ええ、私が気のせいでホジキン病だと思い込んでいると思われたのも当然でした。

というのは、おなかのしこりはすぐには見つからなかったんです。腹部に腫瘍があると、静脈造影図でならすぐ発見されるのですが、通常のレントゲンや心電図ぐらいでは見落とされる場合が多いのです。不運といえば不運ですが、いま思えば、これも避けることのできない運命だったんでしょう。

牧師　その診断でほっとされたんですね。

患者　ええ、その通りです。いつまでも体の病気だとはいわれず、精神的なものだといわれていたのでは、病気を治すスタート地点にも立てません。その点では、たしかに気が楽になりました。みんなが私を病気だと思っていないときは、それを話題にすることすらできませんし、気を抜くこともできませんでした。おわかりでしょう。そういう状況だと、湿疹を隠すようなまねをしたり、血で汚れた服などを洗濯したり、いろいろと努力しなければならないのですから。自分が受け入れられているとは、とうてい思えませんでした。きっと病院側では、私が自分で問題を解決するのを待っていたんだと思います。

医師　あなたご自身、看護婦さんですよね。

患者　はい、そうです。

医師　どちらの病院で勤務されているんですか。

患者　ST病院です。体調がおかしくなったのは、職場で配属替えがあって看護部《ナーシング・サービス》の主任に抜擢されたころでした。一応、六か月の修士課程を終えていましたので、もう一度学校で勉強して看護婦たちに解剖学と生理学を教えてくれないかと言われたのです。いまの解剖学と生理学を教えるには化学と物理学の知識がなければ無理ですし、十年前に習った昔の化学ではとうてい太刀打ちできないからと断ったのですが、結局、その夏、本格的に化学のコースを受講することになりました。でも単位を落としてしまったのです。落第など、人生で初めてのことでした。その年、父が亡くなり、家業が危機的状況に陥り、男兄弟のうち三人が、父の会社をだれが経営するかで争いを始めたのです。まさか家族の中でこんなつらい思いをしようとは夢にも思いませんでした。兄たちは私の相続分を売るようにと言ってきました。家業の一部でも受け継ぐことができると期待していた矢先のことでした。すべてが思いがけぬ方向に向かっていました。職場が変わったこともそうですし、気が向かないのに教鞭を取らなければならなかったこともそうでした。当時、たしかにいろいろな心理的問題を抱え、それが夏の間ずっと続いていたといえます。その年の十二月にはもう教壇に立っていましたが、そのころ、熱が出てぞくぞくと寒気がしました。教壇に立つのがつらく、症状も悪化したので、とうとう医者に行きました。もっとも、行ったのはそのとき限りで、あとはできるだけ我慢しました。高熱が出るなどの具体的な症状がないかぎり、医者やまわりの者が病気だと認めてくれないので、治療を受けることもままなりませんでした。

医師　ふつうの状況とはずいぶん違いますね。ふつう患者は自分の病気を認めたがらないといいますが、あなたは、心ではなく体が病気であることを自分で証明しなければならなかったわけですね。

患者　体調が悪いときに気兼ねなく休むには、病気であることを証明して、治療をしてもらわなければなりません。そうでないかぎり、いつまでも空元気《から》で頑張りつづけなければなりません。

医師　あなたが精神的な問題を抱えているとき、病院側は力を貸してくれないんですか。それとも、あなたに精神的な問題はないと思われているのですか。

患者　病院のほうでも症状に応じた処置はしてくれたように思います。アスピリンくらいはくれましたが、自分でこの問題を突き詰めていかなければ、真実が明らかにならないと思いました。*(注) そこで精神科へまいりました。精神科では、私が精神的に病んでいるのは、肉体的に長期間、病んでいるせいだといわれ、内科的な治療をされました。仕事を休んで少なくとも一日十時間は睡眠を取るように指示されました。ビタミン剤も山ほどいただきました。つまり、内科医が精神科の病気として治療しようとし、精神科医が内科の病気として治療しようとしたわけです。

＊(注) この患者は体の病気が原因でいろいろな症状が出ていると確信していたが、仮病だと責められていた。真偽をはっきりさせるために精神科医を訪ねると、精神科医は彼女の確信を裏づ

ける診断をした。

医師　それでは、あべこべですね。

患者　ええ。精神科を訪ねるのは、とても怖かったですね。他にも問題があると言われるのではないかと思ったからです。しかし、幸いそういうこともありませんでした。その精神科医のおかげで、内科医に追い詰められずにすむようになりました。私が精神科に行くと内科医は満足したようでした。それにしても、まったくお笑いですよ。まさに望んでいた治療をしてくれたのが精神科医だったなんて。

牧師　本来、内科医がすべき治療を、ですね。

患者　そういうわけで、私は放射線の治療を受けるようになりました。精神科医からは薬を処方されましたが、大腸に炎症があると診断を受けたとき、投薬が中止されました。放射線科の医師が痛みの原因は大腸炎だと判断したのです。それで投薬が中止されたのです。そのときもそれなりの手を打ってくれましたが、本来の治療をしたわけではないので、症状を止めることはできず、病気は知らぬ間にゆっくりと進行していきました。しこりが発見されなかったので、医師は痛みのある場所で判断するしかなかったのです。

医師　それでは、話をはっきりさせるため、これまでの話を手短にまとめてみましょう。おホジキン病だと診断されたとき、あなたのまわりではいろいろな問題が発生していた。

父さんが亡くなり、家族の経営する事業が危機に陥り、兄弟から相続分を手放すよう言われた。職場では、希望しない仕事に変えられた。

患者　そうです。

医師　そして、一般にホジキン病の兆候として知られているはずのかゆみを、病気の症状として理解してもらうことすらできず、精神的な病気と見なされた。そこで内科に行ったが、そこでは精神科の治療を勧められ、精神科へ行くと内科の治療が必要だと言われた。

患者　その通りです。私は見放されました。治療を中止されてしまったのです。

医師　それはどうしてですか。

患者　医者の診断を受け入れなかったので、病院では、私が納得するのを待つことになったからです。

医師　わかりました。それでは、ホジキン病の診断をどう受け入れましたか。ホジキン病はあなたにとって何を意味しましたか。

患者　そうですね。私の場合、まず自分でホジキン病ではないかと思いましたので、本で調べました。医者に告げると、初めから最悪の事態を考える必要はないと言われました。でも、手術後の報告を聞いたとき、あと一年も生きられないだろうと思いました。体調がとても悪かったのですが、そのことは忘れるともなく頭から消えていて、生きられるだけ生きればいいんだって考えていました。しかし、一九六〇年にそういった症状が出てから、体調がいい日は一日もなく、何時間もひどく苦しむ日もありました。けれど、ようやく病気のことを理解してもらえて、だれからも仮病だとは言われなくなりました。うちの病院からは一言の謝罪もありませんでした。私は放射線治療をやめた医者のところへ戻りましたが、彼は何も言いませんでした。ただ、私の腫瘍がまた悪化したときだけは口を開きました。そのとき医者は休暇中だったので、その帰りを待って訪ねていき、報告したのです。彼などはまだ誠実なほうでしょう。なかには、本当の病気でなく、しこりもただの炎症じゃないか、といやみっぽく言う人もいましたから。病気のことなら自分たちのほうがずっと知っている、こちらがすべて診断してきたのだから、という当てこすりなんですよ。少なくとも、その放射線科医は、はっきりした症状があるまで診断を下さなかったという意味では誠実なのでしょう。こちらの病院の先生に言われました。おそらく彼はホジキン病を治療した経験が五回ほどしかなく、各患者の症状も少しずつ違っていたのだろうって。こういうことは理解に苦しむ話ではありますが。でも、彼はいつもこちらの病院に電話して、薬のことなどいろいろと尋ねていましたね。ただ、ずっと彼にかかるのは不安でした。治療が的確だとはとても思えませんでしたから。こちらの病院に移らなかったら、いまごろ死んでいたでしょう。うちの病院にはこちらほどの設備がありませんし、いま投与されている薬についての知識もあまりないようですから。前の先生は一人ひとりの患者に対して、手探りの状態で治療を行っていたのですが、こちらの病院では私の前に五十件ものホジキン病の症例を扱っているのですから。

医師　そんなにお若くして、やがては、それも近いうちに、死にいたる病を患っていることについて、どうお考えですか。

患者　そんなに若くありませんよ、四十三ですもの。それを若いと言ってくださるんならうれしいですけど。

医師　若いと思ってほしいわ。（笑い）

牧師　先生のためにですか。それとも私たちのために？

医師　私のためよ。

患者　以前は年齢のことについて考えたこともあったかもしれませんが、今は考えていません。というのも、昨年の夏、ここの病院で、十四歳の少年が白血病で亡くなるのを目の当たりにしたからです。五歳の子どもが亡くなるのも見ました。その夏はずっと十九歳の若い娘さんと同室でした。痛みがひどく、精神的にもつらそうでした。友達が海に行くのに、自分はいけないのですから。あの子たちに比べたら、私はずっと長く生きています。それでも、この年になったからといって、何か達成感をもっているわけではありません。死にたくありませんし、生きていたいと思います。自分でも意外なのですが、痛みがひどくて苦しいとき、そばにだれもいないし、だれも来てくれないので、パニックになったことが二度ほどあります。自分でできることのために看護婦を煩《わずら》わせようとは思いません。

ですから、看護婦は、私の本当の気持ちに気づいていないのだろうといつも思います。なにしろ部屋へ入ってきもしないし、具合を尋ねようともしないんですから。たとえば、背中をさすってほしいと思っても、私のところへは見回りにすら来てくれません。でもそういうことを私にはしてくれないのに、他の患者にはしているんですよ。他の患者のことは病人として扱っているからでしょうね。でも、自分で自分の背中はさすれません。毛布を外したり、ベッドのハンドルを回して下げたりといったことは自分でやっています。もどかしくなるほどの動きしかできず、痛みに耐えながらというときもありますけど、たいていのことは自分でします。それも自分のためだと思っています。けれども、看護婦たちは私が何でもできるからといって、病室に入ってこないんです。何時間も考え込むことがあるんですよ。この先いつか出血してショック状態に陥っても、それを見つけるのは看護婦じゃなくてお掃除の人だろうって。なにしろ看護婦は日に二度ほど薬をもって部屋に来るだけです。私が特別に痛み止めでも頼まない限りは……。

医師　そういった対応にたいして、どうお思いですか。

患者　え？

医師　そういった対応にどうお感じですか。

患者　とくに痛みがひどくなければ、あるいは、起き上がれなくてもだれか世話をしてくれる人がいれば、それでも構いません。頼もうと思えば看護婦に頼めますが、そこまでやってもらう必要もないと思っています。ただ、看護婦たちには患者の容体を知っていてほしいのです。自分の症状を隠すつもりではなくても、できるかぎりのことを自分でしようとすると、そのしっぺ返しを食らうことになります。とても具合が悪くなったことが何度かありました。ナイトロジェンマスタードの副作用でとても苦しい思いをしたのです。大量の下痢がありました。でも看護婦は便器も見にきませんし、起きて十回もトイレに行ったのかと尋ねたりもしません。私から看護婦に説明しなければならないんです。十回も下痢をしたんだ、と。昨日の朝のレントゲン撮影もバリウムの量が多すぎて撮り直しました。だから今日は、レントゲンを撮るには薬を六錠飲まなければならないと、教えてやらなければなりませんでした。このように気づくことがいろいろあっても、たいていのことは自分で何とかしていますけどね。うちの病院の看護婦は患者の容体ぐらいは聞きにきましたよ。患者らしい扱いをしてもらえました。好きで自分のことを自分でしているかどうかは別にして、自分ですることを恥ずかしいことだとは思いません。何でもできることは自分でしてきてよかったと思います。でも二度ばかりは、本当につらい目にあいました。激痛に襲われてナースコールを押したのですが、だれもきてくれなくて……。もし、何かがあっても、これでは間に合わないと思ったら、とても不安になりました。私への対応がそうなら、他の患者さんにだって同じだろうと思いまして、それでこの何年か、ここで患者さんを見回っているんです。容体を確認して看護婦のところへ行き、だれそれさんが痛がっていますから何か処置してあげてくださいって訴えるんです。ときには三十分も立ったまま……。

医師　それに対する看護婦の反応はどうでしたか。

患者　人それぞれですね。どうしても我慢ならなかったのは夜勤の看護婦です。一昨晩のことです、ある患者が私の病室に入ってきてベッドにもぐり込んできました。私は看護婦なので、こういうこともあると知っているので、怖くはありませんでした。それで、ナースコール・ボタンを押して看護婦を待ちました。その晩、その女性は手すりをこえてベッドを抜け出したんですね。看護婦がベルトをしておくべきだったのです。でもそのことは直接に看護婦には言いませんでした。看護婦を呼んで、いっしょにベッドに戻してあげました。また、こんなこともありました。別の女性患者がベッドから落ちたんです。たまたま私は隣の病室だったので、真っ先に駆けつけました。看護婦が来るよりずっと早く。それから、二十歳ばかりの女の子が、死にかかっていて、毎晩大きな声で呻いていたこともありました。毎晩眠れませんでした。病院の方針で、午前三時以降は睡眠薬をとってはいけないことになっているそうです。理由は知りませんが、とにかくそうなっているんです。軽い抱水クロラールなら翌日に持ち越さないし、飲んでも一時的に眠れる程度の効き目しかありません。ところが看護婦たちは、患者が睡眠をとれるかどうかよりも、病院の方針のほうがずっと大切なんです。それがこの病院の方針なんです。

習慣性にならない薬にしても扱いは同じです。たとえば、医師がコデインを四時間おきに半量と指示すれば、看護婦はどうしても四時間たたなければくれないんです！　つまり、規制のせいで、どんな薬でも四時間たたなければ次をもらえないのです。習慣性になる薬かどうかは関係ありません。でも患者は痛みで苦しんでいるんです。痛みがあれば痛み止めがいります。かならずしも四時間おきである必要はないはずです。ことに習慣性でない薬なら。

医師　あなたは、個々の患者に注意が行き届かないと、腹を立てていらっしゃるんですね、個人的ケアがなされてないと。あなたの怒りの原因はそれなんですね。

患者　個人レベルの話をしているのではありません。とにかく看護婦たちに、痛みに対する理解がないのです。

医師　痛みの問題があなたにとって、いちばんの問題なのですね。

患者　そうですね、私が知っているガン患者にとってはそれ以上の問題はありませんでした。患者が麻薬中毒にならないようにだなんていう考えには我慢なりません。彼らは麻薬中毒になるまで生きられないのですから。向こうの病棟の看護婦なんですが、麻薬をうしろに隠しもちながら、使わないほうがいいと患者に言うんですよ。それも臨終のときに。その看護婦は患者を麻薬中毒にしたくないと思っているのでしょうが、患者はもうそんなに生きられないんです。麻薬を使う権利があると思います。食事もできないし、眠れないし、生きているといっても苦しんでいるばかりなんですから。少なくとも麻薬を使えば痛みがやわらいで、何かを楽しんだり、人と話したりして、人間らしい時間がもてるではありませんか。それこそ生きているというものです。そうでなければ、慈悲の心からだれかが楽にしてくれるのを、必死の思いで待つしかありません。

医師　この病院に来るようになってから、ずっとそういう状況を目の当たりにしてきたのですか。

患者　はい、そうです。ここにきて気づきました。ただ、いくつかのフロアの看護婦に限ったことだと思っていました。同じ看護婦たちがずっと勤務してますから。痛みに対する配慮の心を忘れているのです。私たち自身にもそういうところがありますね……。

医師　それはなぜだとお考えですか。

患者　看護婦が忙しすぎるからでしょう。でもそれだけのことならいいんですが。

医師　といいますと？

患者　あの人たちがぺちゃくちゃ話しながら食事にいくのを見ると、むしゃくしゃするんです。交代で来た見習いの看護婦がきまって言うんですよ、鍵がないから看護婦さんが戻るまで待ってくださいって。患者はその前からずっと薬をほしがっているというのに。看護婦が休憩でいなくなるときは、フロアにだれか代わりの人をおいて、痛み止めの薬をくれるようにすべきですよ。看護婦の休憩が終わってフロアへ昇ってくるまで、三十分も、いや、ときには四十五分も冷や汗を流していなければならないなんて、おかしいですよ。それに、看護婦がフロアへ戻ったら、すぐ診てくれるわけでもありません。電話に答えたり、時間表を調べなおしたり、医師の置いていった新しい指示を見たりするんです。そんなことより、まっ先に、痛み止めが必要な患者がいないかをチェックしてほしいものですわ。

医師　このへんで話題を変えてもよろしいですか。時間内にできるだけいろいろなことをお聞きしたいので。かまいませんか。

患者　はい、もちろんです。

医師　五歳の子どもや十九歳の少女が亡くなったときのことをお話しになりましたが、それについて、どうお考えですか。何か、心に思い描くことはありますか。何かイメージのようなものを。

患者　といいますと、死をどう受け止めているか、ということですか。

医師　そうです。一部はすでにお答えいただいています。一人になりたくないとおっしゃいましたね。痛みや下痢などで苦しんでいるとき、だれかに来てほしいと。それは見放されたくないということですよね。もうひとつは痛みですね。死ななければならないとすれば、苦しみや痛みがなく孤独でない死を望みますか。

患者　その通りです。

医師　私たちスタッフの考慮すべき点として、他にどんなことが重要ですか。あなたでなくとも、他の患者さんに関することでもなんでも結構ですから。

患者　D・Fという患者さんがいました。病院で、飾りも何もない殺風景な壁ばかり長いこと眺めているうちに、気が変になりかけたんです。そのとき、痛み止めをくれない例の看護婦がスイスの風景写真を何枚かもってきました。私たちはそれを壁に貼りました。彼は死に際に、写真をすべて私にくれました。例の看護婦にそう頼んでくれたのです。私は二度ほど彼の病室を訪ね、写真を描き写していました。写真が彼にとってどれほど重要な意味があったかわかったからです。ですから、私たちは二人で、二人というのは十九歳の少女に毎日付き添っていたお母さんと私ですが、その母親がもってきた厚紙に、もらった写真や描き写した絵を貼って、すべての病室の壁に飾りました。婦長の許可はもらいませんでしたが、壁に跡がのこらないテープを使いました。でも、婦長を怒らせてしまったようです。ここは、なんでもかんでも規則ずくめなんですから……。ああいう美しい風景写真を見れば、人は生命や生きることに思いを馳せられます。神のことにまで思いが及ばないとしても。私には自然のなかに神が存在しているのが見えます。自分が何か大きなものの一部であると感じられさえすれば、人はそれほど孤独ではないと思います。このおかげで、D・Fさんはかなり救われたのです。それから、Sという女性の患者がいました。容たくさんの花に囲まれ、頻繁に見舞いの電話があり、友人もずいぶん訪ねてきました。容体が思わしくないからといって、それらの面会客をすべて追い返していたら、彼女はとても嫌な思いをしたと思います。激しい痛みがあっても、見舞客がいると、とても生き生きとしていました。もちろん、本人は話すこともできませんでした。そんな彼女のことが思い出されますね。私の場合は、うちのシスターたちが週一度見舞いに来てくれるだけですし、まったく顔を見せないときもあります。ですから、話し相手は、私が見回っている患者さんやその家族の方たちだけです。そのおかげで、かなり精神的に支えてもらっています。気分が落ち込んでいるときや泣きたいとき、私は自分の問題にかまけるのをやめて、少しでも他のことを考えるようにします。たとえ痛みがあってもなくても、体を引きずってでも、他の患者を訪ねて、彼らのことに一所懸命になるんです。そのうちに自分のことなど、どうでもよくなりますから。

医師　もし、それができなくなったらどうしますか。

患者　そうしたら、だれか手を貸してくれる人が必要になります。でも、だれも助けてくれないでしょうね……。

医師　そんなことはありません。そういうときこそ、私たちが力になります。

患者　ええ、でも、これまでだれかに助けてもらったことなんてありませんでした。（泣く）

医師　これからは大丈夫です。それもこの面談の意義なんですから。

牧師　だれも助けてくれないというのは、だれも来てくれないという意味ですか。あなたが必要としているときにも？

患者　だれかを必要とすることは、そんなにはありません。お話ししたように、病気だと人は離れていきます。話したくないだろうと思われるのでしょうね。でもそんなことはありません。たとえ返事ができなくても、家族や友人が黙ってそばにいてくれるだけで患者は孤独ではないと思えるのです。もちろん、これはふつうの見舞客のことです。こういう気持ちを理解してくれて、お祈りのことをやかましく言ったりせず、静かに主の祈りをいっしょに唱えてくれる人がいたら、と思います。「天にまします……」と唱え始めても、頭が混乱して続きが出てこないので、もうかなり前から自分一人では祈りを唱えることができない。そんなときにいっしょに唱えてくれる人がいたら、もう一度大切なことを思い出せると思うのです。でも実際、私のほうから与えるものがなくなると、人びとは去っていきます。与えるものがあったとしても、私がどんなにだれかの助けを求めているのか、ほとんどわかってもらえません。

医師　たしかにそうかもしれません。（会話が錯綜する）

患者　重い病気でないときは、人から多くのものを与えてもらえますが、そういうときはそれがさほど必要と思えないものです。

医師　人びとに何も与えることができなくなると、だれかの助けがさらに必要になるのですね。

患者　そうです。病気になるたびに、入院費などお金のことが心配になるでしょう。また、退院後に仕事があるだろうかとか、このまま病気が長びき、ずっと他人のやっかいになるのではないかと心配になるときもあるでしょう。そのつど、何か違った心配がでてきて、だれかの助けが必要な状態がずっと続くのです。

医師　退院してからの生活はどうなると思いますか。これまでの経歴や、どのように生計を立てているのか存じませんが、職場に復帰できなかった場合、どうなりますか。教会やST病院、あるいはご家族が面倒をみてくれるんでしょうか。

患者　ええ、みてくれますよ。自分のつとめる病院に入院したことも三度ありました。あるとき、夜間に呼吸ができないほど激しい痛みに襲われたことがあり、仲間の看護婦を起こすと、彼女は私を病院に運び、そこで痛み止めなどの応急処置をしてくれました。それからそのまま病院の世話になったのですが、うちの病院は修道女のためだけの病院で、かなり淋しいところなんです。テレビやラジオもまれに教育番組をつけるぐらいで、普段はいっさい見ません。修道女にテレビやラジオは必要ありませんから。でも、人が訪ねて来ないと、そういったものがほしくなります。でもいっさい許してもらえません。痛みがかろうじておさまると、医者に話して早々に退院させてもらいました。医者も、一人では淋しいだろうと、心理面を配慮してくれたんだと思います。自分の部屋で寝起きができて、一日に四回でも五回でも着替えをしたり、食事をしに下に降りたりできれば、生活の実感がわいてきます。それほど淋しくなることもありません。体調がすぐれず、苦しくて祈ることもできず、ただ礼拝堂で座っているだけの日もありましたが、少なくとも仲間といっしょにいられたわけです。おわかりでしょう？

医師　ええ。でも、なぜ孤独をそれほど恐れているのですか。

患者　恐れているわけではありません。一人でいたいこともありますから。孤独が怖いのではないのです。しかし、今の状況を見放された状態だと思わないことには、この先自分の力だけで頑張るのは無理です。健康であれば、人を必要とすることもありません。怖いのは一人で死ぬことではなく、拷問のような痛みなのです。髪の毛を引きむしりたくなるほどの痛みです。あまりにおっくうで何日もお風呂に入らなくても平気なことがありますよね。そんなふうに、だんだん人間らしさを失うような気がするんです。

牧師　(医師に）彼女はできるだけ、ある種の人間的尊厳を失いたくないといっているのでしょう。

患者　ええ、一人ではそれが不可能なときもあります。

医師　この何年か、私たちが暗中模索しながら目指していたのは、そういう介護に他なりません。あなたが的確に表現してくださいました。

患者　患者も人として扱われたいのです。

医師　人間としてね。

患者　また、こういうこともありました。昨年、ここを退院してうちの病院に戻ったとき、足を悪くしていたので、車椅子に乗っていました。病性の骨折でした。みんなは親切に車椅子を押してくれたんですが、私は気も狂わんばかりになりました。というのは、私の行きたいところではなく、彼らの好き勝手なところにばかり連れていかれたのです。自分の行きたいところをいつも人に言えるとは限りませんよね。トイレに行きたいと言って、用を足すあいだ人に外で待ってもらうくらいなら、腕が痛いのを我慢してでも自分で行ったほうがどれほどましか知れません。私の言っている意味、おわかりいただけますよね。しっかりしていますねと言われましたが、違うんです。自分の尊厳を守りたかっただけなんです。尊厳は、私自身のためという名目で、簡単に奪われてしまいますから。でも、本当に他人の援助が必要になったときは、そんなことは言っていられないでしょうけど。多くの人がそういう形で力になろうとしてくれるのですが、それがこちらには迷惑なんです。わかりますか。善意だということはわかりますが、すぐにはねのけたくなります。たとえば、うちのシスターです。面倒をみ、いろいろ親切にしてくれるのはいいんですが、それをこちらが断ると拒絶されたように感じる人なんです。こちらとしては罪悪感を感じてしまいます。このシスターは七十七歳で、背中にコルセットをしているんですが、彼女のように高齢のシスターたちが、体調もあまりよくないのに病院の仕事に回されています。ですから私はシスターに頼まずに起き上がってベッドのクランクを回しています。彼女がやってくれるというときに断ったら、まるで看護婦失格といったかのように取られてしまいます。ですから断りたいのをぐっと我慢して、次の日に彼女が来ないことをひたすら願うのです。クランクを回したせいで背中が痛くて昨晩は寝られなかったと言われると、まるで私が悪いような気がしますから。

牧師　なかなか面倒ですね。

患者　はい。

牧師　ここで話題を変えてもかまいませんか。

医師　疲れたらいつでも言ってくださいよ、いいですね。

患者　はい。続けてください。休む時間はいくらでもありますから。

牧師　信仰についておたずねしますが、病気が信仰に何か影響しましたか。信仰心、つまり、神を信じる気持ちは強くなりましたか。それとも逆ですか。

患者　病気が信仰に影響を与えたことはありません。そんなふうに考えたことはありませんから。若いころに修道女になり神に一身を捧げようと決心した身です。医学を修め、使節団の医師となって海外に伝道に行くのが夢でした。その夢は何ひとつ実現できませんでした。長年病気ばかりしていたので、国を離れることはありませんでした。今は納得してますよ。でも、昔は神にお仕えしようと固く決心していましたので、そういう仕事に惹かれたのです。それが神のご意思だと信じていました。しかし、結局、そうではなかったのです。ですから、ほとんど諦めたのですが、もし病気が治るなら、また医学の勉強をしたいと思っています。こうした気持ちは今も変わっていません。使節団の医師はすばらしい仕事なんです。その点、看護婦は法律でずいぶん規制されていますので。

ただし、この病院で、信仰がかつてないほど大きく揺さぶられたことがありました。病気のせいではなく、向かいの病室のMさんという男性患者に会ったからです。ユダヤ人で、とても親切な人です。レントゲンの待合室で出会いました。二人とも、順番を待っていたところでした。そこでいきなり、「なぜそんなに幸せなんですか」と聞かれたんです。「別に幸せなんてことはありません。ただ、この先何が起ころうと怖くはありません。答えになっているかどうかわかりませんが」と答えました。彼はなんとも皮肉めいた表情をしました。それが出会いで、話をするうちに互いの病室が向かいだとわかったのです。Mさんはユダヤ人なのに、ユダヤの伝統的な習慣にはまったく従わず、これまでに出会ったほとんどのラビ（訳注・ユダヤ教の宗教的指導者）のことも軽蔑しています。ですから、私の病室へやってきては、神は存在しない、必要だから人間が作ったものだ、などと言うんです。私はそんなふうに思ったこともありませんでしたが、Mさんは心からそう信じていました。来世を信じていないからだと思います。ちょうどそのころ私たちを担当していた看護婦が無神論者だったので、「たしかに、世界をお創りになったのは神様でしょうけど、そのあとは放ったらかしじゃないの」などと言うんです。あの、こういった話を望んでいらっしゃると思ってお話ししているんですが……。こんな人たちにはそれまで会ったことがありませんでした。でも、自分の信仰を改めて考えさせられたのは、これが初めてでした。「神はいつも私たちのそばにおられる」と何気なく口にしていましたが、だれかの受け売りだったと気づいたんです。

牧師　彼らがあなたの信仰に異論を唱えたんですね。

患者　ええ、これまで私に信仰について教えてくれた人たちにもです。自分で信仰を導き出したという意味で、この二人ほど筋が通っていた人はいませんでした。つまり、私は本当の宗教をもっていなかったんです。他人の信仰を語っていたにすぎなかったのですね。それがわかったのはみんなMさんのおかげです。Mさんはいつも皮肉ばかり口にしていました。無神論者の看護婦も、「なんで私がローマ・カトリック教会のシスターの面倒をみているのかしら。ローマ・カトリック教会なんて大嫌いなのに」と、薬を手渡しながら言うんですよ。これには内心むっとしました。でもMさんは私の信仰を尊重してくれました。それでも、「何について話そうか。バラバ（訳注・民衆の要求でキリストの代わりに放免された盗賊）について話したいな」なんて言うんです。「キリストではなく、バラバのことなど話したくありません」と答えると、「いったいどこが違うっていうんですか。でも、気を悪くしないでくださいね、シスター」なんて調子です。彼は私の信仰を尊重して敬意を払ってくれながらも、人をからかうように議論をふっかけてきました。

医師　彼が好きですか。

患者　ええ、好きですよ。いまでも好きです。

医師　こういうやりとりはいまも続いているんですか。ここに入院中の人ですか。

患者　いいえ、ここへ二度目に入院したときの出来事です。ですが、それ以降もずっと友達づきあいをしています。

医師　いまでも連絡をとっていますか。

患者　先日もお見舞いにきてくれました。きれいな花束を届けてくれたこともあります。しかし何よりも彼のおかげで私は信仰をもつことができました。いまでは本当に信仰が自分のものになっています。だれかから借りた理論ではありません。神の道やこの世の出来事で理解できないものはたくさんあります。でも、神様は私たちよりずっと大きな存在だと信じています。だからこそ若い人たちが死んでいくのを見たり、その両親に会ったり、若くして亡くなるなんてもったいないとみんなが嘆くのを聞いても、「神のお計らいですよ。神は愛そのものでいらっしゃるんですから」と言えるのです。いまはそう思えます。言葉上のことでなく、本当にそう思えます。神が愛そのものであれば、私たちにとっていちばんよい時をお選びくださるはずです。それ以上長く生きても、あるいはもっと早く亡くなっても、来世でいい目をみられないか、罰を受けてかえって苦しむことになるかもしれません。神は愛だと思っています。だから若い人の死も、子どもの死も、受け入れることができるのです。
医師　あなた自身に関する質問をさせていただけますか。
牧師　ひとつだけお聞きします。私の理解が正しければ、いまあなたの信仰は強くなっていますね。病気を受け入れる能力は、病気にかかったころより強化されている、そうおっしゃったんですね。
患者　病気のおかげで信仰が強くなったと言ったのではありません。Mさんが、私の信仰にいろいろな疑問を投げかけてくれたからなんです。彼にそんなつもりはなかったのでしょうが。
医師　（牧師に向かって）いまや信仰を自分のものにしている。他人の受け売りの信仰ではなくなったんですね。
牧師　それは人とのつながりから得られたわけですね。
患者　ええ、この病院で学んだのです。この数年間で自分の信仰を見つけ、その過程で成長してきました。いままでは信仰とは何かを心の底から理解しています。以前は暗中模索の状態でした。しかし理解が深まったいまでも、何かを信じたいと強く願っていることに変わりはありません。Mさんにこう言ったのです。「たとえ神様がいらっしゃらなくても、私には失うものがありません。でも、神がいらっしゃるなら、私は神を敬います。神の名にふさわしいように、できる限り敬います」。以前の信仰は他人のものでした。操り人形のように、教えられたことをそのまま信仰していました。本当の意味で神を崇めてはいなかったのです。神を崇めていると思い込んでいただけなのです。そのくせ、おまえは神を信じていないとだれかに言われたら、侮辱されたような気持ちになっていたでしょう。でも、いまではその違いがわかるようになりました。

牧師　（医師に）他に質問はありますか。

医師　ありますが、あと五分ほどで終わりにしたほうがいいでしょう。またの機会もありますから。

患者　ある患者の言葉を紹介しておきたいと思います。その患者は二十七歳の女性で、三人の子どもを残して死に瀕していました。彼女はこう言ったんです。「これが神のご意思だなんて言いにきたのなら帰ってください。それを言われると我慢ならないの。わかっているけど、こんなに苦しいときに、美しい言葉を聞いてもどうにもならないのよ」。神の意思という言葉にこれほど反発した人は初めてでした。だれかが苦しんでいるときは、苦しみから目を背けて余計な気休めを言うよりも、ただ「お苦しいのね」といった共感の一言のほうがよほど大切なのです。状態が良くなれば別でしょうけど。もうひとつ、人は正面からガンという言葉を口にできない、ということを言いたいのです。その言葉でさらに苦痛が増すような気がするんです。

医師　それはべつにガンだけとは限りませんね。
患者　私自身のことではなく、一般論としてです。ガンは私にとって、いろいろな意味で有意義な病気でした。友達がたくさんでき、さまざまな人に会うこともできました。この病気によってたくさんのものを得ることができました。心臓病や糖尿病だったら、いまほど病気を受け入れられたかどうかわかりません。こうして、病院の廊下を眺めながら、別の病気でなく、いまかかっている病気でよかったと思うのです。他の人がうらやましいとは思いません。もっとも、病が重いときは、こんなことは考えていられませんけど。人が助けてくれるのか、そうでないのかを気にするだけです。
医師　ところで小さいころ、どんなタイプの少女だったのですか。若いころ、どうして修道女になろうと思ったのですか。ご家族の意向ですか。
患者　修道院に入ったのは、家族で私だけです。男五人、女五人の十人きょうだいでした。いつでも修道女になりたいと思っていました。心理学を勉強していたので、身を立てるのに別の道もあったのにと考えることはあります。家庭では、姉や妹と違って私だけが家風に合わない子どもでした。姉や妹は家事が得意でしたが、私は本などのほうがずっと好きでしたから。でも時がたつにつれ、そういう性格だから修道女になったわけではないと思うようになりました。修道女はつらくて嫌だと思うこともありますが、この道に進むのを神がお望みになったのなら、神の意思として受け入れることができます。もっと前に、神がまったく別の道をお示しくださる可能性もありました。でも昔は、修道女の仕事こそ進むべき唯一の道だと、ずっと考えていたのです。よき妻、よき母になるのを選んでもよかったのですが、やはり、当時は、これこそ自分の進むべき、あるいは、進みうる唯一の道だと考えていました。けっして人から強制されたわけではないのです。自分の意思で選んだことなのですから。でも、そのときはまだそれが理解できていませんでした。十三歳で修道院に入り、二十歳で修道誓願を立てました。それだけ時間があったうえに、さらに六年間考えて、やっと最終誓願を立てました。ちょうど結婚のようなものなのです。受け入れようが、やめようが、すべて自分しだいです。自分の意思に従えばいいんです。

医師　お母さんは、ご存命ですか。

患者　ええ、生きております。

医師　どんなかたですか。

患者　父と母は××からの移民なんです。母は自分で英語を学びました。とても心の温かい人です。母は父のことをよく理解していなかったと思います。父は画家で、腕利きのセールスマンでもありました。母は内気で控えめな女性でした。いま思えば、母は自信がなかったのでしょう。控えめが美徳とされ、社交的なふるまいは一段低いことのように考えられていました。そして私にはその好ましくない傾向がありました。姉たちは家で刺繍などをしておとなしくしている、母好みの子どもだったのに、私は外へ出てさまざまなことをやりたがったのです。いろいろなクラブに所属していました。それがいまでは内向的だと言われるんですからねえ。いままでそうなろうにもなれなかったのに。

医師　私はあなたが内向的だとは思いませんけど。

患者　二週間ほど前、あるシスターにそう言われたんです。ふつうの会話以上の話ができる人がなかなか見つからないんです。いろいろなことに興味があるのですが、それを理解してくれる人がいないのです。みんなといるときや簿記係の人などと座っているときによく感じるのですが、たいていのシスターは私のように教育を受けていないので引け目を感じているようです。こちらが優越感をもっていると思っているらしいのです。ですから、そういった人に会ったら、口をつぐんで、相手に引け目を感じさせるつもりなどないことを示さなくてはなりません。教育があれば人は謙虚になります。ひけらかしたりはしません。それに、相手によって言葉遣いを変えるのは嫌いです。ある言葉を使うときに、それをやさしく言い換えたりしたくないのです。それを自慢だととる人がいますが、違います。私も他の人のように、子どもに話すときはやさしい言葉を使います。ただ、人によって話を変えたりはしません。そうできたらいいのにと思った時期もありました。相手の望む人間になろうとしたのです。でも、いまはそうは思いません。あるがままの自分を受け入れてもらってもいいと思うんです。みんなにうるさく要求することになろうと、だれかが何かしてくれるのを待つことになろうと、どちらでもかまいません。みんなは私に腹を立てていますが、自分で勝手に腹を立てているのです。私が怒らせたわけではありません。
医師　あなたもみんなに腹を立てていますね。
患者　そうですね。さっきのシスターに内向的だと言われたときは腹が立ちました。自分はちょっと変わった話題だともう受けつけないのにですよ。ニュースや今日あった出来事にも関心がないんです。人権だとか、そういった類の話がまったくできないんですから。
医師　だれのことを言ってるんですか。
患者　うちの修道院のシスターです。
医師　わかりました。もっとインタビューを続けたいんですが、もう終わりにしたほうがいいですね。どれぐらい話していたと思いますか。
患者　一時間ほどでしょうか。
医師　一時間を大幅に超えています。
患者　でしょうね。カウンセリングは夢中になりますから、あっというまに時間がたちます。
牧師　あなたのほうから何か質問があるんじゃないかと……。
患者　みなさんにショックを与えたでしょうか。
医師　いいえ。
患者　なんでも、ずけずけいう性質《たち》ですから。イメージを壊したんではないかと……。

医師　修道女のイメージですか。
患者　ええ……。
牧師　いいえ、あなたの話には感銘を受けました。本当です。
患者　ですけど、私の話のせいでだれかを傷つけたりしたら……。
医師　傷つけたりしていませんよ。
患者　私の話から、シスターや医師や看護婦たちを低く評価しないでください。
医師　大丈夫ですよ、あなたには自分らしくいてほしいのです。
患者　自分は医者や看護婦にとって厄介な患者かもしれないと考えるときもあります。
医師　たしかにそういうときもあります。
患者　私自身が看護婦でありシスターなので、よけいに扱いづらいのでしょう。
医師　シスターという立場でなく、自分らしさを保ったままお話しくださったんで、私たちはうれしいんですよ。
患者　でも、気がかりなこともあります。修道院では、自分の部屋を出るときはかならず修道服を着なければなりませんでした。この病院では病室に仕切りがあるとはいえ……そうでなくても、ガウン姿で病室の外に出ざるをえないときがあるのですが、同僚のシスターたちがそれを見てとてもショックを受けるのです。私が修道女らしからぬふるまいをしていることや、いろいろな人の面会を受けることも彼女たちにはショックらしく、私を退院させようとしたこともありました。本当はもっと見舞いに来てほしいのですが、今後はあまり来てくれなくなるかもしれません。それでも、この病院へは、修道院の病室にいるころに比べるとよく来てくれました。以前二か月ほど入院していたときには、ほとんど来てくれませんでしたから。もちろん、シスターたちも病院のスケジュールにしたがって働いていますから、自由時間には病院から離れたいという気持ちもよくわかります。でも、なぜだか私が一人でいたがっていると誤解されているようなのです。来てほしいと言っても、だれも本気にしません。強いから自分で何とかやっていけると、私がまるで彼女たちを必要としないように取られてしまったんです。私のほうからも、これ以上頼めませんし。

牧師　そんなことでは、この面談の意味がなくなります。

患者　たしかにそうかもしれません。ただ、人に頼みごとができない性格なんです。

牧師　患者の尊厳の大切さということを、とてもわかりやすくお話しくださったじゃありませんか。とても有意義な話でした。個人の尊厳とは人に乞うものでも、奪い取られるものでも、とやかく言われるものでもないと……。

医師　それでは、少しアドバイスをさしあげて、このインタビューを終わりたいと思います。アドバイスという言葉もあまり適当ではないかもしれませんが。痛みや苦しみについて理解し、あなたのような考え方をもっていても、看護婦は、いつ自分が必要とされていて、いつ必要とされていないのかをなかなか判断できないものです。人に頼むのは精神的に負担かもしれませんが、頼むことは乞うこととは違います。おわかりになりますよね。もっと勇気がいる、むずかしいことかもしれませんが。

患者　どうやら、背中の痛みがひどくなってきたようです。帰り際に看護婦のところに寄って痛み止めをもらっていきましょう。いつ痛み止めが必要になるか、自分自身でさえわからないのです。でも、必要になったら申し出ればいい、そういうことですね。元気そうに見えてもそうでなくても、痛いときには痛いんです。医者は、ときには痛み止めを使用してリラックスするのも良いことだろうと言ってくれました。学校に戻ったら否応なく痛みを我慢してまた授業を続けなければならないからって。痛みから解放されることが必要だと理解していただけるのは、本当にありがたいことです。

インタビューにはこの患者の要求がはっきり表れている。彼女の心は怒りと憤りでいっぱいだったが、その感情は子ども時代に端を発しているようだ。彼女は十人きょうだいの中で自分一人どこか違うという感じをもって育った。他の姉妹たちが家にいて刺繍をして母を喜ばせているのに、彼女だけは母よりも父に似て、外向的でいろいろなところへ行きたがった。そして、そういう性格を母親は快く思っていないと彼女は考えていた。彼女には姉妹たちと違って、自分のアイデンティティをもつと同時に、母親が望むような「よい娘」でありたいという願いがあり、修道女になることでその気持ちに折り合いをつけたようだ。三十代後半になると病気になり、要求がましくなって、しだいに「よい娘」でいることがむずかしくなった。同僚の修道女に感じていた怒りは、ある意味で、母や姉妹へいだいていた怒りの反復であり、幼いころ、家族に受け入れられず、はねつけられたことが原因となっている。このような怒りや憤りの原因など知るよしもない周囲の人びとは、それを理解するどころか感情的に反応し、あからさまに態度に表して彼女を拒絶するようになった。それで彼女は周囲からますます孤立した。他の患者が望んでいること（彼女が望んでいることでもある）を聞きだし、看護婦に要求して、患者の気持ちを満たすと同時に、自分の不満を表に出し、病院の看護不足への非難を口にした。孤立の溝を埋めるにはそうするしかなかった。看護スタッフに疎外されたのは、もちろん、そういう敵対的な態度であれこれ要求したためである。そしてその疎外が、彼女が自分の敵意を正当化する恰好の理由ともなった。

インタビューによって、いくつかの要求がかなえられた。ありのままの自分をさらけ出し、悪感情を表現したり何かを要求したりしても、批判されたり、特定の個人に向けられた行為だと受け取られることはないということを彼女は知った。非難されるのではなく、理解されたのである。また、自分の怒りを表に出してもいいと言われた。いったんこの重荷から解放されると、彼女は別の一面をみせるようになった。すなわち、親愛の情、深い考え、人を愛する力をそなえた温かい女性としての一面である。あのユダヤ人の患者を敬愛していたらしく、彼が信仰の真の意味を教えてくれたと言った。彼のおかげで、じっくりと信仰について考えることができ、人から押し付けられた信仰でなく自分自身の信仰をついに見出すことができたのだった。

インタビューが終わりに近づくと、彼女は、このように胸の内をさらけ出す機会をもっと与えてほしいと望んだ。最後に、怒りを込めながら、痛み止めがほしいという言い方で、もう一度その気持ちを伝えている。私たちはそのあとも何度か訪問してインタビューを続けた。驚いたことに、彼女は他の末期患者を訪れることをぷっつりやめ、看護スタッフにとって扱いやすい患者となった。彼女が看護婦たちに対して腹を立てなくなるにつれ、看護婦たちも頻繁に病室を訪れるようになり、ついには「彼女をもっと理解するために」私たちと話し合いたいとさえ言うようになった。すべてががらりと変わったのである。

死が迫っていたある日、訪ねていくと、彼女は私の顔を見て、あることを頼んだ。聖書を読んでほしいというのである。そういうことを頼まれたのは初めてだった。すでに衰弱がはげしく、頭を枕に沈めたまま、彼女はどのページを読んでくれ、どのページは省いてくれと言った。

ふだん頼まれるようなことではなかったので、私はいささか面食らい、喜んで引き受けたとは言えなかった。背中をさするとか、便器をあけるなど、ありきたりのことを頼まれたほうが抵抗を感じなかっただろう。しかし、患者の望んでいることに応えるよう努力すると約束したことを思い出した。また、これほどせっぱつまって聖書を読んでほしいと言っているときに、病院牧師を呼ぶのは彼女に申し訳ない気がした。同僚のだれかが部屋へひょっこり入ってきて、私の新しい役割を見て笑いはしないかと、ひやひやしながら聖書を読んだのを覚えている。幸いこの「面談」の間はだれも現れず、私はほっとしたのだった。

読んでいる内容もよくわからずに、いくつかの章を読んだ。彼女はじっと目を閉じたままで、顔の表情からは何の反応も読み取れなかった。読み終わったとき、これは最後の演技なんですか、それともまだ裏に私には理解できない何かあるんですかと聞いてみた。このとき初めて、彼女は心から楽しそうに笑った。感謝とユーモアに溢れた笑い声だった。彼女はその両方だと答えた。だが、何か企んでいるわけではないと。彼女は私を最後に試すと同時に、最後のメッセージを伝えようとしていた。自分が死んだあとも、このメッセージを忘れないでほしかったのだ。

数日後、彼女は別れの挨拶をしに、きちんと服を着て私の部屋を訪れた。明るく、幸福といってもいい顔をしていた。もはや怒りにみちた、人を寄せ付けない修道女ではなかった。死を受け入れたとはいわないまでも、なんらかの安らぎを見出した一人の女性になっていた。その足で修道院に戻り、まもなくそこで逝った。

私たちはみな、いまだに彼女のことをよく覚えている。トラブルに振り回されたからではなく、さまざまな教訓を与えられたからだ。こうして、彼女は死の数か月前にして、ついに自分があれほど望んでいたもの、すなわち他の人との違いを保ちながら、愛され、受け入れられる人になれたのだった。

5　第三段階／取り引き

木こりの斧はその柄を木に求めた。木はそれを与えた。

タゴール

『迷える小鳥』七一節

第三の段階は取り引きを試みる段階である。この段階は、第一、第二段階に比べるとそれほど顕著ではないが、短い期間とはいえ、患者にとって助けになることに変わりはない。患者はまず第一段階では悲しい事実を直視することができず、第二段階では自分以外の人間や神に対して怒りをおぼえる。そしてその後、その「避けられない結果」を先に延ばすべくなんとか交渉しようとする段階に入っていく。「神は私をこの世から連れ去ろうと決められた。そして私の怒りにみちた命乞いに応えてくださらない。ならば、うまくお願いしてみたら少しは便宜をはかってくださるのではないか」というわけだ。こういった態度は子どもによく見られる。まず何かを要求し、それがだめだとなると「お願いだから」とねだる。子どもは友達の家に泊まりたくて、親に「だめ」だと言われてもきかない。怒って地団駄を踏むことだってある。部屋に閉じこもって親を拒絶することで一時的に怒りを表すこともあろう。だが、同時にもう一度考え直して、別の作戦を練り、結局は部屋から出てきて、何か家のお手伝いをしようか、と申し出る。ふだんは手伝わせようと思ってもなかなかしてくれないのに。それから子どもはこう言うのだ。「もし今週ずっといい子にしてて、毎晩食器洗いしたら、お泊まりに行かせてくれる？」。当然、親がこの取り引きに応じることもある。そうなれば子どもは、一度はだめだと言われたことが結局できるようになるのだ。

終末期の患者も同じ作戦に出る。過去の経験から、善行が報われて特別に願いをかなえてもらえるという可能性がわずかながらあることを知っているのだ。たいていの場合、願うのは延命であり、その次に、二、三日でも痛みや身体的な苦痛なしに過ごさせてほしいということである。ある患者はオペラ歌手だった。彼女は顎と顔面を悪性腫瘍におかされて二度と舞台に立つことができなくなり、「もう一度だけ舞台に立ちたい」と願った。それが果たせぬことだとわかったとき、彼女は、おそらく彼女の人生でもっとも感動的な公演を行った。セミナーに参加して、みんなの前で話したいと自分から願い出たのである。それも、マジックミラーを使わないと言うのだ。彼女は自分の人生や、成功したこと、悲しい出来事などを学生たちの前で語った。そうしているうちに、部屋に戻るようにという電話が入った。医師と歯科医の準備が整ったというのである。放射線治療を進めるための抜歯をするのだ。彼女はもう一度歌いたい、これから先ずっと顔を隠さなければならなくなる前にこのセミナーで歌わせてほしいと願い出ていた。

別の患者は、痛みと不快のどん底にあって、痛みを抑えるのに注射に頼っていたので家に帰ることができなかった。彼女には結婚を控えた息子があり、彼女も息子の結婚を望んでいた。かわいがっていた長男の晴れの日に参列できないと思うと、彼女はとても悲しかった。私たちは協力してこの患者に自己催眠を教え、それによって彼女は数時間かなり楽に過ごすことができるようになった。彼女はせめてその結婚式に参列するまで生き延びることができたら何でもします、と約束していた。結婚式の前日、病院を後にしたときの彼女はとても魅力的な婦人というふうで、この婦人が本当は重病人だなどとはだれも信じられなかっただろう。彼女は「世界中でいちばんの幸福者」であり、輝いて見えた。「取り引き」によって得た時間が終ってしまったら彼女はどういう態度をとるのだろうかと、私は思った。

彼女が病院に戻ってきたときのことを私はけっして忘れないだろう。彼女は疲れた様子、いや疲れ果てたという様子だった。そして私が「お帰りなさい」と声をかける前にこう言った。「私にはもう一人息子がいるのを忘れないでね！」

取り引きとは何とか命を長らえようとすることである。それは「よい行い」をすることへのご褒美を兼ねていて、自分で「期限《デッドライン》」を設定すること——たとえば、いま一度の公演や息子の結婚式——にもなる。だから、「もしそのための延命がかなったならそれ以上は望まない」という暗黙の約束をすることになる。だが、私たちの患者で「約束を守った」者は一人もいない。つまり、彼らは、「行かせてくれたら、もう絶対に兄弟喧嘩しない」と言う子どもみたいなものなのだ。言うまでもないが、子どもはまた兄弟喧嘩をする。先にあげたオペラ歌手の患者はまたもう一度歌おうとした。彼女には歌えない人生など考えられなかったので、結局、抜歯する前に退院してしまったのである。長男の結婚式に参列した患者は、次男の結婚式もこの目で見たいということを認めてくれなければ、私たちに会うのはいやだといった。

ほとんどの取り引きの相手は神であり、たいていは秘密にするが、言外にほのめかしたり、牧師にだけは話したりすることもある。患者との聴衆ぬきの個別面談を通して私たちがいつも驚かされたのは、すこしでも命を延ばしてもらえるならば「人生を神に捧げる」とか「教会に奉仕する」と約束する患者があまりに多いことである。もし医師が私の命を延ばすためにその科学的な知識を使うのなら、私は自分の身体の一部あるいは全部を「科学」に提供する、と約束した患者も大勢いた。

心理学的にみると、約束は秘密の罪悪感と関連していることがある。だから、患者がそのようなことを口にしたときは、医療スタッフは軽く聞き流さないほうがよい。もし病院牧師や医師が敏感にもそういった内容のことを感知したら、その患者はあまりきちんと教会に行っていないことにとても罪悪感を感じているのかもしれないとか、あるいは、深い無意識的な敵意にみちた願望があって、それが罪悪感を駆り立てているのかもしれない、と察してあげる必要がある。だからこそ専門分野を越えた視点から患者をケアしていくことが大事なのである。患者のそういった悩みをいちばん初めに聞くのはしばしば病院牧師だからだ。何度も取り引きをしたり、「期限」が過ぎても約束事を守らなかったりすると、ますます罪悪感が大きくなる。そうすると患者は、そのために罰を受けたいと思う気持ちや不合理な不安感をいだく。そうしたものから患者が解放されるまで、私たちはとことん話し合いを続けたのである。

6　第四段階／抑鬱

世界は、ためらう心の琴線の上を、悲哀の音楽を奏でながら、疾走していく。

タゴール

『迷える小鳥』四四節

手術をしなくてはならない、再入院を余儀なくされる、いままでになかった症状がいろいろ出てくる、体力がなくなってきて身体もやせてくる――そうしたことによって、もはや自分の病気を否定できなくなると、末期患者が楽観的な態度をとりつづけることはできない。無気力さや冷静さ、苦悩や怒りは、すぐに大きな喪失感に取って代わられる。その喪失感にはいろいろある。乳ガンを患った患者は女らしい体つきを失うことに抵抗を感じるだろうし、子宮ガン患者は自分がもはや女ではないと感ずるかもしれない。前章で述べたオペラ歌手は、顔を手術しなければならないことと抜歯しなければならないことにショックを受け、狼狽し、ひどい抑鬱状態になった。だがこんなことはまだ序の口で、患者はもっと多くのものを失うことに耐えなくてはならない。

治療と入院が長引けば、経済的な重荷が加わる。初めのうちは少しずつ贅沢を控えることで間に合うが、そのうちに必要なものも買えなくなるかもしれない。近年では治療と入院に莫大な費用がかかるため、唯一の財産さえ手放すことを余儀なくされた患者も数多い。老後のために建てた家を売らなくてはならなくなったり、わが子を大学に行かせてやれなかったり、その他にもいろいろな夢を断念せざるをえなかっただろう。

加えて、欠勤が多くなったり仕事ができなくなったりして職を失うこともある。そうなると母親であり妻である主婦が生活費を稼がなくてはならなくなり、いままでのように子どもたちをかまってやれなくなる。患者が母親の場合なら、幼な子をよそに預けなければならず、患者は悲しみと罪悪感に苛まれることだろう。

これらすべてが抑鬱状態を招く原因となることは、患者を扱う人ならだれでもよく知っている。だが、忘れがちなのは、死期の近い患者には、この世との永遠の別れのために心の準備をしなくてはならないという深い苦悩があるということである。もしこれら二つの種類の抑鬱状態を分類するなら、一番目を反応的な抑鬱、二番目を準備的な抑鬱と呼ぶことができよう。両者は性質が異なり、それぞれまったく違う扱いをしなければならない。

思いやりのある人なら難なく抑鬱の原因を聞き出して、しばしば抑鬱にともなう非現実的な罪悪感や羞恥心をいくぶんか軽減してやれるだろう。もう自分は女じゃないと悩んでいる女性には、彼女の女らしいところを見つけて誉めてあげればよい。そうすれば患者は、自分は手術前と同じようにまだ女なんだという自信を取り戻すだろう。人工乳房補装術のおかげで、乳ガンを患った人たちも自尊心を失うことがなくなった。ソーシャルワーカー、医師、あるいは牧師が患者の悩みをその夫と話し合い、患者が自尊心を保てるよう夫の協力を仰ぐこともできよう。この時期に患者の家族の今後のあり方を考える際、とくに子どもや老人を抱えている場合に彼らの世話をゆくゆくはどうするのかなどについて考える際に、ソーシャルワーカーや牧師は大きな助力となるだろう。こういった生活上の問題が解決されると、とたんに患者の抑鬱が晴れる。その変わりようにはいつも感心させられる。第10章に収録したC夫人とのインタビューを読めば、自分が面倒を見なくてはならない人がたくさんいるのにだれも手を貸してくれそうにないということでひどい抑鬱に陥り、自分の病気や迫っている死期に対処しきれない女性の立場がよくわかる。彼女が自分の役割を果たすことができなくなってしまったのに、それを引き継いでくれる人がいないのだ。

二番目のタイプの抑鬱は、過去に失ったことが原因となるのではなく、これから失うことが気がかりなために起こる。私たちは悲しんでいる人に対して、まずたいていは、物事をそう厳しい目で見ないほうがいいですよとか、そう悲観的な見方をしないほうがいいですよとか言って元気づけようとする。人生の明るい面を見てごらん、あなたのまわりの肯定的なものに目を向けてごらんと言う。こういった励ましの言葉の裏を返せば、私たちはあなたにそうしてほしいと思っている、ずっとあなたの浮かない顔を見るに忍びないよ、と訴えているのだ。終末期の患者が一番目のタイプの抑鬱状態の場合にはこのやり方が功を奏することもある。患者が母親である場合、父親が仕事に出かけているあいだ子どもたちは近所に預けられていて、そこの庭で楽しそうに遊んでいるということを知れば気が楽になるだろう。子どもたちは笑ったり、ふざけたり、パーティーに行ったり、学校でもよくやっているといったふうに、お母さんがいなくてもちゃんとやっているという内容のことを耳にすれば安堵するだろう。

その抑鬱が、もうすぐ愛する者たちと別れなくてはならないことへの準備段階であって、その事実を受容するためのものだったならば、励ましたり元気づけたりしてもさほど意味がない。この場合、物事の良い面を見るようにと患者を励ましてはいけない。自分がもうすぐ死ぬことについて考えるなと言っているようなものだからである。患者に向かって「悲しむな」などと絶対に言ってはならない。だれだって愛する者を失うのはこのうえなく悲しい。患者はこれから自分の愛する物も愛する者もすべて失おうとしているのだ。だから、悲しむことを許されれば、目前に迫った自分の死をもっと楽に受け入れることができるだろうし、抑鬱段階にいるあいだ、「悲しむな」などと言わずにそばにいてくれた人にも感謝するだろう。一番目のタイプの抑鬱では、患者は他者の介入を必要とし、話し合うことや、ときにはいろいろな分野の人たちの積極的な介入を必要とする。それに対して準備的抑鬱では、まったくあるいはほとんど言葉を必要としない。むしろ、感覚でお互いを理解し合える。髪をなでたりして手を触れればより通じるものがあり、黙っていっしょにいるだけで十分なこともある。この時期には患者はお祈りだけを望むかもしれない。いまでのことよりむしろこれから起こることに専心しようとしているのだ。だからこの時期にあまり見舞客がきて元気づけようとしたりすれば、患者の心の準備が整うどころか、かえって乱されてしまうことになる。

H氏の場合、まわりの人たち、とくに近親者が、彼が何を必要としているのかに気づかず、理解もしてやれなかったために、抑鬱段階を悪化させたことがよくわかる。H氏には両方のタイプの抑鬱が見られる。彼は元気だったころにおかした「失敗」を悔やみ、家族といっしょに過ごせる時間があったときにそうできなかったことを悔やみ、いまや家族に何もしてやれないことを悲しんだ。彼の抑鬱状態は、体力が弱まり、一家の大黒柱としての力がなくなるとともに悪化していった。効果のありそうな治療があると言ってもだめだった。私たちとのインタビューにはこの世に別れを告げる覚悟ができていることがあらわれている。彼は、死ぬ準備をする覚悟ができているのに、もっと頑張って生きろと言われることが悲しかったのだ。患者の意思と覚悟と彼をとりまく人たちの期待感とがこのように食い違うと、患者に深い苦悩と混乱をもたらすことになる。

もし彼の治療に携わった人たちが、患者とまわりの人たちとの食い違いや衝突に気づいていたら、そのことを患者の家族と話し合い、家族と患者双方の大きな力になれるだろう。患者が死を受け入れて安らかに旅立っていくためには、このタイプの抑鬱は必要なのであり患者のためになるのだということをみんながわかっていなければならない。激しい苦悩と不安を乗り越えてきた患者だけがこの段階に到達できるのだ。もし患者だけでなく家族もそういうことが納得できれば、家族も多くの不必要な苦悩を味わわずにすむだろう。

以下はH氏との最初のインタビューである。

患者　大きな声で話さなければいけませんか？
医師　いいえ、そんなことはありませんよ。聞こえなければそう言いますから。自分が楽な大きさの声で話してください。（牧師に）Hさんは、心理的に引っ張っていってくれさえすれば満足のいく会話ができるだろう、コミュニケーションを勉強したことがあるから、ということです。
患者　心理的に引っ張ってほしいと言ったのは、身体的にはとてもふらついていて疲れているからです。
医師「心理的に引っ張っていく」とはどういう意味ですか？
患者　実際にはそうでなくても、身体の調子がいいと感じられることがあります。精神的に高揚しているというか、そんな状態のときです。ある意味ではものすごくいい気分になります、わかるでしょう、何かいいことがあったときみたいな。そういう意味です。
医師　つまり、悪いことではなくて、いいことだけを話せばいいのですね？

患者　ああ、そうなんですか。
医師　いえ、あなたがおっしゃったことはそういう意味ですかと訊いたんです。
患者　いえいえ、そうじゃありません。
牧師　Hさんは精神的にちょっと支えてほしいとおっしゃってるんだと思います。
医師　そうですね。わかりました。
患者　つまり、五分以上こうして座っていると倒れてしまいそうなのです。とても疲れているし、このところあまり起きていることがありませんでしたから。
医師　わかりました。では本題に入りましょう。
患者　はい。
医師　私たちはあなたに関してほとんど何も知りません。私たちが患者のみなさんから学ぼうとしているのは、前もってカルテやその他の資料に目を通さずに、どうすれば人間としての患者さんに接することができるかということです。ですから、まずはあなたの年齢、職業、入院期間など手短に話していただけますか。
患者　入院してだいたい二週間になります。職業は化学工学技術者です。化学工学で学位を取りましたが、大学ではその他にコミュニケーションのコースをとりました。
医師　（はっきり聞こえない）
患者　そういうわけではないんです。私が勉強していたころにはコミュニケーションの講座があったんですが、コースを終了する前になくなってしまいました。
医師　そうですか。
牧師　何のきっかけでコミュニケーションに興味をもつようになったのですか。化学工学技術者としての仕事に必要だったからですか、それとも個人的に興味があったからですか。
患者　個人的なものです。
医師　今回の入院はどうしてですか。入院はこれが初めてですか。
患者　この病院に入院したのは初めてです。
医師　なぜ入院したのですか。
患者　ガンの治療がもっと必要だったので。四月に手術を受けたんです。
医師　今年の四月ですか。
患者　ええ、よその病院で。
医師　今年ですか。そのときガンだと診断されたのですね？
患者　それから詳しい診断を待たずにこの病院への入院を希望して、受け入れてもらいました。
医師　そうですか。その告知をどう受け取りましたか。四月にガンだと告知されたんですね。

患者　はい。
医師　告知をどう受け入れましたか。どのように告知されたのですか。
患者　そうですね、もちろん精神的に打撃を受けました。
医師　ですが、精神的な打撃に対する反応は人さまざまですよね。
患者　ええ、私の場合、いわゆる打撃どころではありませんでした。まったく希望を与えられなかったんですから。
医師　ほんの少しもですか。
患者　希望のきの字もありませんでした。その医者が言いました。自分の父親が同じような手術を受けた。それも同じ病院で、同じ外科医の執刀で。手術後、回復することもなく一年半もしないうちに私と同じ年齢《とし》でなくなったそうです。だから、私もただただ最期を待つしかないと言うのです。
医師　それはまたかなり残酷ですね。その医者は自分の身内での経験があったから、そんなふうに言ったんですかね。
患者　そうです。結果としては残酷ですが、彼が実際に自分の目で見たことだから事実を言ったんでしょう。
医師　無理もないと思われるんですね。理解できることだと。
患者　はい。

牧師　医者にそんなふうに言われてあなたはどう反応しましたか。
患者　当然のことながら落ち込んで家に籠《こ》もりました。あれこれしないで休養するようにと言われましたから。でもじつはあれこれやりました。旅行もずいぶんしました。あちこち訪ね歩いて。ですがここに来て、私の病状にも希望がもてること、まったく望みがないわけではないということを知って、いままで体を動かしすぎたのは間違いだったとわかりました。もし初めからわかっていたら、いまごろは体調も抜群だったんでしょうが。
医師　ということは、あなたは動きすぎたことで自分を責めているんですね。
患者　そうではありません。ただ自分が知らなかったと言っているんです。責める責めないの問題ではありません。医者が自分の経験を話したからといって、彼を責めたりはしません。また、何も知らなかった自分を責めもしません。
医師　わかりました。前の病院へ行く前に予感のようなものがありましたか。どんな症状があったのですか。痛みはありましたか。どこかすごく悪いところがあるんじゃないかという感じはありましたか。
患者　そうですね、だんだん体調が悪くなっていました。ある日、腹の具合がとても悪くなり、結腸切開を受けました。先に話した手術です。
医師　そこでお聞きしたいのは、この打撃に対してどれだけ準備ができていたかということです。うすうす感づいていましたか。

患者　いいや、全然。
医師　まったく感づいていなかった。元気だったんですね。自分が健康だといつまで思っていたんですか。
患者　病院で診てもらうまでです。
医師　では、なぜ病院に行ったのですか？
患者　便秘と下痢を交互に繰り返していたので、ちょっと診てもらおうと思って。
医師　つまり、まったく予期していなかったのですね。
患者　まったくしていませんでした。それなのに診察室に入って二時間かそこらのうちに入院させられて、一週間もしないうちに手術を受けたのです。
医師　急を要するということだったんですね。そのとき結腸切開かなにかの手術をしたのですね。
患者　そうです。
医師　それもすんなり受けられなかったのではありませんか？
患者　はぁ？
医師　受け難いでしょう。
患者　いいえ、結腸切開は簡単です。
医師　受けるのも楽ですか。

患者　結腸切開それ自体は大したことはないんです。つまり、結腸切開で他のことがいろいろわかるんです。私の場合、わかったことが明らかに良くなかった。
医師　何でも相対的なものだということですね。結腸切開は苦痛だった。でも生死にかかわることに比べれば、結腸切開なんか不幸中の幸いみたいなものだということですね。
患者　その通りです。もし生きられるのであれば、結腸切開なんて大したことではありません。
医師　そうですね。宣告を受けてから、自分が死ぬときどうなるのか、あとどのくらい生きられるのか、ずっと考えてこられたと思います。あなたのような男性はそういった問題にどう対処するのですか。
患者　実際のところ、これまでの人生で私の身辺では悲しいことがたくさんあったので、この件に関してはさほど感じませんでした。まあそんな感じです。
医師　本当ですか。
牧師　個人的な悲しみがそんなにあったんですか。
患者　続いた時期があったんです。
牧師　話していただけませんか。
患者　ええ、いいですよ。
医師　大切な人をたくさん失ったということですか。

患者　そうです。私の父と母が亡くなり、兄も亡くなりました。おまけに娘が二十八歳で亡くなりました。幼い子を二人残して。去年の十二月までの三年間、その孫たちの面倒をみました。それがいちばんつらかったです。つい娘の死を思い出してしまうので。

牧師　子どもたちとひとつ屋根の下にいるとですか。娘さんはどうして亡くなられたのですか。

患者　ペルシャでの厳しい気候にやられたんです。

牧師　客死なさったんですか。

患者　ほとんど年間を通して日陰でも三十四度はありますから。

牧師　ずいぶん遠く離れたところで亡くなったんですね。

患者　過酷な生活に耐えられるような子じゃなかったんです。

医師　他にお子さんはありますか。娘さんが一人だけだったのですか。

患者　いいえ、あと三人います。

医師　三人いらっしゃる。お元気ですか?

患者　はい。

医師　元気でやってらっしゃるんですね。ちょっとよくわからないことがあるんですが……。あなたは中年の男性ですよね。おとしは知らないのですが。でもあなたの年頃の方なら、片親がすでに亡いことが多い。娘さんを亡くされたことは当然いちばんの痛手でしょう。親より子どもを亡くすほうがつらいものです。でも、肉親を何人も失っているからといって、なぜご自分の命が大して重要ではないと思われるのですか？
患者　その質問には答えられません。
医師　矛盾していませんか。もしご自分の命が大事でないとすれば、失うことに抵抗はないでしょう。私が理解できないといった意味がわかりますか？
牧師　Hさんはそういうことを言おうとしてらっしゃるんじゃないでしょう。そういうことを伝えたいのですか。間違ってるかもしれませんが、あなたのお話を聞いて、いままで何人もの肉親を失っていることで、ガンの告知はあなたにとってまた違った意味での衝撃だったと受け取ったのですが……。
患者　いいえ、そういう意味ではありません。ガンに侵されたことだけでなく、お話したようなショックなことを他にも経験していると言いたかったのです。でも、そこでちょっと大事なことを考えかけていました。まだ三人の子どもが健在なのに、なぜ私が生よりも死のほうに興味をもっているかという質問でしたね。
医師　明るい面にも目を向けてみようと思いましてね。
患者　ええ、おわかりだとは思うのですが、ああいったショックな出来事があったときに打撃を受けるのは父親だけではなくて、家族みんなが受けます。そうでしょ？
医師　それはもっともです。

牧師　それで奥さんもかなりつらい思いをなさったわけですね？
患者　妻も子どもたちもみんなです、三人の子どもたち全員もです。私はお話ししたとおり、病院でいわば死の床についているようなものでした。
医師　しばらくはね。
（会話が錯綜している）
患者　それがずっと続いていて、まだ未解決の悲しみのように思えるのです。
医師　わかります。Hさんがおっしゃりたいのは、いままでに悲しみが多すぎたので、いまはもうこれ以上悲しみを抱え込めないということですね。
患者　その通りです。
医師　どうしたらあなたを助けてあげられますか。だれだったら助けられるのでしょう？　このことで助けになるような人はいますか。
患者　ええ、いると思います。
医師　（はっきり聞こえない）いままでにだれか手をさしのべてくれましたか。
患者　あなた方以外の人には助けを求めたことはありません。
医師　いまこうして話しているようなことを他の人と話したことはありますか。
患者　いいえ。
牧師　では、あなたが経験した他のショックな出来事のときにはどうでしたか。娘さんが亡くなったとき、気持ちを話せる相手はいましたか。奥さんには話せる相手がいましたか。お二人の間では話し合えなかったのですか。ご夫婦でよく話をなさいますか。
患者　それほどでもありません。
牧師　話し合えなかったのですね？
医師　奥さんは当時と変わらず悲しんでらっしゃるのですか。それともある程度立ち直られましたか。
患者　まったくわかりません。
医師　奥さんはあまり人と話し合わないタイプの人ですか。
患者　あのことに関しては話しません。でも本来は人と話すのがうまいんです。教師ですから。
医師　どんなタイプの女性ですか。
患者　そうですね、体格が良くて、エネルギッシュな女です。いつも学期の初めに大喝采を浴び、学期の終わりには生徒から心に残るプレゼントをされるようなタイプの人間です。
医師　それはすごいですね。
牧師　なかなか得がたい人だ。
患者　そうなんです。

医師　まったく。
患者　それに、私や家族のためにはできる限りのことをする人間です。
医師　そんな人なら、ちょっとした助けがあれば例のことなんかも話せると思いますけどね。
患者　そう思われるでしょうね。
医師　あのことを話すのが怖いのですか。それとも彼女が自分を抑えているのですか。
患者　もう一度言ってください。
医師　お二人のどちらかが会話を避けるのですか？
患者　二人で話し合いをしたことはしました。そして妻の解決策は外国に行って孫たちを育てることでした。彼女は二年続けて夏に向こうに行きました。この夏も含めてです。もちろん、当然、旅費は亡くなった娘の婿が払いました。孫たちは十二月までこちらで私たちと暮らしていたのですが、向こうに帰ったのです。それで、十二月に妻がクリスマス休暇をいっしょに過ごすために行きました。この夏も一か月行ってきました。本当は二か月の予定だったんですが、私のことがあって一か月で切り上げてきたんです。私の回復期でしたから。
牧師　ご自分の問題について、あなたは奥さんとどれだけ話したいと思っておられるんでしょうか。奥さんの関心は別のところ、お孫さんの世話をすることに向いているということですね。そういった事情に、なにか影響を受けませんでしたか。話すのを遠慮したとか、話をして奥さんに余計な負担をかけてはいけないと感じたとか。そういった感情はありましたか。

患者　妻と私の間には、まだ他にも問題があるんです。前にも言いましたが、妻はとても外向的なタイプの人間なんです。それでやはり、私の働きが十分でなかったと思っているらしくて。

医師　それはどういった意味で？

患者　そのう、私の収入は十分とはいえませんでした。子どもが四人もいれば当然、妻もそう思うでしょう。妻は私が娘の結婚相手のような人間であるべきだと思ってるんです。それから、末の息子をうまく育てられなかったことについても、私に責任があると思っています。末の息子がうまく育たなかったのは、遺伝的な問題がわずかにあるせいなんですけどね。それはわかっているのに、妻はいまだに私を責めるんです。

医師　あなたを責めるんですか。

患者　そうです。

医師　息子さんは何をなさっているんですか。

患者　海兵隊にいたんですが、除隊しました。

医師　いまは何を？

患者　以前していた商品の在庫管理の仕事を探すことになっていました。
牧師　それでは、ほかの二人のお子さんは？
患者　そうですね、二番目の息子ですが、妻はその子のことでも私を責めます。学校の成績があまり良くないんですよ。なにしろ妻は自分が猛烈な頑張り屋なものですからね、だれかがそばについて尻を叩いてやれば、息子もできるようになっていたはずなのに、と思っているんですよ。もちろん、あの子にそんな見込みがないんだってことは、いまに妻にもわかるでしょうが。これはたんに遺伝の問題にすぎないんですからね。いちばん上の息子は、妻が尻を叩いてやったので、かなりうまくやっています。今度、電子工学で学位を修めます。
牧師　でもそれは奥さんが尻を叩いたおかげですか。
患者　いえ、違います、いちばん上の息子はとても優秀なんです。うちの子どものなかでは、娘は別として、頭のいいのはあの子だけでしょうね。
牧師　あなたは遺伝の問題について何度も触れましたね。そうした遺伝上の弱点は、あなたと奥さんのどちらの影響だとお考えになっているんですか。うかがっていると、ご自分の影響だと思っておられるようですが。それとも、そうじゃないかと奥さんがそれとなくおっしゃるんですか。
患者　その問題について妻がどう考えているのか、私にはわかりません。妻は遺伝のせいだとは思っていないでしょう。かといって、私がそばについて十分教えてやれば済む問題だとも思っていないでしょう。余った時間には私がそうすべきだと思っているんでしょうが。これまでずっと、私はもっとしっかり稼ぐべきだと、妻に言われ続けてきました。そのうえにこれですよ。妻はいくらでも働いて家計を助けてくれますが、私の稼ぎが足りないといっていつも私を責めるんです。私は年に最低一万五千ドルは稼ぐべきだって言われるんですよ。

医師　奥さんはご自分がとびきり活動的でエネルギッシュな人だから、夫や子どもたちも自分と同じようであってほしいと望んでいる、あなたはそうおっしゃりたいんですね。

患者　その通りです。

医師　そして奥さんは相手が自分と同じようでないと心から受けいれてはくれない、と。

患者　そうです。

医師　それが活動的でエネルギッシュだという意味ですね。そのうえ奥さんは言うんでしょう。娘の夫をごらんなさい、彼はたっぷり稼いでいるわ、と。その人もおそらく、活動的でエネルギッシュなんでしょうね。

患者　義理の息子だけじゃありません、妻の知り合いはみんなそうなんです。

医師　（牧師に向かって）これはこのHさんにとっては大きな問題ですね。だって病気で衰弱しているんだから——。

患者　何とおっしゃいましたか？
医師　だれでも病気をして衰弱すれば、活動的でもエネルギッシュでもなくなるし、当然、収入だって減りますよね。
患者　じつは以前、そんな話を妻にしたことがあります。私が四十歳になったころでしょうか。少しばかり体力の衰えを感じて、思ったんです。やれやれ、このまま衰えていったら、この先どうなるんだ。妻ときたら、ますます元気になっていくのになあと。
医師　それは具合の悪いことになりそうですね。
患者　妻はますます元気になっていくんですからね。
医師　だけどそれは、あなたにしてみたら、これからいっそう肩身が狭くなるってことでしょう。車椅子を使わなくてはならないような人に対して、奥さんはあまり寛容ではないのかしら。
患者　妻は才能のない人間には我慢できないんです。
医師　でも……体は弱くてもすばらしい能力をもっている人はいますよね。
患者　ええ。
医師　それでも奥さんは肉体的に劣る人には寛容ではないんですね。
患者　ええ。
医師　体がどんな状態だって、すばらしい才能を見せることはできるのに。

患者　私たちがすばらしい才能という場合、その才能を実際の行動のなかで生かす、ということなんです。妻が求めるのはそういうことなんです。
牧師　成果を示すということですか。
患者　成果を示す、ええ、そうです。
医師　なるほどね。
牧師　つまり、能力があったとしてもそれだけでは十分ではなくて、それを使って何かを成し遂げる必要があるということですね。だけど、気になりますね、そんな状態が続いたら、あなたがご自分のこととか、病気について心を打ち明けて話をするという権利とか機会はまるっきり無視されてしまいませんか。
患者　そうなんです。それについては子どもたちも同様です。
牧師　それが心配ですね、私は。
患者　母親が過剰な期待をかけるものだから、子どもたちはすっかり萎縮してしまってるようです。妻は教師であるだけでなく、たとえば裁縫の腕も玄人はだしです。週末に一枚の布地から男物のスーツを仕立ててしまうんですよ。そこらで見かけるスーツなんか比べ物にならない、二百五十ドルはしそうなのを。
医師　だけど、あなた自身はそういったことでどんな気持ちになるんですか。
患者　私はこんなふうに思うんです。妻がどれくらい立派かなんてことは、私にとってはどうでもいいことなんだ、と。私は妻を……何と言えばいいでしょうね……とにかく、偶像のように崇拝しているんですから。妻は私に自分と同じようであってほしいと求めます。でもそうでなかったとしても、同じことでしょう。

医師　そうですか。でも、そうだとしたら、あなたはどうやってご自分の病気を受け入れられるんですか？

患者　それが肝心な問題なんですよね。

医師　私たちがいま懸命に探ろうとしているのはその問題ですよ、つまり、どうすればあなたの助けになれるのかと……。

患者　それこそ肝心な問題ですよね……だって、そうでしょう、病気をして、痛みはひどいし、いろんな悲しみなど何にもわかってくれないでいるというのに、ともに人生を生きる相手がそういう悲しみからまだ立ち直れないんですからね。私は娘が死んでしまった悲しみを抱えて、どう生きていけばいいのかわからないんです。でもそんなことを言ったら、ぴしゃりと言い返されます。「くよくよしたって仕方がないじゃない、明るく考えたらいいのよ」。実際、妻の信条は「プラス思考《ポジティヴ・シンキング》」なんです。

牧師　走り続けていれば、立ち止まって考える必要はない、というわけですか。

患者　その通りです。

医師　（牧師に）でも、Hさんは考えたり話したりする気持ちになっていますね。（患者に向かって）あなたは話すべきですよ。だれかに話さなくてはいけませんよ。

患者　妻は話の最中に平気で相手を遮るんですよ。こんなことを妻に話すなんて、とてもじゃないけれど無理です。

牧師　うかがっていると、あなたには、はっきりした信念がおありですね。

患者　こういう問題はどうすれば解決できるんだろうって、ずっと自分で考えてきましたからね。というのも、本当は私だって、ちょうど妻が私に求めているような、とても勤勉な人間だからです。学校でもつねに優秀な生徒だったんです。大学で学んだ学科では、どの科目でもAかBの成績をもらったんですよ。

牧師　でも、能力はあるが、たとえ一所懸命がんばったとしても、いま人生に降りかかっているような葛藤は解決できないとわかっている、そうおっしゃりたいんでしょう。生について考えることと死について考えることを、さっきあなたは区別してましたよね、覚えていますか。

医師　死の準備について考えることはありますか。

患者　ありますよ。でもどういうおつもりでおっしゃったんですか。

牧師　あなたが死との関わりにおいて生をどのようなものとして考えているのか、またその逆はどうなのか、ちょっとお聞きしたかったんです。

患者　そうですか。正直なところ、私は死については、とりたてて考えたことは一度もないんです。でも、こんな状況の中で生きていても価値がないと考えたことはあります。

牧師　価値がない？

患者　だって、私が明日死んでしまったとしても、妻はまったく平然として、これまでどおり生きていくでしょうからね。

医師　何事もなかったように、ですか。

患者　そう思いますね、私は。妻は顔色ひとつ変えないでしょう。

牧師　他の方が亡くなったときと同じように？　それとも何か少し違うでしょうか。

患者　妻は、娘が死んだときは、娘の遺した孫たちの面倒をみました。しかし私は幼い子どもを遺すわけではないですからね、妻の人生は何ひとつ変わらないでしょう。

牧師　この病院に移ってうれしかったことのひとつは、希望を与えられたことだ、とおっしゃいましたが、そのように言う力をあなたに与えたのは何だったのですか。ここの医師は、あなたに対して治療の方法があると判断し、実際に治療を行っていますよね。何があなたの心の中にあった、生きたいという願いを掻き立てたんですか。生きていても価値がないと感じながらも、生きるという満足感と生きたいという願いを見出したものが、あなたの中にはあったんです。それは信仰ですか。

患者　ええと、それは、漠然とした希望としかいいようのないものですね。それから、私の通っていた教会の信徒仲間がずいぶん支えになってくれています。私は何十年も、長老派教会で教会のための仕事をしてきました。もちろん、妻はいい顔をしませんでしたが、聖歌隊で歌ったりとか日曜学校で教えたりとか、この私にだって少しはできることがあったんです。地域社会で役に立つと思われることが、私にもいくらかできたのです。そしてそういう仕事が私の支えになっていました。だけど、私のしてきた活動は、金もうけにならないという理由で、どれもくだらないとしか評価されなかったんです。

医師　でもそれは奥さんの考えでしょう。あなたご自身はいまでもそういうことに価値があると考えているんでしょう？

患者　私は価値があると思っています、とても価値があると。

医師　いいですか、私はそこが大事だと思うんです。つまり、ご自分の価値観を持ち続けているということがね。だからこそ希望があなたにとって意味をもつと思うんです。あなたはまだ生きていたいのです。本当は死にたくないんです。そうなんでしょう？　だからこそあなたはこの病院に移っていらしたんですよね。

患者　そうです。

医師　あなたにとって、死とはどういうことですか。むずかしい質問ですが、あなたなら答えられるでしょう。

患者　私にとって死とはどういうことか……。

医師　あなたにとって、死とは何ですか。

患者　死ですか。それは価値ある活動が終わってしまうということです。私の場合、価値あるというのは、妻とちがって、金を稼ぐ行為を意味しません。

牧師　聖歌隊で歌ったり、日曜学校で教えたりということをおっしゃっているんですね。人と交流を深めるとか、そういったことですね。

医師　もちろんそうですよね。

患者　私はこれまでつねに地域社会の活動に携わってきました。ありとあらゆる種類のさまざまな活動に。ですから、私がいま生きる価値を見失っているとしたら、それはひとつには、私自身が、前の医者と同じように、そういった活動には二度と戻れないんだと考えてしまっているからです。

医師　では、あなたはここでいま何をなさっていますか。

患者　は？

医師　たったいま、この場で、何をなさっていますか。

患者　いましているのは、有益な意見の交換です。

医師　それは価値ある活動ではないですか。あなたにとっても有益でしょうけど、私たちにとってもまちがいなく有益ですよ。

牧師　Hさんの考える意味において価値ある活動ってことですよね、奥さんの考える意味ではなくて。

医師　もちろんです。（笑い）だからこそ、私はその点をはっきりさせておきたかったんです。あなたがおっしゃりたいのは、自分の存在にいくらかでも価値があって、有意義な活動ができるのなら、人生は生きるに値するってことでしょう？

患者　でも、だれかにその意義を認めてもらうというのも大事ですよ。もしその人たちを愛しているとしたら。

医師　だれからも認めてもらえないって、本気で思っていらっしゃるんですか。

患者　妻が認めてくれているとは思えません。

牧師　それこそHさんが言いたいことなんだと思いますよ。

医師　そうですね。ではお子さんたちは？

患者　子どもたちは認めてくれていると思います。しかし、妻というのは大きな存在でしてね、男にとって妻というのは。とくにその男が彼女を尊敬しているとしたら、ねえ？　しかも妻は、どう言ったらいいかな、すばらしい女なんですよ。眩しいくらい溌剌としていましてね。

牧師　結婚生活を通じて、これまでずっと同じ状態だったんですか。それとも、身内を亡くされたつらい時期のあとで顕著になったとか？

患者　ずっと同じです。じつのところ、家族を亡くしたあとのほうがましになったくらいです。たとえば、いまのことをいうと、ここしばらくは妻も私に優しくしてくれるんですよ。私が入院していますからね。だけど、いつもはずっとあの調子なんです。私が病気になったりすれば、妻だって、しばらくはとても優しく接してくれるんです。でも一方では、稼ぎのない厄介者を抱えているんだという意識は捨ててくれません。

牧師　あなたは、これまでの人生で起きたいろいろな出来事について、どう考えているんでしょうか。教会に通っていると話してくれましたよね。ご自分の身に起こったもろもろの事柄を、あなたはどう説明するんでしょうか。人生に対する姿勢、いわゆる一生を貫く信仰という点から考えて、どうですか。神はそこに何らかの役割を演じていますか。

患者　ええ、もちろんです。まず私はクリスチャンですからね、キリストが仲介者になってくれます。とても単純なことです。キリストを信じていれば、いろいろなことがうまくいくし、気持ちが安らいで、人間に関わるいろいろな問題への答えが見つかるんです。

牧師　(医師に向かって) 奥さんとの関係について彼がこれまでに話してくれたことの核心は、二人の間には仲介者が必要だという点に尽きるでしょう。(患者に) その他の問題については、あなたはキリストが仲介者になっているとおっしゃいましたね。奥さんとの関係で、このことを考えたことはなかったんですか。

患者　ありますよ。だけど、幸か不幸か、妻は活力にあふれた人間なもので。

牧師　つまり、奥さんは活力にみちた行動的な人だから、奥さんの人生には神が積極的に入り込む余地はない、というわけですか。仲介者の出る幕などないと。

患者　まあ、妻の場合、そんな感じですね。
医師　奥さんは私たちのどちらかと話をしてくれるでしょうか。
患者　きっと話すと思いますよ。
医師　あなたから奥さんに頼んでみてもらえませんか。お願いできませんか。
患者　私の妻は精神科医に会うなんて、考えたこともないでしょうね。とくに私とのことでだなんて。
医師　そうですか。精神科医のどこがそんなに怖いんですか。
患者　私たちがいま話しているような事柄を話すことが、です。なんだか妻は隠そうとするんです。
医師　とにかく、奥さんと面談してみましょう。良い結果が出るかもしれないじゃないですか。それから、ときどき、あなたの病室にお寄りしたいんですが、かまいませんか。
患者　お二人が来てくださるんですか。
医師　お顔を見に。
患者　病室に？
医師と牧師　ええ。
患者　私は土曜日に退院するんですよ。
医師　そうでしたか。では、あまり時間がありませんね。

牧師　でも、退院してもまた病院に診察にいらしたときに、R医師のところに来られませんか。
患者　さあ、どうでしょう、来られるかもしれませんが。なにしろ住まいはここからずいぶん遠いので。
牧師　ああ、そうですか。
医師　では、今回があなたにお会いする最後の機会というわけですね。でしたら、私たちに何か質問したいことはありませんか。
患者　そうですね、今回のインタビューを受けていちばん良かったと思うのは、私が考えもしなかった問いがたくさん飛びだしたことでした。
医師　そのことでしたら、私たちにも有意義でしたよ。
患者　R先生には、いくつかとても貴重な指摘をしていただいたと思います。牧師さんにも貴重な指摘をしていただきました。でも、私にもこれだけはわかりますよ、奇跡でも起こらないかぎり、私の体はよくならないでしょうね。
医師　それは怖いことですか。
患者　怖い？
医師　あなたからは恐怖がまったく感じられないんです。
患者　ええ、ふたつの理由で、死ぬことは怖くはありません。まず、私にはしっかりした信仰があるからです。そしてこの信仰は、これまで他の人たちに伝えてきたなかで培われてきたものだということです。

医師　では、あなたはこう言い切れるのですか。死ぬのは怖くないし、いよいよ死が訪れたときは受け入れることができる、と。

患者　ええ、死ぬことに不安は感じません。でもまた前の仕事を続けることになったりしたら嫌だなと、むしろそれがちょっと不安ですね。というのは、人と触れ合ってともに働くことほどには、技術者としての仕事は、好きではなかったんですよ。

牧師　あなたがコミュニケーションに関心をもたれたのは、それが理由でしたか。

患者　それもあります。

牧師　私が強い印象を受けたのは、あなたに死に対する恐怖がないということだけではなくて、奥さんとの関係であなたに心残りというか、後悔がおありだということです。

患者　これまでずっと、私はそのことを後悔してきました、つまり妻と心を通わせられなかったことをです。正直なところ、コミュニケーションを私が学ぼうとしたのは、まあたしかなことは私にもはっきりしませんが、おそらく九割方は、妻に近づきたかったからなのかもしれません。

医師　奥さんと心を通わせようとしたわけですね。そのことで、専門家に一度も助けを求めなかったんですね。私は、このことでは何とか力になれると思っています。いまからでも大丈夫ですよ。
牧師　だからこそ、明日奥さんと会うことがとても重要なんです。
医師　そうですよ、その通り。ですから、私はこの件はもうお手上げで、手の打ちようがないんだとは思っていません。何とかする時間は、まだあなたに残されていますよ。
患者　生きているかぎりは希望があると……。
医師　その通りです。
患者　でもね、生きてさえいればいいというものではないでしょう。大切なのは、人生の質、生きる理由ですよ。
牧師　あなたとこうしてお会いして話をうかがう機会がもてて良かったと思いますよ。今夜帰宅する前に、病室にうかがってもかまいませんか。
患者　ええ。うれしいですね……そうだ……（患者はなかなか部屋を出ていきたがらない）……　先生、さっき、私に質問しかけて、お忘れになった問題がいくつかありましたよね。
医師　そうでしたか。
患者　ええ。
医師　何を忘れたんでしょうか。
患者　R先生がこのセミナーの責任者であることはお話からわかりますが、そのほかに先生は、その、何の責任者なんですか。いや、言い方を変えましょう。どなたか、宗教と精神医学の関わりに関心をもっておられるとのことでしたが。

医師　ああ、わかりかけてきました。私たちがこの病院で行っている活動に対しては、いろんな人がいろんな意見を言うんですよ。私がいちばん関心をもっているのは、病気を患ったり、死と向き合っている患者さんたちと話をすることです。そうした患者さんについて、もっと知識を深めて、どうすればもっと力になれるのか、病院で働く職員を教育することです。そうした教育を行うためには、患者さんに教えていただくしか方法はないと思っています。

牧師　質問がおありのようですね、宗教との関係について……。

患者　ええ。だって患者は気分が滅入ったときには、ふつう牧師を呼びます。精神科医は呼びません。

医師　おっしゃる通りです。

患者　そうですよね。だれかから、病院牧師の仕事ぶりについてどう思いますかと質問されたとしたら、私はこう答えますよ。夜中に牧師を呼んでもらおうとして、夜勤の牧師が一人もいないことを知ったときには、唖然としましたって。私にしてみたら、まさかそんなことになっているなんて、まったく信じられないことですからね。だって、人はいつ牧師を必要とすると思いますか。夜だけですよ。夜こそ人はひとりぼっちで苦しみに立ち向かい、闘わなければならないんです。そういうときにこそ牧師さんに来てもらいたいのです。たいていは、夜の十二時ごろから、そうですね……。

医師　早朝の時間帯ですか。

患者　図にでも示すとしたら、ピークはたぶん三時ごろにくるでしょうね。で、本来こんなふうであってほしいですね、ブザーを押したら看護婦が飛んできてくれて、「牧師さんを」と頼むと、五分以内に来てくれる。そしてただちに……。

医師　心を開いて話をするんですね。

患者　そうです。

医師　私に聞いてもらいたかった質問というのはそれでしたか。病院牧師の仕事にどれくらい満足しているかという質問ですね。じつはその件は、さっき、間接的だったかもしれませんが、お聞きしたんですよ。だれがあなたを力づけてくれますか、支えになってくれる人はいますか、とうかがったときに。そのときは、牧師については何もおっしゃいませんでしたね……。

患者　教会自体もそうした問題を抱えているんです。人はいつ牧師さんを必要とするか。

医師　ええ。

患者　牧師さんを必要とするのは、たいてい夜中の三時ごろなんです。

医師　そうですね、その件はN牧師が答えられるんじゃないかしら。彼は昨夜、患者さんと面会していて、夜通し起きていたんですよ。

牧師　おかげで、それほど罪悪感を感じなくてすみましたよ。昨夜は二時間しか眠っていないんです。でも、そうした夜通しの面会をしてよかったと思っています。患者さんたちは胸にためていらっしゃることがたくさんあると思うんです。

患者　そうした患者さんの心こそ最優先すべきですね。

牧師　心の底から助けを求めているんですからね。

患者　その通りです。私の両親の結婚式をとりおこなった長老派の牧師さんはとても立派な人でした。そういったことにけっして嫌な顔をしませんでした。彼が九十五歳のときにも会いましたが、昔と同じように、耳はよく聞こえたし、視力も衰えていなくて、二十五歳の若者のように力強く握手をしてくれました。

牧師　牧師の問題もまた、あなたの味わった失望をよく表していますね。

医師　そういうことについて知るのも、このセミナーの目的のひとつです。私たちスタッフがもっと優秀になれるようにね。

患者　そうですね。現実には、なにか相談しなくてはならないことが起きたとき、牧師さんに相談に乗ってもらう機会は精神科医よりも少ないんじゃないかと思います……これって、おかしな話ですよね……牧師はお金もうけをしないことになっていますし、精神科医は最低限のお金はもらうことになっています。つまり精神科医は仕事をすればお金になるわけで、昼間だろうと夜だろうと、いつでも好きなときに稼げるのです。だから、精神科医には、夜にだって来てくれるよう頼めるはずなのに、そうしないで、寝ている所を起こしてまで牧師に来てもらいたいんですからね。

牧師　牧師と何かあったようですね。

患者　私のいまの牧師さんは、とてもいい人なんですけどね、困るのは、彼の所には子どもが大勢、さあ少なくとも四人はいることなんですよ。それでは忙しくて、来てもらえないでしょう？　いま若い人をどうやって神学校とかに集めるかが問題になっています。たくさん集めようというのではないんですよ。実際、キリスト教の宗教教育活動に若干の人を集めるのにさえ、私たちは苦労したくらいです。みんながきちんと教会に通っていれば、若い人を集めるのが大変だなんてことにはならないのに、と思うんですけどね。

牧師　どうやら、このセミナーとは関係がないけれども、議論すべき事柄がいくつかありそうですね。そのうち、Hさんと教会のあり方について討論することにしましょう。私もHさんの意見には一部賛成ですね。

医師　そうですか。だけど、この場で彼がその話題を持ち出してくれてよかったわ。そういうことが大切なんですからね。看護婦の仕事ぶりについてはいかがです？

患者　ここの、ですか？

医師　ええ。

患者　そうですね、夜、牧師さんを呼んでほしくなるのは、きまって昼間に不愉快な看護婦にあたったときです。ここには、仕事はてきぱきこなすけれど、患者の気持ちをいらいらさせる看護婦がいますね。実際、私の同室の患者さんなんか、ああいう看護婦がいなければ二倍は早くよくなるのになあなんて、ぼやいてますよ。その看護婦さんはいつも喧嘩腰なんです。私のいう意味、わかってもらえますか。看護婦のところへ行って、こう言うとしますね。「食事を始めたいんだけどちょっと手伝ってもらえませんか、潰瘍と肝臓を患ってるし、あちこち悪いところだらけなんでね」って。すると、その看護婦さん、「私たち、目がまわるほど忙しいんですよ、ご自分でしてください。食べたければ食べられるでしょ、食べたくなければ食べなくたっていいんですよ」なんて、こうですからね。かと思えば、別の看護婦は、けっこう気は利くし、まあまあ頼りになるのに、絶対に笑顔を見せない。私のように、ふだん、なんというか、にこにこして人あたりをよくしようとしている者にしたら、彼女を見るのはなんだか悲しくてね。毎晩病室にやって来るのに、にこりともしないんですから。

医師　同室の患者さんはいかがですか？

患者　ああ、彼が呼吸器の治療を受けるようになってからは、話ができないんです。でもまあ、それさえなければ、快適にやっているんじゃないかな。彼は、私みたいに、あちこち悪いわけじゃないから。

医師　あなたは最初、五分か十分くらいしか話せないとおっしゃいましたね。それ以上長引いたらぐったりしてしまうからって。まだ座ってらしても大丈夫ですか。
患者　ええ、どういうわけか、調子がいいんです。
医師　どれくらいお話ししていたと思います？　一時間ですよ。
患者　一時間ももつなんて思いもしませんでした。
牧師　本当に時間が心配になってきましたよ。お疲れになるといけませんからね。
医師　ええ。このへんで本当に切り上げないといけませんね。
患者　お話しすることはほとんどお話ししたと思います。
牧師　私は家に帰る前、夕食時間のころに病室にお寄りします。そのときにまたお会いしましょう。
患者　じゃあ、六時ですか。
牧師　五時半過ぎから六時のあいだ、そのあたりですね。
患者　それはうれしいですね。食事を手伝ってくださいね。私の看護婦は不親切だから。
牧師　いいですよ。
医師　インタビューに来てくださって本当にありがとう。感謝します。

H氏とのインタビューは、私たちが「扉を開けるインタビュー」と呼んでいたものの好例である。

H氏は病院のスタッフから、気むずかしく、寡黙な人と思われていたので、私たちとの対話にも応じないのではないかと予想していた。インタビューを開始してすぐ、彼は、五分以上座っていたら倒れてしまうだろう、と警告した。ところが、たっぷり一時間におよんだインタビューが終わってからも、なかなか部屋から出ていこうとせず、精神面だけでなく肉体面でも、申し分のない調子だった。彼はさまざまな個人的な悲しみを抱えていた。なかでもいちばんこたえていたのが、遠方にいた娘の死だった。しかしながら、彼をもっとも悲しませたのは、希望を失ったことだった。インタビューの冒頭、彼は、医師から病気について告げられたときのことをこんなふうに述べている。「前の病院は、ひとかけらの希望も与えてくれませんでした。主治医は、彼の父親も、私と同じような手術を、同じ病院で、同じ外科医の執刀のもとで受けたが、回復することなく、一年半としないうちに私と同じ年齢で亡くなったと言ったんです。だから、私も、ただ苦しい最期を待つしかないと……」

H氏はあきらめず、別の病院に移り、そこで希望を見出した。

インタビューの後半で、彼は、もうひとつの絶望感を打ち明けてくれた。それは、妻に自分の人生観や関心を理解してもらえないということだった。妻はしばしば彼を落伍者の気分に追い込み、子どもたちの成績不振のことで彼を責めた。これまでも十分な稼ぎではなかったが、いまとなっては妻の要求を満足させ、期待にこたえることは永久に手遅れである。彼にはそれがよくわかっていた。体が衰弱し、仕事ができなくなるにつれて、彼は人生をふりかえっては、妻と自分の価値観の隔たりをますます強く感じるようになった。その隔たりはあまりにも大きく感じられて、妻と心を通わせることはほとんどできなくなっていた。こうしたことはどれも、彼が娘の死を悼み、悲しみにくれていた時期に彼を襲い、両親の死後に彼が味わった悲しみをよみがえらせた。彼の話を聞いているうちに、彼には悲しみがありすぎて、これ以上悲しみを抱えこむことはできないのだということがわかった。だから彼は、いちばん重要な対話を、これまでだれともしてこなかったのである。そういう対話があれば、彼の心にも安らぎが生まれていただろうに。彼はこれほど絶望していたが誇りを失っていなかったし、家族に理解してもらえなかったが、自分の価値観は失っていなかった。だから私たちは、患者と妻との間に、最後の心の通いあいを作りだしてあげたいと、願わずにはいられなかった。

H氏がどこまで自分の病状について知っているのか、病院のスタッフが計りかねていた理由が、私たちにもようやくわかった。ガンという自分の病気のことなど、彼の頭にはなかったのだ。それよりも、人生の意味を見つめ直すことと、そうしたものをもっとも大切に思う人、すなわち妻にいかに理解してもらうか、その方法を探すことに彼は心を奪われていたのだ。彼が深い抑鬱に陥っていたのは、死期の迫った病気のためではなくて、両親と娘を失った悲しみを十分に乗り越えていなかったためだった。すでに多くの苦痛を感じている肉体に、新たな苦痛が加わったとしても、健康でどこも痛みのない肉体を苦痛が襲うほどには打撃にならないものだ。しかし、その悲しみも、一切のことをH夫人に伝える方法が見つかれば癒えるかもしれない、私たちはそう思った。

翌朝、私たちはH夫人に会った。がっしりとしてたくましい健康そうな女性で、H氏が話していたとおり、エネルギーに満ちあふれていた。夫人は、前日にH氏が語ったことを、言葉までそのままに、口にした。「夫が亡くなっても、生活はこれまでとほとんど変わりなく続いていくと思います」。夫は体が弱く、芝を刈るといったことすらできなかった。そんなことをしたら倒れかねなかった。農場で働く男たちはタイプが違う、彼らは頑丈でたくましく、日の出から日没まで働く。それに夫は、金をもうけることにもあまり関心がない……。夫人は、H氏がこの先長くは生きられないことも知っていた。しかし家に連れ帰ることはできないという。医療老人ホームに移して、そこへ見舞いに行くつもりだ……。H夫人は、しなくてはならないことがたくさんあるから余計なことにかかずらっている暇はないと言いたげな、多忙な女性の口ぶりで、そんなことを話した。それを聞いた私は、かっとなったからかもしれない、あるいは自分でもH氏の絶望を感じ取ったからかもしれない、彼女が話した内容を、もう一度自分の言葉で繰り返した。それから短く言い足した。

H氏はたしかに奥さんの期待にそえなかったし、何をやっても下手だった。亡くなっても惜しい人ではないかもしれない。彼の人生を振り返ったとき、そこにはあなたの思い出に残るようなことは何ひとつないのかもしれないですね……。

H夫人はふいに私を見ると、感情にあふれた声で、叫ぶように言った。「なんてことを……夫はだれよりも誠実で信頼のおける人でした……」

それからしばらく二人で座ったまま、私は前日のインタビューで聞いたことを夫人に伝えた。言われたような観点から夫を評価したことはなかったと夫人は認め、そういう彼のすばらしいところを褒めてやりたいと言った。私たちはいっしょにH氏の病室に戻り、そこで夫人は、診察室で私とやりとりした内容を自分から夫に話した。枕に青白い顔を深々と埋めた病人が、期待にみちた表情を浮かべ、話し合いの結果を知りたそうにしていた様子が、私には忘れられない。そして、妻から次のように言われた瞬間、彼の目はぱっと輝いた。「……だからね、私、R先生に言ったのよ。あなたはだれよりも誠実で、信頼のおける人だって。いまどき、あんな人、なかなかいませんってね。家に帰る途中、教会に寄って、あなたにとって大切な教会の仕事を少しいただいていきましょうか。あなた、それで数日は忙しくなるわよ……」

夫に話しかけたり、退院の支度をさせているときの彼女の声には、心からの温かさが感じられた。「生きている限り、あなたのことは忘れませんよ」。私が病室を出ていくとき、彼はそう言った。それが、もうそれほど長くないことは、彼にも私にもわかっていた。だがそのとき、時間の長短などは問題ではなかった。

7　第五段階／受容

別れのときがきた。さようなら、兄弟たちよ。私は君たちみんなにお辞儀をして、出ていく。

さあ、私の扉の鍵をお返しする。私は自分の家の権利をいっさい放棄する。君たちから最後の優しい言葉だけが聞きたい。

私たちは長いこと隣人どうしだったが、私は与えるよりもらうほうが多かった。いま夜が明け、部屋の暗い隅を照らしていた灯火は消えた。お召しがきたのだ。私は旅支度ができている。

タゴール
『ギーターンジャリ』九三節

患者に（突然の予期せぬ死に見舞われることがなく）十分な時間があり、これまで述べてきたいくつかの段階を通過するにあたって何らかの助力が得られれば、やがて患者は自分の「運命」に気が滅入ったり、憤りをおぼえることもなくなる。この段階に達するまでに、患者はかつてもっていたさまざまな感情、すなわち生きている者や健康な者への嫉妬、まだ死を直視する必要のない者たちへの怒りなどを表明した。多くの大切な人びとや場所から切り離される喪失感を嘆いてきた。そうして患者はある程度の期待をもって、最期の時が近づくのを静観するようになる。患者は疲れきり、たいていは衰弱がひどくなっている。まどろんだり、頻繁に短い眠りを取りたくなる。だがそれは抑鬱のときに欲する眠りとはちがって、回避のための眠りでもなければ、痛み・不快感・かゆみを忘れるための休息でもない。しだいに長い時間眠っていたいと思うようになる。それは新生児の眠りにも似ているが、最期の時へと近づく眠りなのである。「どうにもならない」「もう闘う力がない」といった意味の言葉を耳にすることもあるが、それはけっして諦念的・絶望的な「放棄」を表しているのではない（そのような言葉からは病気との闘いが終わりに近づいていることがうかがわれるが、だからといって受容を意味するものではない）。

受容を幸福な段階と誤認してはならない。受容とは感情がほとんど欠落した状態である。あたかも痛みが消え、苦闘が終わり、ある患者の言葉を借りれば「長い旅路の前の最後の休息」のときが訪れたかのように感じられる。そしてこの時期は、患者自身よりもその家族に、多くの助けと理解と支えが必要になる。死に瀕した患者は、いくばくかの平安と受容を見出すが、同時にまわりに対する関心が薄れていく。一人にしてほしい、せめて世間の出来事や問題には煩わされたくないと願う。面会者が訪れることを望まなくなり、たとえだれかが訪ねてきても、患者のほうはもはや話をする気分などではなくなっている。面会者の数を制限してほしいと懇願したり、面会時間を短くしてほしいと望むようになる。テレビを見ることもなくなる。そうして患者とのコミュニケーションは言葉を使わないものになっていく。患者はただ手招きして私たちを呼び、しばらく掛けていてくれと伝える。あるいはただ私たちの手を握り、黙ってそばにいてほしいと頼む。死に瀕した患者を前にしても平静な気分でいられる人びとにとっては、そんな無言のひとときは意義のあるコミュニケーションになりうる。患者とともに、窓の外の鳥のさえずりに耳を傾けるのでもよい。私たちがそばにいるだけで、患者は最後まで近くにいてくれるのだと確信する。重要なことの処理は済み、患者が永遠の眠りにつくのももう時間の問題であるのだから、何も言わなくてもかまわないということを患者に知らせるだけでよい。それだけで患者は、もう何も話さなくてもひとりぼっちではないのだという確信を取り戻す。「やかましく」いろいろな言葉をかけるよりも、患者の手を握ったり、見つめたり、背中に枕を当ててやるほうが多くを語ることもある。

こういうコミュニケーションをするためには、夕方に訪ねていくのがよい。なぜなら、面会者にとっても患者にとっても一日の終わりだからだ。夕方であれば、医師がポケベルで呼び出されて面会が中断されることもなく、看護婦が検温にやってきたり、掃除婦が床にモップをかけにくることもない。医師にとっても、回診が済んだ一日をしめくくる、だれにも煩わされない自分だけの時間である。夕刻の面会は、ほんのわずかな時間であってもよい。患者はこの訪問によって、もう手の打ちようがない状態のときでも自分のことが忘れ去られてはいないのだと気づき、慰められる。また面会者にとっても、よかったという気持ちになれる。死を迎えるということが、多くの人が忌避したがる、いまいましい恐怖に満ちたことではないのだということがわかるからだ。

なかには最後まで闘い、希望を持ち続けようともがき、そのために受容の段階に到達しない患者もいる。こういう患者もやがては「これ以上よくなりっこない」と漏らし、闘いから降りてしまう。そこで闘いは終わりである。つまり、避けられない死を避けようともがけばもがくほど、死を否定しようとすればするほど、受容というこの最終段階に堂々と落ち着いて到達するのがむずかしくなる。家族やスタッフはこういう患者を強いと思いこみ、最後まで生きるために闘えと励まし、みずからの最期を受け入れるのは臆病者の諦め、家族に対する裏切り、ひいては家族の拒絶だとほのめかすかもしれない。

それでは、患者自身にわずかでも闘う意志があり、しかも医師たちの助力があれば延命の可能性もあると思われる場合、どうすれば患者の諦めが「早すぎる」と判断できるのだろうか。医師たちが延命を望むのに対し、患者が安らかに死を迎えたいと望んでいる場合、諦めと受容の段階とを見分けるにはどうしたらいいのだろうか。もしこのふたつの段階を識別できないと、患者に益よりも害を与えることになり、私たちの努力は無駄になり、患者の死を苦しみにみちた最後の体験にしてしまう。ここに紹介するW夫人のケースは、この識別ができなかった例である。

W夫人は五十八歳の既婚女性で、腹部の悪性腫瘍のために入院し、激しい痛みと不快感を訴えていた。彼女は勇敢かつ堂々とした態度で重病に立ち向かっていた。ほとんど愚痴もこぼさず、できるだけのことは自分でしようと努めていた。自分で動けるうちは手助けされることを拒み、その明るさと迫り来る死を冷静に見つめる強さに、スタッフも家族も感銘を受けていた。

その最後の入院後まもなく、W夫人は突然に抑鬱状態に陥った。スタッフはこの変貌に困惑し、精神科医の診察を依頼した。私たちが病室に行くと、彼女はそこにはいなかった。数時間後、二度目に訪ねたときにも彼女の姿はなかった。ようやくレントゲン室の前の廊下で見つけたとき、W夫人は不安そうにストレッチャーに横たわり、見るからに苦しそうな様子だった。話を聞くと、二回のX線撮影にかなり長い時間がかかり、また別の写真を撮影するために待たされているところだという。背中がひどく痛み、何時間も食物も飲み物もとれず、何よりつらかったのは、いますぐトイレに行きたいのにそれができないことだった。そういったことを蚊の鳴くような声で語り、自分の状態を「痛みでぼうっとしている」と説明した。「近くのトイレへ連れていってあげましょうか」と言う私を彼女はじっと見つめ、そのとき初めてかすかに笑みを浮かべて、「いいえ、裸足ですから、部屋に戻るまで我慢します。部屋のトイレなら自分で行けますから」と答えた。

この短い会話から、患者の求めていることがひとつわかった。W夫人はできる限り自分で自分の始末をし、可能な限り自分の尊厳を保ち、人に頼りたくなかったのである。人前で叫び声を上げたくなるとか、廊下で漏らしそうになるとか、「ただ仕事をこなしているだけ」の見ず知らずの他人の前で泣きわめきたくなるとか、そういった限界まで自分の忍耐力が試されていると憤慨していたのだった。

数日後、もう少しよい状況でW夫人と話をしたが、見るからに衰弱していて、死が近づいているようだった。彼女は子どもたちのことを手短に語り、夫については、自分がいなくなってもなんとかやっていけるだろうと語った。自分の人生、ことに自分の結婚生活は恵まれた有意義なものだったから、やり残したことはほとんどないと強く感じていた。安らかに逝きたい、一人にしてほしいと願い、夫にもあまり来てもらいたくないのだと言った。彼女がまだ死なずにいる唯一の理由は、夫が彼女の死という現実を受け入れられずにいるからだった。妻の死を直視せず、妻がすすんで諦めようとしている生に必死に執着する夫に対して、彼女は憤りを感じていた。彼女の意を汲みとり、私が、この世から離れたいのですねと言うと、彼女は私の言葉に頷き、感謝するような表情を見せた。そして私は彼女を一人にして部屋を出た。

そのころ、彼女にも私にも内緒で、医療スタッフは彼女の夫と話し合いをもった。外科医はもう一度手術をすれば延命できるかもしれないと信じ、患者の夫は「時計の針を戻す」ためならできるだけの手を尽くしてほしいと懇願した。妻を亡くすという事実が彼にはどうしても受け入れられないのだった。妻がもう自分といっしょにいたいと思わないようになったなんて、納得がいかなかった。自由になりたい。安らかに逝きたいという妻の気持ちは、彼にはとても理解できない拒絶と感じられた。そんな彼に、「これは自然な流れで、むしろ進歩であり、死に瀕した人間が安らぎを見出して、一人で死に立ち向かう準備をしているしるしなのです」と説明する者はその場にはいなかった。

外科チームは翌週に手術をすることを決めた。その予定を知らされたW夫人は急激に衰弱していった。ほぼ一夜にして、彼女は鎮痛剤の量を倍にしてほしいと訴え、注射をしてもらったとたんにまた薬を求めるようになった。落ち着きをなくし、不安に震え、頻繁に助けを求めるようになった。スリッパを履いていないからトイレに行けないと言っていた、数日前までの、あの気位の高いレディーの面影はほとんど見られなくなった。

このような言動の変化には、たえず注意しなくてはならない。こうした変化は、私たちに何かを伝えようとしている患者からのメッセージである。患者は、必死に懇願する夫や、もう一度母親に家に戻ってほしいと願う子どもたちを目の前にして、延命手術をきっぱり拒否できるとは限らない。そして、ここで強調しておきたいのは、死を前にしても、患者は治るという一縷《いちる》の望みをいだいていることである。前述したように、いくばくかの希望もいだこうとせず最期を受け入れるというのは人間の自然な姿ではない。したがって、明白な言葉によって患者から伝えられることだけに耳を傾けるのでは十分とは言えない。

W夫人はそっとしておいてほしいという意思をはっきり示していた。手術することを知らされてから、痛みと不安感が増したようだった。手術日が近づくにつれ、不安も増大していった。だが私たちスタッフに手術を中止する権限はない。私たちは強い懸念をもっていることを担当医に伝えるにとどめたが、おそらく患者は手術に耐えられないだろうと感じた。

W夫人に手術を拒否するほどの強さはなかった。それでも結局、術前あるいは術中に死ぬというようなことにもならなかった。手術室に入った彼女は精神に異常をきたしたかのように、被害妄想をつぶやき、金切り声を上げた。その状態は収まらず、ついに手術開始予定の数分前になって病室に送り返されたのだった。

彼女は明らかに妄想に取りつかれ、幻覚を見、誇大妄想的なことを口走った。その表情には恐怖と混迷が浮かび、スタッフに伝えることもまったく意味をなしていなかった。だがこうした精神病的な言動のなかにも、ある程度の意識と論理が見られたのは印象的であった。病室に戻されると、彼女は私に会いたいと言った。そして翌日私が部屋に入って行くと、彼女は困惑気味の夫に視線を向け、「この人に言って聞かせてやってほしい」と言った。それきり彼女は私たちに背を向け、放っておいてほしいという意思を示した。それが私とW氏との初めての対面となった。彼は言葉に窮していた。いつもあれほど気位の高いレディーで通していた妻の「常軌を逸した」ふるまいがどうにも納得できなかった。急速に悪化していく妻の病状にうまく対処できず、私との「常軌を逸した会話」の内容も理解できなかった。

W氏は涙を浮かべ、妻の予想外の変貌に当惑しきっていると言った。彼らの結婚生活はあまりにも幸福にみちていたので、妻が不治の病であるなんて、とても受け入れられないのだと語った。手術をすればもう一度これまでのような幸福な結婚生活を取り戻し、「以前のように仲睦まじく」暮らせるという希望をいだいていただけに、そっけない妻の態度に戸惑い、この精神病のような言動のおかげでいっそう混乱してしまったのだった。

私は彼自身の求めていることではなく、患者の望みについて尋ねてみた。しかし彼は黙って座り込んだままだった。やがて彼も、自分の妻の望みに耳を傾けたことなどなく、当然二人とも同じ気持ちだとばかり思っていたということに少しずつ気づき始めた。死が患者に大きな安堵感をもたらすときがくるなんて考えてもみなかったし、患者が人生の中で大切にしてきた家族や友人から少しずつ離れていけるようにすれば、患者自身は安らかに逝けるなどとは夢にも思わなかったのだ。

W氏とは長いこと話し合った。話をするうちに、徐々に事情が明らかになり、焦点が定まってきた。夫人が自分の望みを伝えようとどんなことをしてきたかについて、W氏はさまざまなエピソードを話してくれた。だがそれは彼の望みとは反対のものだったので、耳を貸さなかったのだという。帰り際、W氏は明らかに安心したようで、

「いっしょに病室にいきましょうか」という私の申し出を断って去っていった。病気の結末について、夫人ともっと率直に話し合えそうな気がすると言い、彼のいう夫人の「抵抗」によって手術を中止しなければならなかったことを喜んでもいた。夫人の精神病についてもこう反応した。「まったくね、たぶん家内はだれよりも強いんでしょうね。してやられましたよ。手術はいやだってことをはっきり示していたんですから。精神病は手術から逃れるための唯一の抜け道だったんでしょうね。覚悟もできていないうちに死ぬことがないように……」

数日後、W夫人は、私を逝かせてくれる気持ちが夫にあることを確かめなければ、自分は死ぬことができないときっぱり言った。彼女は夫に望むのは、自分の気持ちをいくらかでもわかってほしいということであって、「きっとよくなると気休めばかり言う」ことではないのだ。W氏は妻からその心のうちを話してもらおうとしたのだが、うまくいかず、彼は何度も「元の状態に戻って」しまった。あるときは放射線治療に希望をつないだかと思うと、あるときには専属の看護人を雇うから家に帰ろうと言った。

それからの二週間、彼は頻繁に私たちを訪れ、妻について、彼のいだく希望について語り、さらに、避けることのできない妻の死についても触れた。そしてようやく彼は、妻が衰弱しつつあり、二人の生活で大切にしてきたさまざまなことも共有できなくなるという事実を受け入れたのだった。

　手術が永久に中止となり、W氏が目前に迫った夫人の死を受け入れ、その思いを夫人と共有するようになったとたん、彼女は精神病から回復した。苦痛もやわらぎ、彼女は気位の高いレディーの姿に戻り、体が許すかぎり自分でできることは自分でするようになった。医療スタッフも彼女の微妙な表情にしだいに敏感になり、臨機応変に対応するようになった。そして「最後まで尊厳をもって生きたい」という彼女のいちばんの望みをつねに念頭に置くようにした。

　W夫人は多くの臨死患者を代表する例である。ただし、急性的な精神病という手段に訴えるケースを私が見たのは、これが最初で最後である。これは一種の防衛策であり、遅すぎた延命措置を回避しようと必死になったのだろうと思う。

　前述したように、患者たちは、黙って話を聞いてくれる人がそばにいて、怒りを吐き出し、行く末の悲しみに泣き、恐怖や幻想を語るように促されると、すんなりと死を受容するものである。私たちは、患者がこの受容の段階に到達するまでにどれほどの試練を要し、やがて双方向のコミュニケーションが成立しなくなる「エネルギー喪失《デカテクシス》」にいたるかを認識しておくべきである。

　もっと容易にこのゴールに到着できる道がふたつあることに私たちは気がついた。あるタイプの患者は、周囲からの助けをほとんど借りることなくゴールに到達する。それでも周囲が黙って理解し、干渉しないことは必要である。このタイプに当てはまるのは、苦労を重ねて働き、子どもを育て上げ、務めを果たして、人生も終着に近づいたと感じている、高齢の患者だった。彼は自分の人生の意味を見出していて、働きづめだった一生を振り返って、充足感を得ていたに違いない。

もう一方のタイプの患者も、前者ほど幸運とはいえないものの、死の準備に十分な時間があれば、同じような心身状態に到達できる。しかし、こちらのタイプは前章で述べてきたあらゆる段階を通過する際に、前者の場合よりも周囲の助けと理解が必要である。私たちは、多数の患者が受容の段階にいたり、恐怖も絶望もない存在となって亡くなっていくのを見てきた。その有様をたとえるなら、ベッテルハイムによる乳幼児期の記述がぴたりとあてはまるだろう。「じつに、何も求められず、欲するものすべてが与えられた時期であった。精神分析学では乳幼児期を受動性の時期、自己がすべてであるという状態の、原始的ナルシシズムの時期と見なす」

こうして、労働し、施し、苦楽を積み重ねて来た人生の終着点で、私たちはその初めの時期に立ち返り、人生という環が完結するのである。

つぎのふたつの面談には、夫婦がともに受容の段階へ到達しようと努めた様子が語られている。

歯科医のG氏は、二十四歳の息子があり、きわめて信仰心の篤い男性であった。怒りについて述べた第四章でも彼の例を引いた。「なぜ私が?」という疑問が浮かんだときに、ジョーンズじいさんの顔を思い出し、「なぜ私の生命の代わりにあのじいさんの生命が奪われないのか」といぶかった男性である。面談中の彼は受容した様子を見せていたが、希望をいだいている側面もうかがわれた。自らの病状は頭の中では十分に認識しており、医学に携わる者の一人として、仕事を続けられる見込みがないことを悟っていた。だが、この面談の直前まで、彼は歯科医院を閉鎖したがらず、閉鎖を考えることもできずにいた。医院には電話番の女性を残し、連絡を受けさせていた。彼は、戦時中、至近距離から射撃されたにもかかわらず命拾いした。そのときの奇跡がまた起こるかもしれないという希望にすがっていたのである。「六メートルくらいの所だったのに、敵は撃ち損じたんですよ。すばやく身をかわしたとか、そういうことではなく、何かの力が働いていたんでしょうね」

医師　入院されてどのくらいになりますか。そしてどういう理由でこちらにいらしたのですか。

患者　ご存じかと思いますが、私は歯科医でして、開業してからもうずいぶんになります。六月の下旬に急な痛みがありまして、これは変だなと思ったものですから、すぐにX線で診てもらったんです。それで今年の七月七日に初めて手術を受けました。

医師　一九六六年の七月七日？

患者　そうです。これが悪性腫瘍だということは九割方わかっていたんですが、そのときは初めての発症でしたし、そんな痛みを感じたのも初めてでしたから、大したことはないと考えていたんです。手術はとてもうまくいって、めきめき回復したのですが、今度は腸閉塞が起こり、九月十四日に二回目の手術を受けました。ですが十月二十七日以降、経過が思わしくなく、家内がこちらの先生に連絡しまして、二人で参りました。それで十月二十七日からずっと治療を受けています。ざっとそんなところです。

医師　本当の病気が何か、どの時点でお気づきになったのですか。

患者　X線写真を見てすぐに、これは悪性腫瘍だと思いました。この部位にできる腫瘍の九〇パーセントは悪性ですから。でもそんなに重病だとは思いませんでしたし、結構元気にやっていたんです。主治医は私には告知しませんでしたが、手術の直後、家族には深刻な状態だと告げたそうです。それからしばらくして、息子といっしょに車で近くの町へ出かけたんです。うちは堅く結ばれた家族でしてね。話題は私の病状のことになりました。「本当はどういう病気なのか、母さんから聞いた？」って、息子が尋ねてきたんです。「いや、何も聞いてない」って答えましたが、息子はそれを聞いて、ひどく悩んでいたようです。でも彼は話してくれました。最初の手術のとき、腫瘍は悪性だっただけでなく、転移性のもので、すでに全身の臓器に転移していたけれど、幸いなことに肝臓と脾臓には転移していなかったのだそうです。もう手術不可能な状態だったわけで、私もうすうす感づいてはいましたがね。息子は十歳のときに神を知るという体験をして、成長して大学に行くまでその神との体験をよく話し合ってきました。その経験が彼を立派な大人にしたのでしょうね。

医師　息子さん、おいくつですか？

患者　次の日曜日に二十四歳になります。例の話をしたとき、人間ができてきたなと感心しましたよ。

医師　息子さんから本当のことを聞いて、あなたはどういう反応をされましたか。

患者　そうですね、正直いいまして、いくつかの兆候には気づいていたので、多少は覚悟していました。私自身、専門知識がまったくないわけじゃないですしね。二十年も病院にかかわって仕事をしてきたのですから、事情は理解しています。それから、手術に立ち会った先生が家内に、私の余命は四か月から長くても十四か月だと告知したことも、そのとき息子は教えてくれました。私は別に何とも感じませんでした。悪性腫瘍と気づいてから、精神的には非常に落ち着いているんです。落ち込むという時期はまったくありませんでした。私と同じ立場にいる人のほとんどは他人を見て「どうしてあの人じゃなかったのか」と言うでしょう。私の心にも何度かこの言葉がよぎりました。あるとき、子どものころから知っている老人が道を歩いているのが見えました。八十二歳です。どう考えても、世の中の役に立っている人間とは思えません。リューマチを患って脚が悪く、汚らしくて、絶対にああはなりたくないと思うような人間です。そのとき、頭をがつんと殴られたように、その考えが浮かびました——どうして私ではなく、あのジョーンズじいさんではいけないのか……。でもそんなことばかり考えていたわけじゃありません。考えたことといえばこれくらいなんです。私は神にお目にかかれることを心待ちにしていますから。でもその一方で、できる限りこの世にとどまっていたいという思いもあります。いちばんつらいと思うのは家族との別れです。

医師　お子さんは何人？

患者　一人だけです。

医師　息子さんお一人ですか……。

患者　さっきも申し上げましたように、うちはとても家族の絆が強いんです。

医師　そんなに絆が強くて、それにあなたは歯科医ですから、X線写真を見てガンだとほぼ確信なさったでしょうに、なぜ奥様や息子さんにそのことをお話しされなかったのですか。

患者　うーん、私にもよくわからないんですよ。家内も息子も大手術になる覚悟はしていたし、しばらくは苦しむとしても、私も家族も良い結果を期待したと、今なら言えるんですが……。家族を動揺させたくなかったんです。家内は事実を知らされて、がっくりきたでしょう。息子は大人になっていましたから、そのときには強い支えになってくれました。でもそれ以来、家内とは率直に病気のことを話すようになりました。治療にも積極的なんです。私には、神が治してくださるという気がするから、神にはその力がある。どんなやり方であろうと、神が治してくださるのなら私はそれを受け入れるつもりです。どの薬が効くか、どこで医学的新発見が発表されるか、私たちにはわかりません。だれかが地中から何かの根っこを掘り出して、これこれの治療に効くと言うかもしれません。じっさい、そういうことも起こっているんですよね。病院の研究室でも、ガン研究に直接つながると思うから、微生物なんかを盛んに培養しているのでしょう。一体どうして、それがガンに効くってわかるのでしょうか？　不思議です。私には奇跡のように思えるんです。そして、その奇跡は神がもたらすものだと……。

牧師　あなたにとって信仰は、この病気になる以前から、ずっと大きな意味をもっていたのですね。

患者　その通りです。主イエス・キリストのことが理解でき、救われた気がしたのは十年ほど前のことです。聖書を勉強して、ひとつの境地に達したのです。その勉強はまだ終わっていません。私が最終的に行きついたのは、「自分は罪人だ」という自覚でした。それまで、そんなことに気づきもしなかったんです。私は善良な男ですし、ずっとそうでしたから。

医師　十年前に勉強を始めたきっかけは、どんなことだったんですか。

患者　きっかけはもっと昔、海外で、ある牧師に出会ったときです。いまお話ししているようなことを、いろいろとお話ししてくださいました。六メートルの距離にいる敵から撃たれたのに、弾丸に当たらなかったなんてことが一度ならずあれば、だれだって自分には何かがついていると感じるんじゃないでしょうか。先程申し上げたように、私はずっと善良な男として生きてきました。悪態はつかない、下品な言葉は使わない、酒もたばこもやらない。最初からそういうものがあまり好きじゃなかったんです。女の尻を追いかけることもない。本当に善人だったんです。ですから、その牧師が開いた集会に出るまでは、自分が罪人だと自覚することもなかったんです。そこには三千人ほど集まっていたでしょうか。礼拝の最後に、説教の内容は忘れてしまいましたが、牧師は、前に出て主にみずからを捧げるよう会衆に呼びかけたんです。どうして前に出て行ったのか、私自身にもわからないんですが、そうしないではいられませんでした。あとでそのときの気持ちを自問してみると、六歳のころと同じような気持ちになっていたんですね。幼いころの私は、六歳の誕生日がきたら世界はぱっときれいな花が咲き、すべては変わっているものだと思っていました。誕生日の朝、私は居間にあった三メートル四方の鏡の前に立っていました。そこへ母が二階から下りて来て、「ボビー、お誕生日おめでとう」と声をかけました。「何してるの？」と言う母に、「ぼくのこと見てるんだ」と答えました。「どういうふうに見える？」と聞かれて、私はこう言ったんです。「ぼくは六歳になったけれど、見たところも同じだし、感じることも同じだ。なんだ、ちっとも変わってないじゃないか」ってね。でも、さまざまな経験を積んで、自分が変わっていくものだとわかりました。そして、以前には耐えられたことでも、耐えられなくなるのだということも。

医師　たとえば、どんなことですか？

患者　そうですね……人とのつきあいの上で、まあ商売をしていればよくあることでしょうが、酒場で人脈をふやしていることにふと思いあたるでしょう。学会などの前に、ホテルのバーに行き、酒を酌み交わし、親交を結んだりする人も多いじゃないですか。ああいうことも別に嫌いじゃなかったんです。私は飲みませんが、だからといって嫌でもなかった。でも耐えられなくなってきたんです。飲んで仲良くなれるなんて信じてなかったから、どうしても受け入れられなくなってしまった。昔はしていたことをしなくなって、それで自分が変わったことに気づいたわけです。

医師　自分の死や末期ガンに対峙しなければいけないいまのあなたにとって、そういう経験すべてが支えになっているのですか。

患者　ええ、その通りです。手術の後、麻酔から覚めて以来、とても穏やかな気持ちなんです。これ以上ないくらいに落ち着いています。
医師　恐怖は感じないのですか。
患者　正直なところ、恐怖を感じたことはないですね。
医師　Gさん、あなたは珍しい方ですよ。自分の死が間近に迫っていながら、恐怖を感じないなんて……。
患者　そうでしょうね。死んだら神のもとに召されるんだと心待ちにしているからでしょうね。
医師　その一方で、治療や医学上の新発見にまだ希望をかけていらっしゃるのですね。
患者　ええ。
医師　先程のお話はそういうことだと理解したのですが。
患者　聖書では、神に願えば治癒が約束されるのです。ですから私は神に呼びかけ、この約束をお願いしました。ですが一方で、神のご意思が下されることを望んでもいるのです。これだけは、私一人が望んでもどうにもならないことですが……。
医師　ガンであることに気づいてから、毎日の生活で何が変わりましたか。生活上、何か変わったことはありますか。
患者　行動の面で、ということですか。あと二週間で退院するんですが、その先どうなることやら見当がつかないでいます。病院ではこれといったこともなく、一日一日を過ごしているだけですから。病院での日常がどんなものか、よくご存じでしょう。

牧師　お話をうかがっていて、いろいろなことをご存じなので感心しました。あなたのおっしゃることは、イエスが十字架に向かわれる前におっしゃった言葉、「我が意《こころ》にあらずして御意《みこころ》の成らんことを願う」、それと同じです。

患者　そんなこととは、思いも寄らなかったですねえ。

牧師　あなたのお話しされたことと同じ意味ですよ。あなたは、できることなら天に召されぬようにと願いました。しかし、その願いよりももっと深遠な願い、神の御意が成就されるようにという願いのほうを優先されたのです。

患者　もうあまり長くないことは承知しています。今の治療を続けても、たぶんあと数年、あと数か月かもしれません。もちろん、今晩わが家に戻れる保証だってだれにもないわけですが。

医師　それまでの時間をどう過ごすか、具体的に考えていらっしゃるのですか。

患者　考えていません。それは定めなのですから。聖書にもそう書かれていますし、私もそこに希望を託しているんです。

牧師　このへんで終わりにしたほうがよろしいのでは？　Gさんが起きられるようになったのはつい最近のことですし……。あと数分だけにしましょう。

患者　いや、とても調子良いですよ。

牧師　本当に？　先生には、あまり長い時間は無理だろうとお伝えしておいたのですが……。

医師　少しでも疲れたら、どうぞおっしゃってください。さてGさん、こういう恐ろしい話題を、率直に語り合ったご感想はいかがなものですか。

患者　これが恐ろしい話題だなんてまったく思いません。今朝、I師とN師が病室を出て行かれた後で、しばらく考えてみたんですが、私は死に対して少しも動揺しなかったし、むしろ、私のような信仰をもたぬまま死に直面している人たちの役に立てたらと思っているんです。

医師　私たちがこうして死に瀕している患者さんや重病の患者さんと面談するのは、患者さん、それもあなたのような幸運に恵まれない人たちが、死を直視できるよう、もっと適切な手助けがしたいからなのです。こういう面談から、私たちは何が学べるとあなたはお考えですか。あなたには信仰があり、明らかにそれが支えになっていますからね。

患者　それは私が病気になって以来考えてきた問題です。私はきちんと病気の経過や結末を知っていたいほうですが、末期状態だと知って精神的に参ってしまう人もいます。先生方が患者に何ができるかは、経験から学ぶしかないと思います。

医師　看護スタッフや職員たちを臨席させて患者さんと面談をするのは、まさにそのことをわかってもらうためでもあるんです。さまざまな患者さんと会い、死について語りたいと望んでいるか、望まないかを、見極めるためです。

患者　はじめのうちは、中立の立場で話を聞くべきでしょう。患者が自分自身のこと、自分の体験、宗教と信仰について、どれほど深い思いをいだいているかがわかるまではね。

牧師　R先生はGさんのことを幸運だとおっしゃいますが、あなたの有意義なお話は、息子さんとの関係に変化が生じた経験にもとづいているのだと思いますよ。成長した息子さんを評価していらっしゃるのも、その経験を通してのことでしょう。

患者　そうですね。でも幸運にも恵まれたんでしょう。信仰についてもちょっと触れておきたかったんです。というのも、信仰という領域は運不運で割り切れるものではないと思うからです。救世主たる神を知るということは、運とは別の問題です。非常に深く、すばらしい経験です。いわば人生の浮き沈みにそなえること、私たちが遭遇する試練を覚悟することなのです。私たちはみんな、試練に、たとえば病に立ち向かわなくてはならない。でも神を知れば、その試練を受け入れる心の準備ができるのです。先程も申しましたが、私が六メートルの距離から撃たれたのに弾が当たらなかったのは、身をかわすのがうまいとか、そういうことではなくて、何か別の力が働いたからですよ。けれど狭苦しい壕の中ではだれもが神を信じたくなると言いますが、それは真理です。壕の中では、人は神に近づいていくものです。あるいは生命が危険にさらされているとき、壕の中ではないにしても、大事故に巻き込まれて、とっさにその状況を理解すると、自然に神の名を呼ぶものなのです。これは運不運の問題じゃない。私たちに神が用意されたものを捜し求め、見つけ出すかどうかということです。

医師　私が幸運という言葉を使ったのは、軽い意味ではありません。偶然の出来事という意味ではなく、むしろ喜ぶべき幸運な出来事という意味だったのですが。

患者　わかっています。たしかに喜ぶべき経験ですから。自分がこのように重い病気のとき、ずっと自分のために祈ってくれる人たちがいて、今も祈ってくれていると実感する。これほどすばらしい経験はないと思うのです。これは私にとって非常に大きな支えになっているし、これまでもそうだったんです。

牧師　ちょうどセミナーにくる途中でR先生に同じようなことを申し上げたんです。面白いですね。あなたご自身は、ほかの人たちがあなたを忘れずにいてくれるというご経験をされた。そして奥様のほうも、この病院で死を迎えようとしている患者さんの近親者の方々に力を与え、祈りを捧げられた。

患者　そのことにも触れておきたかったんです。私が病気になったことで、家内は非常に変わりました。以前よりずっと強くなった。私に頼りきりだったのにね。すでにお気づきかと思いますが、私は非常に独立心の強い人間でして、何でも自分が責任を取らなければという信念があるんです。ですから家内には、いわば、世間の女性たちのように家政を切り盛りするチャンスがなかったんですね。そのせいで彼女は依存的になってしまったんです。でもとても変わりました。今では強く、賢くなりましたよ。

医師　もし私たちが、これまでのお話を少しだけでも奥様と話し合えたら、お役に立つものでしょうか。それとも奥様には重すぎますか。

患者　いや、まったくかまわないでしょう。家内はクリスチャンですし、神がお救いくださることを子どものころから理解していますから。じつは子どものころに、眼を治していただいたそうです。眼に腫瘍ができて、医者はセントルイスの病院で眼球摘出させるつもりでいたそうですよ。ところが彼女は奇跡的に治ったんです。この治癒の様子を見て、神の存在を信じるようになった人が何人も出たそうです。その中には医者も一人いたとか。家内は熱心なメソジスト派の信者ですが、そのときのことも大いに関係してるでしょう。彼女は当時わずか十歳でしたけれど、奇跡的に眼が治り、医者が神の存在を信じるといったことが、生きていくうえで大きな拠り所になったんですね。

医師　ガンになる以前、もっとお若いころに、大きなストレスを受けたり、とても悲しい思いをされたことはありませんか。そういうことに対処した経験を、今の状況と比較できるのではありませんか？

患者　ないですね。しょっちゅう自省しては、この事態にどう対処できたのかと考えてきました。神のお力添えがあったからこそ、乗り越えられたのです。危険な目に遭ったことはありますが、深刻なストレスはこれまでありませんでしたからね。もちろん第二次大戦中には私も戦場で戦いました。あれが人生で初めて感じたストレスでした。初めて実際に死を意識し、どういうことをすると、死の危険にさらされるか体験したのですから。

医師　もう終わりにしなくてはなりません。またときどき病室にうかがいます。

患者　それはどうもありがとうございます。

医師　今日はおいでいただき、ありがとうございました。

患者　こちらこそ、お話できてよかったです。

この面談のためにG氏を連れて廊下を歩いていると、彼の妻、G夫人が面会にやってきた。以前訪問して顔見知りになっていた牧師が、これからG氏と面談するところなのだと手短に説明すると、彼女は興味を示したので、あとで参加してくれるかと誘ってみた。G氏へのインタビューが続いている間、夫人は隣室で待機していた。そしてG氏を病室に帰し、夫人を招き入れた。そういうわけで、彼女にはじっくりと考えたり、思い直す時間がほとんどなかった（通常は、面談を申し入れてから実施するまでに十分な時間をとり、話し手にまったく自由な選択をさせる）。

医師　ご主人に会いにいらしたのに、いきなりこんな面談になってしまって、びっくりされたでしょう。どんな内容か、牧師さんからお聞きになりました？

G夫人　ええ、少しだけ。
医師　まず、ご主人が予想もしなかった重い病気だと知って、どうなさいましたか。
G夫人　そうですね、はじめは気が動転したとでもいうのでしょうか……。
医師　今年の夏まで、ご主人はお元気だったんですね？
G夫人　ええ、そうです。
医師　具合が悪いとか、何か症状を訴えることもなかった？
G夫人　いえ、少し痛みがあるとは言っていましたが。
医師　それでどうなさいました？
G夫人　診察を受けまして、どなたかがX線で診てもらうように勧めてくださったんです。それから手術を受けました。それまで、こんなひどい状態だったなんて、まったく気づかなかったんです。
医師　どなたからそれを知らされたのですか。そしてどんなふうに告げられましたか。
G夫人　主治医の先生は私たちのごく親しい友人でしたから、手術の前に私を呼び、悪性かもしれないとおっしゃったんです。「まさか」と言う私に、「いや、本当だから知らせておくんだ」とおっしゃいました。それで私としても少しは心の準備ができたわけですが、後でもっとひどい状態だと知らされても、悪い知らせだとはぴんとこなかったんですよね。手術の後、先生から「全部は取りきれなかった」と言われました。その言葉は今でもよく覚えています。もうあまり長くはもたないんだと思うと、本当に気が動転しました。先生の一人は、あと三、四か月くらいだろうとおっしゃいましたが、そんなこと、すぐには受け止められるはずもありません。それで私がまずしたことは、お祈りでした。主人が手術室にいる間じゅう、私は祈りました。悪性ではありませんようにって、とても身勝手なお祈りをしたんです。人間ってそんなものですからね。みんな自分に都合良くしたいものなんです。すべてを神のご意思に委ねて、やっと私は本当の安らぎを得ることができたのです。もちろん、手術の日はとにかくつらくて、その夜の長いことといったら、とても耐えられませんでした。でもその夜、私は平安を見出し、とても勇気がわいてきたんです。聖書には私に力を与えてくれる言葉がいくつもあったんです。自宅に祭壇があるのですが、こういうことが起こる直前までは、ただ聖書を暗唱し、復唱していました。エレミア書（訳注・原文にはイザヤ書とあるが、エレミア書の誤り）第三十三章の第三節に「我に呼びかけよ。されば我は汝に答え、汝の知らぬ大いなる力を見せよう」という一節がありましてね。家族全員ここはすっかり覚えてしまいましたよ。

医師　それは病気のことを知る以前にですか。

G夫人　告知の二週間ほど前のことでした。手術の夜、その一節がふと浮かんで、何度も繰り返したんです。それからヨハネによる福音書の中のいろいろな言葉が心に浮かんで来ました。「我の名に願うなら、我は何でもしよう」なんてね。これまでも私は神のご意思を求めてまいりましたが、今回のことを通してやっとそれが見つかったんです。ずっと神に献身してまいりましたし、息子も一人おりますので、私は何とかやって行けると思います。息子は家を離れ、大学に通っていました。大学生ならあれこれやりたいこともあるでしょうに、息子は家に戻って、私といっしょに、救済を得ようと文字通り聖書を探求しています。私といっしょに祈りを捧げてもくれます。教会に集まる方々もとても親切です。みなそれぞれに違った聖書の一節を唱えてくださるんです。聖書は何度も読み返してきましたが、いまほど心に響いたことはありませんでした。

牧師　そうしますと、聖書があなたの感情をほぼ代弁しているようですね。

G夫人　聖書を開くたびに、そこに並んだ言葉が私に何か語りかけてくるように感じられるのです。いまでは、主人の病気をきっかけに何か良いことがあるんじゃないかと思えるようになりました。それが私なりの受け止め方であり、病気に向き合う日々の活力の源にもなっているんです。主人は信仰の篤い人ですから、自分の病状を告知されたとき、私にこう尋ねました。「もし君があと四か月、長くても十四か月の命だなんて言われたら、どうする？」って。私ならすべてを神の御手に委ね、神にお任せするでしょう。もちろん、医学でできるだけのことは全部、主人のためにしてほしいと思いました。前の病院の先生方は、もう手の打ちようがないとおっしゃるので、私はコバルト照射でも、その他の放射線治療でもあるじゃないですかとお願いしたんです。でも先生方は何をやっても助からないんだと言って、考えてはくれませんでした。主人もそこで諦めるような人じゃない。それで彼とじっくり話し合いましてね、「人を通して初めて神の業は成され、お医者さんたちも心を動かすものだ」と言ったんです。それから、お隣りの方がもってきた雑誌にあった、小さな記事を読んだのです。私は主人に相談もせず、すぐこちらの病院の先生に連絡を取りました。

医師　記事があったのですか？

G夫人　ええ、雑誌に載っていたんです。ここの病院はかなりの成果を上げていると書いてありました。治ってはいないけれど、患者さんたちはよくなっています。すぐこの病院の先生に連絡を取ろうと思いました。私は手紙を書き、速達で出しました。土曜日の朝、その先生のもとに届き、秘書がまだ来ていなかったため、先生ご自身からお電話をいただきました。「あなたからのお手紙、たいへん興味深く拝見しました。事情はよくわかりましたが、詳しい病状記録がほしい。主治医のほうから記録を受け取って、手紙のときと同じ要領で送ってくれませんか。昨日あなたが投函した手紙は、今朝私のところに届きましたから」とおっしゃるんです。それで言われたとおりにいたしました。また先生から電話をいただき、「ベッドが空いたらすぐに連絡します。今は病棟が改装中なもので」と言ってくださいました。「あまりいろいろと約束はできないけれど、もう助からないと諦めることはないと思いますよ」と先生はおっしゃいました。この言葉、私は本当にすばらしいと思います。前の先生方がおっしゃるようにじっと待つだけではなく、ほかにもできることはあったんですね。それからはすべてがあっという間に運んだ気がします。私たちは救急車でこちらへ参りました。主人を診てくださったあの晩に、先生方はあまり希望的なことはおっしゃいませんでした。私たち、家に引き返したくなりました。それで私はまた祈りました。あの晩病院を出てから、私は親類のところに泊めてもらいました。翌朝どうなっているか、まったく予測できませんでしたから。治療を続けるかどうか、先生方は判断を私たちに任されたのです。私は祈り、私たちはできる限りの治療はすべてやってみますと言ったんです。これは私の決断ではなく、主人の決断なんだと思いました。その朝、私が病院に着いたときには、すでに彼は「神の導くままに行こう」という決意を固めていたのです。二度の手術でかなり痩せてしまっているのに、また二十キロから三十キロも体重が減るかもしれないと、先生方は説明してくださいました。でもどうしたら良いのか、私にはまったく見当がつきませんでした。ただ、そうなるだろうという予感はしていたので、それほど驚きはしませんでした。治療を始めてから、主人の具合はとても悪くなりました。でも、申し上げたように、先生方は何も約束なさらなかったのですから、私たちはわずかな希望にすがり、治療を続ければ腫瘍が小さくなるかもしれない、腸閉塞も治るかもしれない、と思うよりほかなかったのです。腸閉塞は局所的なものだったので、このチャンスにかけたわけです。私はずっと気を落としていたのですが、こちらの病院で、重病に苦しんでいる患者さんたちに話をしてみようと思ったんです。私はここで患者さんたちを勇気づけているんだと思っていますが、私たちのほうがずいぶん希望のない状況にあると感じることもしばしばなんです。それでも、私はここから離れることなく、今も患者さんとの接触を持っています。医学界のほうでも研究が進んでいるようですし、それに聖書にも、神に不可能はないと書かれていますしね。

医師　あなたは運命を受け入れていらっしゃる。それでもまだ何か起こるかもしれないと期待をお持ちなのですね。

G夫人　その通りです。

医師「私たちは手術を受けた」「私たちは立ち向かうことにした」など、あなたは主体を「私たち」としてお話しされるんですね。あなたとご主人が何をするにもずっといっしょなんだという感じがうかがえます。

G夫人　もう主人は治らないということなら、主人の命はここまでということなら、それは神のご意思なんだと思います。

医師　ご主人、おいくつなんですか。

G夫人　こちらに入院した日に、五十歳になりました。

医師　入院した日に、ですか……。

牧師　この経験によって、家族の絆は深まったと思いますか。

G夫人　ええ、それはもう前にもまして深まったと思います。何はなくとも、神への帰依だけはありましたから。わが家の人間は自分で何でもやれるタイプだと思いますが、今回のようなことがあると、そうでもないことに気づきますよね。それで神におすがりし、先を考えることなく、一日一日を過ごすようになったのです。今日という日はあるけれど、明日はないかもしれないのです。この病気によって主人の命が奪われるのなら、それは神のご意思であるような気がします。私たちの経験を知って、さらに希望をもったり、いっそう神の力を信じるようになる人がいるかもしれませんね。

牧師　スタッフとの関係はいかがでしょうか。あなたは他の患者さんたちと好ましい関係を築いていらっしゃいます。彼らの近親者の方々の力になれればと、いっしょにお話ししたこともありましたよね。そのとき、いまのようなお話をなさいました。さっき、それを思い出したんですよ。あなたは明るい気持ちで語りかけているとおっしゃった。よその町から来た人にとって、この病院はどんな感じですか。あなたご自身は、スタッフからどんなふうに支えてもらったのでしょうか。ご主人のような、死を目前にした人にかかわっているご家族は、どんな経験をするのでしょうか。

G夫人　私自身が看護婦ですから、看護婦さんとはよくお話しししました。なかには信仰の篤いクリスチャンの方もいまして、神を信じるのは大いに結構、諦めずに闘うことにつながるから、とおっしゃっていました。まあ、彼女たちとはうまく話し合うことができたんです。みなさん、率直に心を開いてくださいましたから。それが良かったんですね。わずかな希望しか残されていないとしても、事実をきちんと説明されて、告知されれば、家族の者はそれほど動揺せずにすむのではないでしょうか。事実を受け入れると思います。その点、私はこの病院を評価していますし、スタッフのみなさんも、頼りがいのある立派なチームだと思います。

牧師　告知に関しては、あなたご自身はもちろんのこと、この病院で他のご家族に接した体験からも、したほうが良いとおっしゃるのですね。

G夫人　その通りです。

牧師　みんな、本当のことが知りたいのでしょうか。

G夫人　もちろん。多くのご家族がこの病院に来てよかったと言うでしょう。家族が知らずに、だれが知るというのですか。みんな、明るいポーチに出て、いろいろな面会者と話していますよ。みんな、ここはすばらしい所だと言ってます。みなさん、見るべきところはちゃんと見ていますからね。

医師　スタッフに改善すべき点はありますか？

G夫人　だれにだって改善すべき点はありますよ。でも、私からすると、看護人が不足しているように見受けられます。本当に急を要してベルを鳴らしても、応答のないことがときどきあるようです。でもこういうことって大概どこでもよくあることですからね。人手不足なんですよ。私が看護婦をしていた三十年前に比べれば、だいぶ変わりました。でも重病の患者には特別な看護人をつけなくても、十分な注意は払われると思います。

医師　ほかに聞きたいことはありませんか。それでは、どなたがご主人に病状を告知したのですか。

G夫人　最初に告知したのは私です。

医師　いつ、どんなふうに？

G夫人　最初の手術をしてから三日目に、病院で私から話しました。病院へ向かう途中、彼は「悪性だといわれても、狼狽してはいけない」と私に言ったんです。狼狽なんて言葉を使ったんですよ。「私は大丈夫。でも悪性じゃないと思うわよ」って答えておきました。ところが術後三日目、私たちの友人である主治医が休暇に出発したのです。七月のことでしたから……。それで私が告知したんです。主人は私をじっと見つめていたようでした。私は話を切り出しました。「手術でどんな処置をしたか、聞きたいんじゃない？」「ああ、だれもその話をしてくれないんだ」「結腸の下のほうを四十五センチ取ったそうよ」「四十五センチも？　そうか、それじゃあ、健康な部分をつないだんだな」

それから退院して家に戻るまで、この話の続きはしませんでした。そして術後三週目くらいのときだったでしょうか、私は意を決して、居間に二人きりでいたときに、すべてを打ち明けたのです。「それなら、残された時間をうまく使わなくっちゃ」と彼は言っていました。それが彼の受け止め方でした。それから二か月間は、医院に戻って仕事をしていたんです。私たちは休暇を取り、息子も大学が休みだったので、エスティーズパークへでかけました。とても楽しい休暇でした。主人はゴルフも少々したんですよ。

医師　コロラドで休暇を？

G夫人　ええ。息子はコロラドで生まれたんです。主人が軍にいた当時、コロラドに配属されていたんです。私たち、コロラドが大好きで、ほぼ毎年のように休暇を取って、行っているんですよ。家族いっしょに過ごせたこと、とてもありがたく思います。だって、本当に楽しかったんですもの。休暇から戻って一週間ほどしてから、主人は仕事に戻ったのですが、今度は腸閉塞が起こりました。手術した腫瘍がまた大きくなったのです。

医師　医院は完全に閉めてしまったのですか。

G夫人　閉めていたのは五週間だけで、最初の手術の後には再開していました。それから休暇の後にも開けてはいました。一週間くらいでした。七月七日に最初の手術を受けてから、主人がそこで仕事をしたのは結局十六日だけです。

医師　いま現在、医院はどうなっているのですか。

G夫人　いまも閉めたままです。事務の女の子が電話は受けていますが……。みんな、主人がいつ戻って来るのか、気にしているのです。私たち、いえ私が売却広告を出しました。私たち、医院を売るつもりだったのです。でもなんだか時期的にも悪くて……。今月、物件を見に来たいと言う人がいたのですが、ちょうど主人の病状が悪化し、一刻を争う状態だと言われたものですから、主人から離れられなかったんです。家にはしなければならない仕事が山ほどあるというのにね。でも家のほうは息子が行き来してくれています。

医師　息子さんは何を勉強していらっしゃるんですか。

G夫人　もう学業は終えました。初めは歯学部の予科にいましたが、途中で転部しました。いまは家のことを任せています。学校ではまじめにやっていました。父親が重態なので、徴兵委員会でも数か月の猶予を与えてくれたんです。ですから、ちょうどいま、どうするかの判断を迫られているところなのです。

医師　そろそろ終わりにしますが、何か聞いておきたいことはありますか。

G夫人　このような面談をなさるのは、改善できるところがあるかどうか知るためなのですか。

医師　理由はいろいろとあります。ですが、重病の患者さんから体験をうかがい、それを理解するというのが主な理由です。患者さんはどんな恐怖や幻想や孤独に出会うのか、そして私たちはどうすれば患者さんを理解し、手助けすることができるのか。ここで面談をした患者さん一人ひとりが、それぞれの問題や葛藤を抱えています。ときにはご家族の方にもお目にかかって、事態にどう対処されているのか、スタッフはどうしたらその手助けができるのか、それを知りたいからです。

G夫人　人からは「どうしてそんなふうにふるまえるんですか」と尋ねられます。それは、私が人生の中で神の占める割合の大きさを理解し、いつもそれを感じてきたからです。私は看護教育を受けていますし、幸運なことに、敬虔なクリスチャンの方々にも出会うことができました。それに、いろいろな話を、ときには映画スターの話まで本で読んだり、人から聞いたりして来ました。信仰を持ち、神を信じれば、拠り所になるはずです。それに尽きると思いますし、幸せな結婚生活も、基盤は神への信仰にあるのではないでしょうか。

G夫人は突然のガン告知に対して近親者がどんな反応を示すかを的確に述べてくれた。彼女はまずショックに打ちのめされた。続いて、「まさか、そんなはずはない」としばし否認した。そして、この混乱の中になんらかの意味を見出そうと努め、聖書の中に慰めを見つけたのだった。この家族は、つねに聖書から神のメッセージを読みとってきた。彼女が夫の死を受容していたのは明らかだが、一方で「日々研究は進んでいるのだ」という希望を持ち続け、奇跡が起こることを祈った。家族を襲った変化を機に、家族の宗教的体験は深まり、彼女自身も人に頼らず、自立して過ごすようになった。

このふたつの面談の特徴は、患者への告知の経緯について、ふたつの異なったストーリーが語られたことだろう。こういうことは非常によく見られることで、話を額面どおりに取ってはならないと思うなら、この点を理解しておく必要があろう。

G氏の話では、息子が成長し、自ら父親に悪い知らせを伝えることによって、最終的に責任を引き受けた様子が語られた。まぎれもなく、G氏は自分の息子を誇りに思い、成熟した一人前の男性と見なし、人に頼りがちの妻を残して逝かねばならぬときには、代わって息子が責任を担っていけるものと信じている。一方、G夫人は、手術の結果を夫に告知する勇気と強さをもっていたのは自分のほうであり、このむずかしい仕事をやりとげたのは息子ではないと主張する。G夫人の話は、その後何度か前と矛盾しているので、どうも真実とは言いがたい。それでも彼女が、自分が夫に告知したのだと思いたがるのは、そこに彼女の願望がこめられているからである。強くなりたい、夫の死を直視できるようにしたい、夫の死について語りたい、と彼女は願っているのだ。良いことも悪いこともすべて夫と共に受け止め、いかなる事態をも受け入れるために、聖書に慰めと力を求めるのである。

こういう家族にとっていちばんの支えになるのは、できる限りの手を尽くそうと言って励ましてくれる医師、そして、患者とその家族をできるだけ多く訪問し、家族をそれまで支えてきた精神的拠り所を活かしてくれる聖職者の存在である。

8　希望

私は一縷の希望にすがって、部屋の隅々まで彼女を探し回る。

だが彼女は見つからない。

私の家は小さく、ひとたびそこから失せたものは二度と取り戻せない。

しかし、主よ、あなたの館は無限だ。

私は彼女を探して、あなたの戸口まで来てしまった。

私はあなたの夕空の天蓋の下に立って、熱い眼であなたの顔を仰ぎ見る。

私は永遠の縁までやってきたのだ。ここからは何も消えることはない。

希望も、幸福も、涙を透かしてみる顔の幻も、ここからは消えない。

おお、私の虚ろな生命をあの大海に浸し、深く満ちた底へと沈めてください。

そして今一度、あの失われた甘い感触を、全一なる宇宙のなかで、味わわせてください。

タゴール
『ギーターンジャリ』八七節

これまで、患者が悲劇的な知らせに直面したときに体験するいくつかの段階について述べてきた。これらを精神医学の言葉では防衛メカニズムといい、極度に困難な状況に対処するために備わっている精神のメカニズムである。各段階は、継続する期間もさまざまであり、順序を変えて現れることもあれば、同時に現れる場合もある。しかし、たいていの場合、各段階を通してずっと存在しつづけるものがひとつある。それは希望である。かつて、テレツエン強制収容所のL318号棟とL417号棟には、十五歳以下の子どもたちがほぼ一万五千人収容されていた。そこから生きて出られたものはわずか百人ほどであったが、そのような状況下でも子どもたちは心に希望を持ち続けた。

太陽の光は金色のベールとなって輝き
あまりの美しさに私の体は疼く

頭上には叫びだしそうな青い空
確信を得てわたしは思わず微笑む
世界は花に満ち微笑んでいるかのようだ
飛び立ちたい、でもどこへ？　どこまで高く？
有刺鉄線に囲まれていても花は開く、それなら
この私だって！　絶対に死んだりしない！

一九四四年　作者不明「陽ざしあふれる夕べに」

末期患者の置かれている状況もこれに似ている。末期患者の話を聞いていて、私たちがいつも心を動かされるのは、どんなに現実を認め、受け入れることのできる人でも、新しい治療法や新薬の発見、あるいはJ氏の言葉を借りれば、「ぎりぎりで間に合う研究プロジェクトの成功」などの可能性をあきらめていないことである（J氏とのインタビューはこの章で紹介される）。こうした一筋の希望が、何日も、何週間も、ときには何か月も続く苦痛の中で患者たちを支えている。この苦しみには何らかの意味があるに違いない、もうあと少し耐えることができれば最後にはきっと報われる、彼らはそうした思いを支えにしているのだ。ときにはふとこんな期待をもつ――これは悪夢だ、現実ではない。ある朝目が覚めたら、医師から「期待のもてそうな新薬が出たので、あなたに使ってみることに

した」と告げられる。自分がとくに選ばれたのだ。ちょうど初の心臓移植を受ける患者のように、特別の大役を果たすような気分になる……。こういった期待が末期患者に特別の使命感のようなものを与え、気力を維持させている。そしてすべてが我慢の限界にきているというのに、さらなる試練にも耐えさせる。ときにはそれは、ある意味で苦痛を合理的に解釈しようとするものであり、また、人によっては、依然として、一時的にしろ必要な現実否認のひとつの形なのだ。

それをどう呼ぶかにかかわらず、私たちの患者は一人残らずいくばくかの希望を持ち続け、とりわけつらい時期の心の糧としていた。患者たちは、このような希望を——それが現実的なものであれ、非現実的なものであれ——もたせてくれる医師を最も信頼していた。そして、悪い知らせを伝えながらも同時に希望を与えてくれた医師に感謝していた。だからといって、医者は患者に偽りの希望をもたせよというのではない。ただ、医者も患者とともに、予測できない何か良いことが起こるかもしれない、一時的にでも症状が軽くなるかもしれない、思ったより長く生きられるかもしれない、といった希望をもつべきだということなのだ。患者が希望を口にすることをやめたときは、概して、死がすぐそこに迫ってきているとみてよい。彼らはこんなことを言う。「先生、私はこれで、もう十分です」。「もうこれまでのような気がします」。あるいは、いつも奇跡を信じていたある患者のような言い方をするかもしれない。その患者は私たちが会いに行ったとき、「これが奇跡なのだと思います。今は心の準備ができました。死ぬことをもう怖いとさえ思いません」と言ったのだ。これらの患者はみな、それから二十四時間以内に息を引き取った。私たちは患者と共に希望を持ち続けるが、患者自身が、絶望からではなく、最終の受容の段階に到達して希望を捨てたときには、無理にまたそれをもたせたりはしなかった。

これまで見てきた限りでは、希望をもつことをめぐる葛藤は、二通りの原因で起こるようである。ひとつは、患者がまだ希望を必要としているのに、医療スタッフなり、家族なりが、もう希望がないことを伝える場合で、これがいちばん困難である。もうひとつは、患者の家族が、患者が最終段階に来ているという事実を受け入れられない場合である。彼らは、患者自身が死を受け入れる気持ちになっているのに、必死で希望にしがみつこうとする。そして（W夫人やH氏の例でみられたように）患者は家族のそういう気持ちを感じている。

一度医者に見放された後、十分な治療を受けて再起を果たした「擬似末期症候群」患者たちはどうだろう。これらの患者は、はっきりと言葉に出して、あるいは暗黙裏に、いったん「回復不能」とみなされたのである。医者から「これ以上手の尽くしようがありません」と言われた患者もあれば、はっきりとは言われなくても、命が長くないことを予見されて家に帰された患者もあった。こういった患者たちが、できうる限りの治療を受けている場合には、彼らは自分たちの再起を「奇跡」であるとか、「終わりかけた寿命を延ばしてもらった」とか「思いがけず余分に命を授かった」などと受け止めることができる。しかしそれは、それまでの患者管理や、スタッフと患者の間のコミュニケーションがどのように行われていたかによる。

ベル博士はこれに関連して次のように言っている。すべての患者に、可能な限り最も有効な治療を受けるチャンスを与えなければならない。そしてどのような重篤な患者に対しても、末期だからという理由で治療をあきらめることがあってはならない、と。私はそれに付け加えて、末期であるとないとにかかわらず、どの患者に対しても、けっして「さじをなげ」たりしてはいけないと言いたい。医学の限界を超えた状況にある患者こそが十分な介護を必要としているのだ。退院を期待できる患者より以上にというのでなくても、同程度の介護が与えられなくてはならない。私たちのほうがあきらめてしまったら患者もまた希望を失う。その後に治療法が現れても、患者のほうに受け入れる態勢がなく、「もう一度よくなろう」とする気概がなければ、結局は間に合わない。患者にはこう告げることのほうがはるかに重要である。「私の知識のおよぶ限り、なしうることはすべてやったつもりです。でも今後もあなたができるだけ楽に過ごせるよう努力を続けます」——こう言われた患者は一筋の希望を失うことなく、その後も医師を、最後まで苦難をともにしてくれる友人のように思うのである。そうすれば、医師に、たとえ治る見込みがないとみなされたとしても、見放されたとか見捨てられたと思うことがない。

私たちの患者の半数以上が、何らかの形で一度は緩解した。その人たちの多くは、そこにいたるまでに自分たちの不安を他の人にわかってもらうことはできないと思い込んでいた。ひとりぼっちで周囲から見放されたと感じている人や、ごまかされて重要な決定に加えてもらえなかったと感じている人も多い。半数近くの患者は、退院して家に帰ったり、老人ホームなどへ戻ったりしたが、後日、再入院ということになった。私たちは彼らの退院に先立って面談を行ったが、だれもが、自分の病気がどれくらい重いのかといった不安や、どんな希望が残されているのかといったことについて話ができたことを喜んでいた。彼らは、病状が軽快している時点であっても、このように死とその過程について話し合うことを、時期尚早であるとか禁忌であるとか考えていなかった。彼らの多くは退院前に不安な気持ちを鎮めることができ、穏やかな気持ちで家に帰れると語った。なかには家に帰る前に、私たちといっしょに家族に会いたいという人もいた。そうすることで表面を取り繕うことなく最後の何週間を家族とともに心から楽しむことができるからだ。

より多くの人が、死とその過程を人生の本質的な過程のひとつと考え、妊娠・出産について話すのと同様に何のためらいもなく語り合うことができればいいのかもしれない。そのような会話がもっと頻繁に行われるならば、私たちも、患者に今この話題を持ち出すべきか、あるいは最後に再入院してきたときまで待つべきかなどと迷わなくてすむ。私たちも全知全能ではなく、その入院が最後になるかどうかの判断ができるわけではないので、待つということもまた、この問題をもちだしたくないという気持ちを正当化しているにすぎないのかもしれない。

私たちが会った幾人かの患者は、私たちと、彼らの病気が末期であることについて話をするまで、ひどくふさぎこんで口もろくにきかなかった。彼らは私たちとの話し合いの後、すっかり気持ちが軽くなり、食欲も出て、そのうちの何人かは、家族や医療スタッフにも思いがけないことだったが、もう一度退院できるまでになった。死について語るのを避けることは患者にとってより有害であると私は確信している。時間を割き、時を見計らって患者の傍に座り、話を聞いてあげたり気持ちを分かち合ったりすることのほうが、患者にとってずっと助けになる。

時を見計らってといったが、それは、患者も健康な人と同様、つらい話題について話したいときもあれば、現実的であれ非現実的であれ、もっと明るいことを考えたいときもあるからである。患者自身が話をしたいときには私たちにいつでも時間を割く用意がある、ということを彼らがわかっていて、しかも私たちが彼らからの話をしたいというサインを受けとめることができれば、ほとんどの患者が自分の不安を他のだれかと分かち合いたいと願っていて、話をすることでほっとして、希望を見出す様子が見てとれるのである。

この本を読んだ末期患者の家族や病院関係者が、死に臨む患者の暗黙の訴えかけにもっと敏感になれば、それだけでこの本は役割を十分に果たしたといえるだろう。患者とその家族が互いの要求に「波長を合わせて」、それを察することができるように、そして避けられない現実を共に受容することができるように、患者を支える職業にある私たちが手助けしてあげられれば、患者も、またそれ以上に、残される家族も、必要のない苦しみまで味わわなくてすむ。

以下はJ氏との面談の記録である。これは怒りの段階にある患者の例で、そこには、ときに形を変えながらも、希望が存在しつづけている様子がうかがえる。J氏は五十三歳の黒人男性で、菌状息肉腫という悪性の皮膚病で入院してきた。この病気については、以下の面談のなかで、彼自身が詳しく説明している。この病気で彼は身体障害者保険の給付に頼らざるをえなくなった。またこの病気は再発と緩解を繰り返す特徴がある。

セミナーの面談を行う前日に彼の病室を訪ねたところ、彼は淋しそうで、話がしたい様子だった。彼はこの不快な病気がどのようなものであるかを、早口にまざまざと劇的に語ってくれた。私は病室を立ち去りにくくなってしまい、それでも幾度か辞去しようとしたが、引き止められた。この予定外の対話のときとはうってかわって、翌日、マジックミラーの部屋で行われた面談では、彼は苛立ちや、ときには怒りさえ表した。前日にはみずから進んで死とその過程について話していたのに、セミナーの中では「私は死ぬことなど考えません。生きることを考えます」と言った。

わざわざこのことに触れたのは、末期患者の介護をするうえでこれを知っておいたほうがよいからだ。患者には死について語りたいと思う日がある。あるいはそういう時間、そういう瞬間がある。J氏のように、生と死について自分なりの哲学をすすんで論じる日があるかもしれない。そして私たちはそういう患者を、授業に来てもらうのに理想的であると思ってしまいがちだ。同じ患者が翌日には、人生の楽しい側面についてだけ語りたいと思うかもしれないという事実を、私たちはつい軽視しがちである。しかし、そういう患者の気持ちは尊重しなければならない。そのセミナーの面談の中で、私たちは、患者が前の日に話してくれた興味深い内容をもう一度引き出そうと努めたが、これは患者の意向を尊重した態度とはいえない。

患者との面談を教科内容に組み込んであるような場合にはとくに危険である。面談の中で学生たちに聞かせるために、質問を押しつけたり、返事を無理強いするようなことはけっしてあってはならない。患者の事情が第一に考慮され、その意向は常に尊重されなければならない。たとえそのために、五十人の学生が患者にセミナーをすっぽかされることになってもである。

医師　Jさん、初めにおうかがいしますが、どのくらいこの病院にいらっしゃるのですか。

患者　今回の入院は、今年の四月四日からです。
医師　おとしはおいくつですか。
患者　五十三歳です。
医師　このセミナーでどんなことをするかお聞きになりましたか。
患者　ええ、先生からいろいろ質問されるんですよね。
医師　そうです。
患者　いいですよ。いつでも始めてください。
医師　私はJさんのことをあまりよく知らないので、もう少し詳しく知りたいと思っているのです。
患者　はあ。
医師　これまでは健康で、結婚されていて、仕事をなさっていて、ええとそれから……。
患者　そう、子どもが三人います。
医師　三人ですね。病気になったのはいつですか。
患者　ええと、一九六三年に身体障害者の認定を受けたんですが、初めにこの病気に感染したのは一九四八年ごろじゃなかったかと思います。まず、左の胸のあたりに小さい発疹が出たんです。それから右の肩甲骨の下にもね。初めのうちはだれにでも経験があるようなただの発疹だったんです。それで薬局で売っている普通の軟膏とか、カーマインローション、ワセリンなどいろいろつけてみました。たいして気にならない程度のものでしたからね。でも、そう、一九五五年ごろまでには、だんだんと体の下のほうへ広がっていったんです。範囲としてはそれほど広くはなかったけど、皮膚がかさかさして、皮がうろこのようにはがれるようになりました。それで、油分の多い軟膏とかをべたべたにつけて、少しでも乾燥を防いでいい状態になるようにいろいろやってみました。まだ仕事も続けていましたよ。じつをいうと、そのころにはふたつの仕事を掛け持ちでやっていました。娘が大学に行っていたので、何とか卒業させてやりたいと思いましてね。一九五七年ごろには、あちこちの医者にかかるほどに具合が悪くなっていました。X先生のところに三か月ほど通ったけど、ちっともよくなりませんでした。診察代は安かったけど、処方薬に週十五ドルから十八ドルもかかってね。三人も子どもがいて労働者の賃金で暮らしていたら、たとえ仕事をふたつこなしたって、そんな治療代を払ってやっていけませんよ。町医者にも通いました。でも、簡単な検査をしただけで、私は不満でした。それきり行くのをやめてしまいました。それから一九六二年ごろまであちこちの医者を転々としたんですが、そうしている間にも、どんどん惨めな気持ちになってきました。そのあと、Y先生がP病院に紹介してくれて、五週間入院したんですが、ちっともよくならず、そこもやめて結局もとの診療所に戻りました。最終的には一九六三年の三月、そこからの紹介でこの病院に入院したんです。そのころにはかなりひどい状態で、身体障害者手当てを受けるようになっていました。
医師　六三年のことですね。
患者　そうです。
医師　そのときには自分の病気がどういうものだか知っていましたか。
患者　知っていましたよ。菌状息肉腫だって。まわりの者もみんな知っていました。
医師　すると、どのくらい前から病名を知っていたんですか。
患者　前からそうじゃないかと思っていました。それが生検で確認されたんです。
医師　だいぶ前からですか。
患者　それほど前じゃありません。実際に診断される二、三か月前です。でもこんな症状があったら、関係のありそうな本とか記事を手当たりしだいに読んだり、人の話を聞いたりしますよ。それでいくつかの病名を知ったんです。本に書いてあった病気のうち、菌状息肉腫というのが私の症状にぴったり当てはまったんです。そして、最終的に確認されました。そのころには私はもうほとんどぼろぼろでした。足首が腫れ上がるようになってね。それにたえず汗びっしょりで。耐えがたいほど惨めでした。
医師　すっかり「ぼろぼろだった」というのはそういう意味ですか。ものすごく惨めな気持ちということ？
患者　そうです。本当に惨めだった。皮膚はかゆくてぼろぼろむける。汗はひどいし、足首は痛む。本当にまったく、どうにも耐えがたいような惨めな状態でね。こんなときには、当然のことながら少々恨みっぽくなりますよ。どうして俺がこんな目にあうんだとね。それから少し冷静になって、「人と比べて特別立派な人間でもないだろう。自分でどうしていけないんだ」って思うんです。そうやって何とか自分をなだめるんですね。というのは、それからというもの、人の肌ばかり見てしまうんです。ほかにも自分と同じような皮膚病をもっている人はいないか、同じように苦しんでいる人はいないかって、それを探すことしか頭になくなってしまうんですよ。そしてこうも思います。人もこちらを見るけれども、それは私がひどく人と違う外見をしているからなんだって。

医師　この病気が外から見てわかる病気だからなんですね。

患者　ええ、そうです。

医師　この病気はあなたにとってどんな意味をもっていますか。この菌状息肉腫という病気はあなたにとってどんなものですか。

患者　今までに治った人が一人もいないという病気です。一時的に良くなることはあって、緩解の期間もいろいろですがね。でもどこかで、だれかがこの病気の研究をしていると思うんです。多くの優れた先生方がこの症状を何とか治そうと努めていますからね。別の研究をしていて、この病気の治療法が偶然発見されることだってあるかもしれない。ある朝私はベッドに腰かけている。そばにお医者さんが立っていて、「この注射を試してみたい」と、ワクチンか何かを打ってくれる。そして、二、三日もしたら病気がきれいに治ってしまう。そんなことを夢見ながら、来る日も来る日も歯を食いしばって耐える。私にとってそういう病気なんですよ、これは。

医師　本当に効き目のある何かを待っているわけですね。

患者　そうしたら仕事に戻ることができます。あの仕事が好きなんですよ。一所懸命働いて管理職になったんですから。

医師　どんなお仕事をなさっていたんですか？

患者　私はここの中央郵便局で総主任として働いていたんです。主任を監督する立場にまでなりました。毎晩七、八人の主任が、仕事の報告に来ました。ただの補助的な仕事じゃなくて、多少なりとも運営に関わっていたんです。もっと昇進する可能性も大いにありました。仕事の内容にも精通していたし、仕事が好きでしたからね。仕事には惜しみなく時間を使いましたよ。それに、子どもたちが成長する間、いつも妻の手助けをしました。子どもたちが手を離れたら、今まで本で読んだり、話に聞くだけだったことを二人で楽しめるだろうと夢みてました。

医師　たとえばどんなことですか？

患者　小旅行をするとかね。休暇というものを取ったことがないんです。初めの子は未熟児で、長いこと助かるかどうかという状態でした。家に帰ることができたのは六十二日目でしたよ。そのとき病院に払った費用の領収書が袋に一杯、まだとってあります。当時の週給わずか十七ドルの中から、週に二ドルずつ払っていたんです。妻の母乳を入れた二本の哺乳瓶をもって通勤途中で電車を降り、駅から病院へ駆けつけ、空の瓶二本を引き取り、また駅まで戻って、職場のある町まで行く。そこで一日中働いて、夜、二本の空き瓶をもってうちへ帰る。その繰り返しでした。幸い妻は保育室中の未熟児全員に飲ませられるくらいたっぷり母乳が出ました。その後は、家族にとくに不自由もさせずにいままで来ることができました。すべての面で峠を越えたという感じでした。もうすぐ小銭にまでけちけちしなくてすむような所得層に入れるでしょう。つまり、いつか休暇を取って旅行にでも行けるということです。これまでと違ってね。これまでは、子どものだれかが歯医者にかからなければいけなかったり、いろいろなことがあって、結局どこへも行けなかったんです。それだけですよ。つまり多少ゆとりのある生活が期待できそうだったんです。

医師　長い間苦労した後ですものね。

患者　まあ、たいていの人は私よりもっと長く大変な苦労をしていますよ。私は本当に苦労だと思ったことはありません。鋳物の工場で出来高払いの仕事をしていたことがありますが、仕事の鬼でしたよ。ある日、同僚たちがうちへ来て、女房に、私が仕事をやりすぎて困るというんです。女房はそのことで私を責めたんですが、私は、これはやつらのやっかみなんだといってやりました。力のある連中は、職場に自分より力のある人間にいてもらいたくないと思うものなんです。そして私は明らかにあいつらより力がありましたからね。というのも、どこで働こうと精一杯仕事をしたからですよ。昇進のチャンスがあればかならず昇進したし、どんな昇進もかならず勝ち取ったものです。実際、職場の上司が私をオフィスに呼んで、もし黒人を職長にするとしたらそれは君だ、と言ったんですよ。私は瞬間大得意になりました。しかし、外に出てから気がつきました。彼らは「もし」と言った。つまり、それはいまから二〇〇〇年までの間のいつのことかわからないじゃないかって。私は、そういう条件の下で働かなければならないことにすっかりしょげてしまいました。それでもそのころには何もつらいことなどありませんでしたよ。体力もあったし、若かったし、何でもできると自信がありましたから。

医師　Jさん、今はもう、あなたもそんなに若くないし、以前できたこともできなくなったと思うんです。そのことをどう思いますか。それに、特効薬の注射をもった医師が病室に現れる可能性もあまりないと思いますが。

患者　その通りです。そういうことを受け入れることを学ぶんですね。まず初めに、もう二度とよくならないかもしれないということに気がつくんです。

医師　そうするとどんな気持ちになりますか。

患者　動揺しますね。そしてそのことを考えないようにすると思います。

医師　これまでに考えたことはありますか。

患者　ええ、ありますとも。眠れない晩がいく晩もありますよ。いろいろなことを考えてしまうんです。でもいつまでもそれにこだわったりはしません。私は子ども時代恵まれていたし、母もまだ元気です。よく私に会いに来てくれるんですよ。いつでも昔に戻って、いろいろな出来事を思い出すことができる。よくうちのボロ車で近くを旅行しましたよ。まだ舗装道路など少なくて、どろんこ道が多かったですね。そんな道で、ハブキャップまで泥にうまって車が動かなくなり、押したり引いたりしなくちゃならないんですよ。いい子ども時代だったと思います。両親もやさしかったし、家の中に荒々しい言葉も不機嫌な顔もありませんでした。それで気持ちよく暮らせたわけです。そういうことを考えると、私はじつに恵まれていると思います。世の中には、類まれな立派な人なのに苦難ばかり与えられる人もいますからね。世の中を見渡すと、自分が幸せな日々を与えられたということがわかります。そういう日々を私はボーナス日と呼んでいるんですがね。

医師　つまり、あなたの人生は充実していたということですか。そういう人生を送れば、死ぬことはたやすくなりますか。

患者　私はあまり死ぬことを考えないんです。生きることを考えます。以前私は子どもたちに、おまえたちは出世するんだぞと言っていたんです。いまはこう言います。どんな状況にあってもベストを尽くせって。それでもうまく行かないときがたくさんある。この世の中は運が良くなくちゃいけないんだということを忘れるなよ。そういう言い方をします。私は自分のことを幸運だっていつも思って来ました。以前、付き合っていた友人で、いまは拘置所とか刑務所とか、そういう所に入っている連中のことを考えるんですよ。私だって、一歩間違えばそうなっていたかもしれなかったけど、そうはならなかった。仲間が何か悪事に手を染めようとしたとき、いつも自分をその誘惑から引き戻したんです。そのおかげでたくさん喧嘩もしましたよ。やつらは私を臆病だと思っていましたからね。しかし、こういうことには用心深く行動して、自分の信じることを貫き通したほうがいいんですよ。誘惑に折れて、おれも行くよと言ってしまうよりもね。いずれ遅かれ早かれ、かならず何か悪い事に巻き込まれて、二度と後戻りできないような道に入ってしまう。その気になれば自力で更生できるなんて言うやつもいるけれども、いったん警察に記録が残れば、近所で何かが起こったときには、そのときたとえ自分が何歳になっていようとも、かならず警察がやって来てアリバイを聞いたりするんです。私は運良くそういう道に入り込まずにすみました。だから自分の人生を振り返ってみて、幸運だったと思うし、たぶんこの運はもう少し続くと思うんです。まだ少しは運が残っていますよ。私はこのところ、いってみれば悪いことが続いていましたからね。遅かれ早かれ運勢が反転してバランスが取れるようになるでしょう。それが私の退院の日です。見違えるようにきれいに治ってね。

医師　そういうふうに考えることで絶望的にならずにすんでいるのですね。

患者　絶望的になるのを防ぐことなどできませんよ。どんなにうまく現状に適応している人だって絶望することはあります。でもかろうじて気力を保っているんです。絶望的になることはありますよ。夜、気持ちが高ぶって眠れなくなると不安と闘おうとします。でも闘えば闘うほど体がますますつらくなるんです。だって実際には肉体がその闘いをするわけですから。まるで長時間にわたって運動をしたみたいにどっと汗が出るんですが、それも精神的なものから来るんです。

医師　どうやって闘うんですか。宗教は救いになりますか。あるいはだれかあなたの助けになる人がいますか。

患者　私はとくに信心深い人間じゃありません。

医師　この二十年間何があなたに力を与えてきたのですか。もう二十年ぐらいになりますよね。

患者　ええ、そうですね。いろいろな方面から力を与えてもらっていますから、一口には言えませんね。私の母は深い信仰を持ち続けています。この病気に対しても全力で立ち向かわないと母をがっかりさせるという思いが私にはあります。だから母が私の支えになっていると言えるでしょうね。家内も深い信仰をもった人間ですから、彼女も私の支えです。姉や妹たちもです。家族の中で女たちのほうが深い信仰心をもっているようです。いつも心から祈りを捧げていると思います。私にいわせれば大概の人の祈りは何かをねだる祈りです。私は人に物をねだったことはありません。プライドが許さないんです。私がここで本当の自分の気持ちが出せないのもプライドのせいでしょうね。言葉に出して自分の感情をさらけ出せないいんだと思います。

医師　あなたの宗教的背景はどういったものですか。カソリックですか、それともプロテスタント？

患者　今はカソリックです。転向したんです。両親の片方はバプティスト派で、もう片方はメソジスト派です。それでもうまくやっていましたよ。

医師　あなたはどうしてカソリックに？

患者　私の宗教観に合うような気がしたんです。

医師　いつ転向したんですか。

患者　まだ子どもたちが小さかったころです。カソリック系の学校に通っていました。五〇年代の初めごろだったと思います。

医師　あなたの病気と何か関係がありますか？

患者　いいえ、そのころには皮膚の状態は気になるほどじゃありませんでしたから。生活に余裕ができて医者にかかりさえすれば簡単に治るものと思っていたんですよ。

医師　なるほど。

患者　実際にはそんな具合にはいきませんでしたが。

医師　奥さんはカソリックですか。

患者　そうです。私といっしょに転向しました。

医師　昨日あなたがおっしゃったことなんですが、よろしかったらもう一度聞かせてくださるとありがたいんですが。私が、この状況をどのように耐えているのかとうかがったとき、あなたは、だれでもこの状況を終わらせる、つまり自殺することを考える可能性が大いにある、とおっしゃいましたね。そして、なぜあなたにとってそれが不可能であるかというようなことも。それから運命論的な考え方についてもお話しになりましたね。もう一度ここで話していただけませんか。

患者　ええ。私が話したのは、以前にかかっていた医者のことです。その医者が私に、「君はよく我慢していられるね。私なら耐えられなくて自殺してしまうよ」と言ったんです。

医師　それを医師が言ったのですね。

患者　そうです。それで私は、臆病ですから自殺なんてとてもできません、と言ったんです。これでひとつの可能性が消えますから、もう考える必要はありません。最終的に私は、心の中から厄介なものをひとつずつ消していって、考えなければいけないことを減らしていったんです。死というものを心から取り除く過程で、自殺という考えも消しました。そして結論に達しました。私はこんな体になってここにいます。社会に背を向けて生きることもできるし、また、泣いて暮らすこともできますが、病状の許す限り、生活の中で面白いことや、楽しいことを見出そうとしながら生きることだってできます。するとこんなことが起こります。いいテレビ番組を見たり、面白い会話に聞き入ったりしていると、いつのまにか、かゆいことも気分の悪いことも忘れているんです。こういう小さな楽しみを私はボーナスと呼ぶんですが、ボーナスがたくさん集まれば、そのうち何もかもがボーナスになって、際限なく広がっていき、毎日がいい日ばかりになるのではないかと思うんです。ですからあまりくよくよしたりしません。惨めな気持ちになったときには、ちょっとなにかで気をまぎらわせたり、眠るようにしています。結局眠ることが最良の薬ですからね。眠ることさえできないときは、じっと横になっているときもあります。我慢することを覚えるんです。ほかにどうしようもないんですから。飛び上がって叫び、わめきたてて壁に頭をぶつけたって、それでかゆみが取れるわけでなし、惨めさも変わらないんです。

医師　症状のなかではかゆみがいちばんつらいですか。痛みもありますか。

患者　いまのところはかゆいのがいちばんつらいです。でも足の裏がつねにすごく痛くて、体重が少しでもかかるとまるで拷問です。まあ、いまのところは、かゆみと、皮膚がかさかさになってうろこ状にはがれてくることがいちばんの悩みです。このかさぶたとは、ほとんど戦争状態ですよ。はたから見たらおかしいようなものですがね。はがれたかさぶたでベッドがいっぱいになるんです。それを払いのけるんですが、普通のちりならさっと飛んでいきますよね。それがこのかさぶたは、一か所で舞い上がってまた落ちて来るだけで、つめが生えているみたいに動かないんです。もう狂ったようにむきになりますよ。
医師　かさぶたを払いのけるのにですか。
患者　ええ、そうです。相手も本当にしたたかで、どうにもなりません。へとへとになって、それでも見ると、まだそこにあるんです。小さい電気掃除機で体を掃除しようかとまで考えましたよ。きれいな体でいたいというのが強迫観念のようになってしまって、風呂に入った後、またいろいろべたべたした薬を塗ると、また気持ちが悪くなって、もう一回風呂に入りたくなるんです。一日中風呂に入ったり出たりしてなきゃならないことになります。
医師　この問題では、だれがいちばん助けになりますか。入院している間のことですが。
患者　だれがいちばん助けになるか？　ここでは、だれということはなく、みんなが私の要求を察して助けてくれます。私が思いつかなかったことまでいろいろしてくれますよ。指先が痛むので、なかなかたばこに火をつけられないんですが、それに気づいた若い看護婦さんが、ほかの人たちに、「ここを通りかかったらあの患者さんがたばこを吸いたがっていないか見てあげてね」と言ってくれたんです。なかなか言えることじゃありませんよ。
医師　本当に親切ですね。
患者　ねえ、先生、こういうのは本当にうれしいですよ。でも私は、いままでの人生でも、いつも人に好かれてきたんです。まったくありがたいことだと思っています。申し訳ないくらいです。私は今まで、自分の進む道を外れてまで人に尽くしたりしたことはないと思います。でもこの町で、多くの人をいろいろな仕事の上で助けてきました。どうしてかわからないけど、私には人の気持ちを楽にする能力がそなわっているようなんです。人がうまくやっていけるように一所懸命手伝ってあげるんです。たくさんの人が私に助けてもらったって言っています。だけど、同様に私も今までに知り合った人たちみんなから助けてもらってきました。私には世の中に敵なんていません。私に悪いことが起こればいいと思う人間がいるとは思えません。大学のとき、ルームメートだった男が、二、三年前に来ましてね、昔の思い出話をしたんです。学生寮でね、だれかが、何時だろうがかまわず、だれそれの部屋をやっつけようぜって言い出すんです。みんなで押しかけていって、なかの学生を部屋から引きずり出す。悪気のないばか騒ぎで、手荒なんだけど、とても面白いんですよ。その友達なんか息子にまで話しているんです。部屋にいた奴らを放り出して、廊下に薪の束みたいに積み上げたんだぞってね。私たち二人は体力もあって、荒っぽかったので、本当に学生たちを廊下に積み上げたんですよ。私たちの部屋は一度もやられなかった。私たちといっしょに住んでいたもう一人のルームメートは陸上部員でね、百ヤード（九十メートル）の短距離選手でした。彼は、その夜、五人の男が部屋に入ってくる前に飛び出して、六十メートルほどある廊下を走って逃げたんです。彼がダッシュしたらだれにも捕まえられませんよ。彼がずっと遅くなって戻ってきてから、部屋を片づけて掃除もして、みんなベッドに入って寝たんです。

医師　それもあなたのいうボーナスのひとつなのですね。

患者　昔の、ばかなことをやっていたころを思い出すんです。ある夜、何人かの仲間が集まったとき、部屋の中が寒かったんですね。それで、だれがいちばん寒さに耐えられるかという話になりました。当然のことながら、みんな私たちがいちばん耐えられるだろうと思いましたよ。そして、窓を開けようということになりました。暖房もなしで、しかも外は、零下二十八度（摂氏）ですよ。私は毛糸の帽子をかぶり、パジャマを二枚着て、ガウンをはおり、ソックスを二重にはいていましたっけ。ほかの連中もそんな格好でした。翌朝目が覚めると、部屋の中の物は、窓ガラスからなにから全部カチンカチンに凍っていました。壁もみな凍っていて、触ったら指が張り付きそうでしたよ。部屋を解かして暖めるのに四日もかかりました。そんなばかなことをやってたんです。ときどき私は、顔に笑みを浮かべていることがあります。だれかがそんなときの私を見たら、ついに気が狂ったかと思うでしょうね。でも、そういう昔の出来事を思い出すと、無性に楽しくなってしまうんです。昨日、先生は私に、医者や看護婦が患者にしてあげることでいちばん大切なことは何かって聞きましたよね。それは患者によると思うんです。どのくらい病気が重いかにね。本当に具合が悪ければ、そっとしておいてほしいですよ。じっと寝ていたいのに、体をいじくり回されたり、血圧やら、体温やらを測りに来られるのはかなわない。ゆっくり休もうとしているといつもだれかが何かをしに来るんです。医者も看護婦もできるだけ患者の邪魔をしないほうがいいですね。気分が良くなれば頭を持ち上げて周囲のものに興味を示しますからね。そうしたら入って来て、元気づけたり、何かに誘ったりしてくればいいんです。

医師　でもね、Jさん、容体がとても悪いときに放っておかれたら、もっと惨めになったり、不安になったりしませんか。

患者　そんなことないですよ。放っておくわけでも、疎外するわけでもないんです。患者が部屋で静かに休んでいるときに、膨らましてほしくもない枕を膨らましに来ないでほしいということです。患者の頭はそこで静かに休んでいるんですから。もちろん、みんな、善意でしてくれているのですから、されるままになっていますがね。それから、また別の人が来て、「お水は飲みたくないですか」などと言う。欲しければこちらから頼みますよ。でもとにかくコップに水を注いでいってくれる。みんな、親切心でしてくれているのです。私たちを少しでも楽にしようとしてね。でも、ときによっては、しばらくの間かまわないでくれたほうが楽なんです。

医師　いまも放っておいてほしい気分ですか。

患者　いや、そうでもないです。私は先週……。

医師　いえ、いま、このインタビューをしている間です。これもあなたを疲れさせますか。

患者　ええ、疲れますね。どっちみち、部屋へ帰って休むくらいしかすることもないんですけどね。しかしあまり長くなると、繰り返しが多くなるばかりで、意味がないと思います。

医師　昨日、それを心配していましたね。

患者　ええ、心配にもなりますよ。もし一週間前に、先生が私のところに来たとしたら、私に面談を依頼することなど思いも寄らなかったと思います。話もまともにできず、言っていることもめちゃめちゃでしたからね。自分の名前さえ思い出せなかったでしょうよ。

それから見ると、ずいぶん良くなったものだ。

医師　この一週間に起こったことについてどう思いますか。それもあなたのボーナスのひとつですか。

患者　そうですね。また次もこんなふうに良くなるといいなと思います。この病気は、大きな輪が回るみたいに、症状がサイクルで替わるんです。新しい薬を使いましたから、これらの症状がもう少し楽になるといいと思っています。初めにすごく気分が良くなるか悪くなるかどちらかなんです。先週悪い時期を通り越しましたから、今度はいい時期に入るでしょう。いつもそうなりますからね。気分も良くなるでしょう。薬をとくに飲まずに放っておいてもそうなんです。

医師　そうすると、いまはいいサイクルに入りつつあるわけですね。
患者　そう思います。
医師　さあ、そろそろ、お部屋にお連れしましょう。
患者　それはどうも。
医師　Jさん、セミナーに来てくださってどうもありがとう。
患者　いや、どういたしまして。

二十年におよぶ病苦との闘いは、J氏に哲学者のような趣を与えていた。彼の話の中にはいたるところに仮面をかぶった怒りの感情が垣間見えていた。面談の中で彼が本当に言いたかったことは、「私はこれまで正しく生きてきた。なぜ私がこんな目にあうのか」ということである。彼は、若いころどんなにタフで強く、寒さにも困難にも打ち勝ってきたか、どんなに子どもや家族を愛してきたか、どれほど一所懸命働いて、悪い誘惑などを退けてきたか、そういったことを詳しく語った。そして、さんざん苦労した末に、ようやく子どもたちは成長し、これからの楽しい暮らしを夢みていた。旅行をしたり、休暇を取ったり、これまでの労働で得た貯えを、楽しいことに使うつもりだった。彼はこういった夢がむなしいということをある程度理解している。いまの彼は正気を保っているだけで精一杯なのだ。彼が十分に説明してくれたように、毎日がかゆみ、不快感、痛みとの闘いなのである。彼はこの闘いを振り返りながら、心に浮かぶ考えをひとつひとつ消去していっている。自殺も「だめ」だし、楽しい引退後の生活も望めない。病気が進むにつれて可能性の範囲も狭まっていく。期待も要求も少なくなって、緩解が過ぎると、また次の緩解が来るまでじっと我慢するという生活しかないのだという現実をついに受け入れざるをえなかった。病状がとくに悪いときには、一人になって引きこもりたい。そして何とか眠ろうとする。気分がいいときには、また話がしたいということを周囲の人間に知らせて、とても社交的になる。「運が良くなくちゃいけない」という言葉は、またもう一度緩解がやってくるという希望を彼が持ち続けていることを示している。それに彼は、いつかこの病気の治療法が発見されるかもしれない、新薬の開発が間にあって、この苦しみから救われるかもしれない、という希望も捨ててはいない。彼は最期の日までその希望を持ち続けた。

9　患者の家族

父が葬式から帰ってきた。

七歳になる息子は窓辺に立っていた。眼を大きく見開き、金色のお守りを首から下げ、その歳には難しすぎる思いで頭がいっぱいだった。

父は息子を抱きあげた。息子は尋ねた。「お母さんはどこ?」

父は空を指さして答えた。「天国だよ」


少年は空を見上げ、長いことじっと見つめていた。彼は途方に暮れ、遠い夜の中へと問いを投げかけた。「天国はどこ?」

答えはなかった。星たちが、無知の闇が流す熱い涙のように見えた。

タゴール
『とらえがたきもの』第二部二一節

家族の変化と家族への影響

家族のことも合わせて考えなければ、本当に有意義なかたちで末期患者の力になることはできない。闘病中、家族は重要な役割を果たし、彼らの言動は、病気に対する患者の姿勢に大きく影響する。たとえば夫が重病にかかったり入院したりすれば、家庭の状況はすっかり変化し、妻はそれに慣れなければならなくなる。安定した状態が失われ、夫を頼れないため、妻はとても不安になるだろう。これまで夫が処理してきたさまざまな用事を引き受け、そのため新たに増えた不慣れな仕事に合わせて自分の時間をやりくりしなければならず、これまで避けてきた事業や金銭上の問題にも突然関わらざるをえなくなる。病院に見舞いに行くために、交通手段や留守中の子守りの手配もしなければならない。家庭の状況も家庭内の雰囲気も微妙にあるいは著しく変わっていく。子どももそれに反応し、母親の負担は増え、責任は重くなる。彼女は突然、一時的であれ、親は自分だけだという現実に直面させられることになる。

夫のことが心配なうえに、仕事や責任も増し、孤独が深まり、しばしば怒りもこみ上げてくる。あてにしていた親戚や友人の助けが得られないこともあるし、迷惑で受け入れられない場合もある。近所の人の親切な助言も、重荷になるばかりなら断ることになる。一方、思いやりのある隣人は「近況をたずねに」来たりせず、母親の手助けをするために来てくれる。ときには食事を作ったり、子どもを遊びに連れ出してくれる隣人はありがたいものだ。S夫人のインタビューにはその例が述べられている。

配偶者が病気になった場合、夫の喪失感は妻よりさらに強いかもしれない。夫のほうが妻より融通がきかず、少なくとも子どものこと、つまり、学校、放課後の活動、食事、衣類などのことにふだん関わることが少ないからだ。妻が寝たきりになったり、役割が果たせなくなると、夫はたちまち喪失感に襲われる。役割が逆転したとき、男性は女性よりそれを受け入れるのがむずかしい。尽くされるのではなく、逆に尽くさなければならなくなるからだ。一日の長い仕事を終えて休息をとろうとすると、自分のソファで妻がテレビを見ているのに気づく。するとその理由がわかっていても、夫は意識して、あるいは無意識に腹を立てる。「どうして妻は病気になって私に面倒をかけるのでしょう。新しい企画に取りかかったばかりだというのに」とある男性は言っていた。彼の反応は、よくある無意識的な反応で、理解できる。妻に対して、まるで母親に見捨てられた子どものような反応をするのである。私たちは、大人にも子どもの部分が残っていることを忘れがちだ。そのような夫は、息抜きをする機会を与えられればずいぶん救われる。たとえば週に一晩でも手伝ってくれる人がいれば、ボーリングに行くこともできるかもしれないし、罪悪感をもたずに楽しく過ごして、重病人のいる家ではなかなかできない気晴らしもできる。

家族のだれかがつねに病人に付き添っているのが当然だ、と考えるのは酷である。だれもが呼吸しなければならないように、家族もたまには病室を出て「充電」し、ときどきは普通の生活をする必要がある。たえず病気のことが頭にあっては、効率よく仕事や家事をすることはできない。患者の家族が週末に行楽に出かけたり、芝居や映画に行くのをやめないといって親戚が文句を言うのをよく耳にする。家に末期患者がいるのに楽しく過ごすなんてとんでもないと非難するのである。私は、患者の病気のせいで、家庭が完全に崩壊したり、家族の楽しみがすべて奪われてしまわないように気をつけることが大事だと思う。むしろ病気の期間中に、患者が亡くなった後に予想される形へと、家族を徐々に調整しながら変化させるほうがいいだろう。末期患者がつねに死を直視してはいられないように、家族も患者に付き添うためだけに、他のあらゆる関わりを排除することはできないし、してはならない。本当に患者のそばにいる必要があるときに現実にきちんと向き合えるように、家族もときどきは悲しい現実を否認したり、避けたりする必要がある。

家族が必要とするものは、病気が始まったときから変化し始め、患者の死後もいろいろな形で、ずっと続いていく。だからこそ家族はエネルギーを無駄にせず、いちばん必要とされるときに、倒れるまで力を使い尽くすことのないようにしなければならない。思いやりのあるヘルパーは、家族が、患者に尽くすことと、自分たちの要望を尊重することをうまくバランスを取っていけるように手を貸してくれる。

コミュニケーションと諸問題

病気が重いことを知らされるのは、多くの場合、妻や夫である。それを患者に伝えるべきかどうか、またどの程度まで患者や他の家族に伝えるべきか、その判断はしばしば夫や妻に任されることになる。子どもに伝える時期や方法についても任されるが、子どもが幼い場合、それはきわめてむずかしい役目であろう。

この重大な時期には、家族構成や家族の結束、コミュニケーション能力、それに信頼できる友達がいるかどうかで状況は大きく左右される。たとえば中立の立場の部外者は感情的に関わらないので、家族の心配や希望や要求を聞き大きな力になってあげられる。また、法律問題の相談にのったり、遺言の準備を手伝ったり、一時的にしろ、長期的にしろ、片親のいなくなる子どもの面倒を見る人を手配したりしてあげられる。こうした実際的な問題とは別に、H氏のインタビュー（第6章）にあるような、患者と家族の間の精神的な仲介者がしばしば必要となる。

死んでいく患者の問題はいずれ終結するが、家族の問題はその後も続いていく。問題の多くは患者が生きている間に話し合えば減らすことができる。ところが不幸なことに、患者に気持ちを悟られないようにし、笑顔を絶やさず、見せかけの明るさを装おうとする傾向がある。だがそういったことはいずれは続けられなくなるものだ。私たちがインタビューした末期患者の男性は言った。「もう大して生きられないでしょう。でも妻には言わないでください。きっと耐えられませんから」。面会に来た奥さんに偶然出会って話をすると、彼女も同じような言葉を口にした。二人とも病状を知りながら、どちらも相手に伝える勇気がなかったのである。三十年も結婚生活を送ってきたというのに！ 彼らを励まし、病状を理解していることを互いに相手に伝えさせたのは若い牧師だった。患者に頼まれて部屋に残ったときのことだ。二人ともだまし合いゲームをする必要がなくなってとてもほっとし、どちらか一人だけではできなかった身辺整理もできた。やがて彼らはその「幼稚なゲーム」のことを笑顔で語れるようになり、自分たちが幼稚なゲームをしていることに先に気づいたのはどちらだったのだろうとか、第三者の助けがなかったらいつまで続いたのだろうか、などと言い合った。

死に直面した患者は、家族が自分の死を直視するように手助けをすることができる。やり方はいろいろだが、ひとつは、患者が自分の考えや気持ちを家族に伝えれば、それによって家族も自分の考えや気持ちを口に出して言えるようになる。また、患者が自分の悲しみを乗り越え、人間は穏やかな気持ちで死ねるということを身をもって示すことができれば、家族はその強さを思い出して、冷静に悲しみに耐えられるようになる。

罪悪感は死の道連れとしては最もつらいものだろう。患者が治る見込みのない病気と診断されると、家族はしばしば自分の責任ではないかと自問する。「もっと早く医者に行かせておけばよかった」「もっと早く変化に気づいて診察を受けさせるべきだった」と末期患者の妻はよく言う。もちろん家族の友人や家庭医や牧師は、こうした非現実的な罪悪感を取り除き、あなたはできるだけのことをしたのだから、と安心させてやることはできる。だが、「自分を責めないように。あなたの責任ではないのだから」というだけでは不十分だろう。彼女たちの言葉に注意深くじっくり耳を傾けると、罪悪感を感じるもっと具体的な理由がわかってくる。近親者が死者に対する罪悪感に悩まされるのは、亡くなった人に対して、実際に、腹立ちまぎれにひどいことを考えたことがあるからだ。だれでも怒りにまかせて「消えてしまえ」とか、「出ていってしまえ」と心の中で思ったり、「くたばってしまえ」と口に出してしまうことがある。第12章のインタビューに登場する男性はまさにその例である。彼には妻に腹を立てるもっともな理由がいくつかあった。妻は、ユダヤ人である彼を見捨てて出ていき、ナチ党員と思われる彼女の兄といっしょに暮らしていた。そして一人息子をキリスト教徒に育てたのである。妻は彼に看取らせることもなく死んだが、彼はそのことでも妻を責めていた。彼には、未解決の怒りを表に出す機会がなかったために、悲しみと罪悪感で、不幸なことに病気になってしまったのである。

配偶者をなくした夫や妻は、悲しみや罪悪感を乗り越えられないことが多く、身体的症状が表れて診療所や開業医のところに診察を受けにくることがよくある。配偶者が生きている間に二人の溝を埋める手助けが得られていたら、このような苦しみは半分乗り越えられたも同然だ。人が死とその過程について話しにくいのはよくわかる。死が突然身近な問題になって、どうかして戸口にまで迫っている場合はなおさらのことである。死にかけるような危機を経験したことのある人たちは、こういった話をするのがむずかしいのは初めのうちだけで、慣れるにしたがい容易になっていくのを知っている。疎外感や孤独が増すかわりに、いつのまにか夫婦はもっと意味のある心からの話し合いをすることができるようになり、苦しみを共有することによってのみ得られる親密さと共感を覚える。

もうひとつ、末期患者と家族との間にコミュニケーションがない例としてF夫人の例をあげる。

F夫人は黒人女性の末期患者で、衰弱がひどく、何週間もじっとベッドに寝たきりだった。白いシーツの中の黒いからだは、不気味な木の根を思わせた。体の機能を失わせる病気のせいで、体や容貌は形容のしようもなく変形している。これまでもずっといっしょに暮らしてきた娘がそばで母親と同じようにじっと黙って座っていた。看護スタッフが私たちに助けを求めてきたのは、患者のためではなく娘のためだった。彼らが娘のことを心配するのも当然だった。スタッフが見ていると、娘が母親の枕元で過ごす時間が毎週増えていく。彼女は仕事もやめてしまい、とうとう昼も夜も、死期の迫った母親のかたわらで黙ったまま過ごすようになった。いっしょにいる時間はますます増えていくのに、まったくコミュニケーションがない。この奇妙な矛盾に気づいた看護婦はとても心配になった。患者は最近脳卒中を起こし、口がきけない状態だった。また手足を動かすこともできず、脳も正常に働いていないと思われていた。娘はかたわらで母親に一言声をかけるでもなく、言葉や素振りで気遣いや愛情を示すこともなかった。ただ無言でそばにいるだけだった。

私たちは部屋に入り、三十代後半の独身であるその娘に、簡単な話し合いに加わってほしいと頼んだ。付き添い時間が長くなっていく理由をいくらかでも知りたいと思ったのである。付き添う時間が長くなるということは、彼女にとってますます外の世界とつながりが薄くなることでもある。看護婦は、母親が死んだ後の娘の反応を心配して話し合おうとしたが、理由は違うが母親同様、まったく口をきかなかった。私は娘と部屋を出る前に、何気なく母親のほうを振り向いた。付き添っている家族を奪ってしまうような気がしたからかもしれないし、また患者に何が行われているのか知らせる私の昔からの習慣にすぎなかったのかもしれない。娘さんが一人になったときのことが心配なので、話をするためにしばらく連れて行きますと声をかけた。患者は私を見た。そのとき、私はふたつのことをさとった。まず患者は伝えることができなくても、まわりで起こっていることは十分理解していること。次は忘れられない教訓だが、たとえさまざまな刺激に対して反応がないように見えても、安易にいわゆる植物人間だとみなしてはならないということである。

私たちは娘と長時間話し合った。彼女は死の迫った母親とできるだけ多くの時間を過ごすために、仕事も辞め、わずかな知人との付き合いも絶ち、アパートも引き払おうとしていた。彼女は母親が死んだら自分はどうなるのかまったく考えたこともなかった。病院に昼も夜もいるのが自分の義務だと思い、ここ二週間は一晩にわずか三時間ほどの睡眠しか取っていなかった。彼女は自分でも、自分はわざと疲れて何も考えられないようにしているのでは、と思いはじめていた。母親が死ぬかもしれないという不安から、病室を出ることができなかった。母親は長く病床にあり、最近までは話すことができたのだが、娘はこうした気持ちを母親と話しあったことは一度もなかった。インタビューの最後に彼女は、罪悪感や母親に対する愛憎の入り混じった感情や怒りをいくらか口に出すことができた。怒りは孤立した生活をおくってきたことや、またそれ以上に、母親においていかれることに向けられたものだろう。私たちは、彼女に感情をもっと頻繁に表すことや、病室の外の世界とのつながりや仕事をもつために、パートタイムの仕事に出ることを勧め、話し相手が必要ならいつでも応じると伝えた。

病室に戻ると、私は患者に娘との話し合いの内容を伝え、娘が始終付き添うのではなく、一日のうちのある時間だけ面会に来ることを許してほしいと頼んだ。患者はしっかりと私たちの目を見て、安堵の溜め息をもらすと、また目をつぶった。この様子を目にした一人の看護婦は、患者がこれほどの反応を示したのに驚き、その場面を見られたことを喜んだ。その看護婦は患者に親しみを感じるようになっていたので、娘が黙って苦しみ、感情を表せないでいるのが心配だったのである。娘はパートタイムの仕事を見つけ、そのことを母親に報告したので、看護婦はとても喜んだ。娘はもう面会に来ても、母親に対して愛憎の混じった気持ちを感じることも、義務感や怒りに満たされることも少なくなり、有意義な見舞いができるようになった。また病院の内外の人々ともまた連絡を取るようになり、母親が死ぬ前に新しい知人も数人できた。母親はそれから数日して静かに息を引き取った。

Y氏もまた私たちがいつも思い出す患者の一人である。彼は、何十年という幸せな結婚生活の後で妻を失おうとしている老人の苦しみや絶望や孤独がどんなものかを私たちに教えてくれた。

Y氏は、幾分やつれた「風雪に耐えてきた」感じの年老いた農夫で、これまで一度も大都会に足を踏み入れたことがなかった。土地を耕し、たくさんの子牛をとりあげ、子どもたちを育てた。子どもはみんなよその土地で暮らしている。長い間妻と二人きりの暮らしで、彼の言葉を借りれば「互いに相手に慣れっこになっていた」と言う。どちらも相手のいない生活など考えられなかった。

一九六七年の秋、妻が重い病気にかかると、医師は大都市で治療を受けるように勧めた。Y氏はしばらく抵抗したが、妻が衰弱し痩せていくので、「大病院」に連れてきた。妻はすぐに集中治療室に入れられた。こうした設備を見ればだれでも、農家の間に合わせの病室とは大違いだと思うだろう。ベッドは、新生児から死の迫った老人まで重症患者でいっぱいで、農夫がこれまで見たこともない最新の装置で囲まれている。ベッドのわきの支柱には、いくつもビンが吊るされ、吸引器が作動し、監視装置がカチカチと音をたて、スタッフはつねにいそがしげに器械を動かし、重大な兆候に注意を払っている。喧騒と緊迫感の中で絶え間なく重大な決定が下され、人が出たり入ったりしている。大都会を一度も見たことのない年老いた農夫の居場所はなかった。

Y氏は、妻のそばにいたいと言い張ったが、面会は一時間に五分しか許されていないとはっきり言われた。そこで一時間ごとに五分間だけ、妻のそばに立ち、青白い顔を眺め、手を取り、二言三言必死になって話そうとしていると、「出てください。時間です」と杓子定規に言われる。

私たちの学生の一人がY氏に気がついた。廊下を行ったり来たりしていたが、ひどく思いつめた様子で、まるで大病院の中で迷子になった人のようだったという。学生が私たちのセミナーに連れて来て、老人のつらい気持ちを聞いてあげると、老人は話し相手が見つかってほっとしていた。インターナショナルハウスに部屋を借りていたが、そこの住民は大部分が学生で、その多くが新学期で戻ってくるところだという。老人は、戻ってくる学生のためにすぐ部屋を空けるように言われていた。宿舎は病院からあまり離れてはいなかったが、彼は何十回も病院に歩いて通った。老人には居場所も話し相手もなく、妻が数日以上ながらえた場合、使える部屋の保証もなかった。そのうえ、妻を失うかもしれない、一人で帰らなければならないかもしれない、という思いにも苛まれていた。

私たちが彼の話に耳を傾けていると、彼は病院に対してますます腹を立てた。一時間に五分しか面会させてくれない冷酷な看護婦に腹を立てていたのである。彼はほんのわずかな面会時間でさえ、看護婦の邪魔をしているような気がしていた。五十年以上も連れ添った妻と、こんなふうに別れを告げなければならないのだろうか。集中治療室はこのように管理され、面会時間も管理規則で決められていて、大勢の見舞い客が治療室に入ることは許されない。こういう規則は患者のためではなく、高感度の器械のためなのである。このことを老人にどう説明すればよいのだろう？「奥さんを愛し、長年農場で暮らしてきたのだから、なぜそこで死なせてやらなかったのですか？」と言ってもはじまらないだろう。たぶん老人は、妻とは一心同体だから、木と根のように、片方が欠けたら生きられないのだと答えるにちがいない。大病院は妻の命を延ばしてくれると信じたから、年老いた農夫は微かな希望にすがって、あえてこのような場所にやって来たのである。

私たちにしてあげられることはあまりなかった。彼の懐具合に合ったもっと安心できる宿を探したことと、彼の息子たちにお父さんは孤独だからいっしょにいてあげる必要があると伝えたことくらいだった。また看護婦とも話をした。面会時間をもっと長くしてもらう許可は得られなかったが、少なくとも妻といっしょにいることが許されている短い間だけでも、彼が歓迎されていると感じられるようにしてもらった。いうまでもないが、こうしたことは毎日どこの大病院でも起こっている。このような集中治療設備にいる患者の、家族の便宜をはかるための設備が整えられなければならない。

家族が座ったり、休んだり、食事をしたり、延々と待つ間、寂しさを分かちあい、互いに慰めあえる部屋をいくつか近くに設ける必要がある。ソーシャルワーカーや牧師は、家族の求めに応じ、じっくりと時間をかけて話をするようにし、医師や看護婦はそうした部屋を頻繁に訪れ、彼らの質問や心配に答えるべきである。今の状況では、家族はまったく孤立した状態におかれている場合が多い。彼らは待つ間、廊下やカフェテリアや病院の周辺を当てもなく行ったり来たりして過ごしている。医者に会おうとしたり、看護婦に話しかけようとしてみても、「先生は手術室かどこかにいて手が離せません」と言われてしまう。個々の患者を担当するスタッフの数が増えて、患者をよく知る者はだれもいなくなり、患者もまた担当医の名前を知らないことが多くなった。家族が医者に会おうとしてあちこち行かされることもあるし、患者について質問することはできなくても、せめて自分の苦しみを打ち明け、慰めと理解をいくらかでも見出そうとして、ついに牧師のところへ行くこともある。

家族の中には、面会の回数を減らし、時間を短縮してくれたほうが患者にとってもスタッフにとってもありがたい人がいる。二十二歳の息子の世話をだれにもさせないで、赤ん坊のように扱っていた母親のことを思い出す。若者は自分のことは十分できたのに、母親が体を洗ってやり、歯を磨くと言い張り、下の始末までやっていた。患者は彼女がそばにいると、いらいらしていた。看護婦はこの母親に驚きあきれ、だんだんと嫌うようになった。ソーシャルワーカーは、母親と話しあおうと試みたがむだで、失礼な言葉で軽くあしらわれてしまった。

母親はどうしてこんな敵対的なやり方で息子の世話に固執するのだろうか。私たちは彼女を理解しようとし、患者や看護スタッフにとって迷惑なだけで、何の助けにもならない彼女の付き添いを減らす手だてを探ろうとした。スタッフとその問題について話し合ううち、私たちは自分たちの願望を患者に投影させているのかもしれないということに気づいた。考えなおしてみると、息子は母親のそうした行動を求めてはいなくても、その一端を担っている。彼は放射線治療のため数週間入院することになっており、その後退院して、家に数週間戻り、おそらく再入院するだろう。いかに母親と患者の関係が病的に見えようと、私たちがその関係に干渉したことは患者の役に立ったのだろうか。私たちの行動はもっぱら、看護婦を無能な母親のような気分にさせる過保護な母親に対する怒りの裏返しであり、息子を救わなければという幻想をかきたてられたにすぎないのではないだろうか。それに気づいてから、私たちは彼女に対してあまり腹を立てないようにし、若者を大人扱いするようになった。そして彼には、母親の行動があまりに自分を軽んじていると思うなら、制止するのはあなたの義務だ、と伝えた。

彼はまもなく退院したので、助言の効果のほどはわからない。だがこの例を取り上げる意味はあるだろう。他人のことで、自分の価値基準による善悪の感情に流されてはいけないことを示すよい例だからである。若者は一時的に幼児返りすることで病気に耐え、母親も息子の要求を満足させることで慰めを得ていたのかもしれない。だがこの場合、幼児返りの兆候がすべて当てはまるというわけでもない。患者は母親がいると明らかに腹を立て、いらいらしていたからである。だが彼もたとえ母親を止めるつもりがあったにせよ、ほとんど行動には移さなかった。それでいて母親以外の家族や病院関係者にたいしては、自分が嫌なことはやめさせることができた。

末期疾患と家族の対応

家族も、患者について述べたのと同様のいくつかの異なる適応段階を経験する。最初は多くの人が、患者が本当に末期疾患だと信じることができない。家族がそんな病気にかかったことを否認し、誤診だと言われることを期待して、医者をいたずらに「物色して」まわる。また占い師や信仰療法師に助けを求めたり、診断がまったく間違いだと言ってもらって安心しようとする。彼らはまた費用のかかる旅行をして、有名な診療所や開業医を訪ねることもあるが、結局は、自分たちの生活を根底から変えてしまうかもしれない現実を徐々に直視するようになる。患者の態度や意識、コミュニケーション能力によって大きく左右されるが、どの家族も一定の変化を経験する。彼らが共通の心配事を分かち合うことができれば、残された時間がわずかになり、感情的にも追いつめられた状態になるまえに、重要な問題を処理することができる。だが、それぞれが心のうちを互いに知られまいとすると、双方の間の壁はなくならず、患者も家族も来るべき死を迎えるための悲しみのときを持つのがむずかしくなる。そして、時折いっしょに話し合って泣いた家族より、はるかに劇的な結末を迎えることになる。

患者が怒りの段階を経るように、家族も同様の情緒的な反応を経験する。彼らの怒りは、最初に診断して本当のことを言わなかった医師と、悲しい現実を突きつけた医師に交互に向けられる。また病院のスタッフにも怒りをぶつけ、実際は行き届いた看護が行われていても、けっして十分ではないという。この反応には、多分に妬みの気持ちが含まれている。家族は患者に付き添えなかったり、世話がさせてもらえないとしばしばごまかされたような気持ちになるのである。またこの反応には、過去に患者のためにしようと思っていて機会を逸したことに対する罪悪感や、それを埋め合わせたいという願望も含まれている。愛するものが生きている間にこうした感情を口に出すようにうながしてあげれば、家族の気持ちはもっと楽になるだろう。

怒り・憎しみ・罪悪感が乗り越えられると、家族は次に、死の迫った患者と同じように、死を覚悟する悲しみの段階を経験する。患者が生きている間にこうした悲しみを表に出せれば出せるほど、後になって耐えやすくなる。私たちは家族が、患者と会うときはいつも笑顔を絶やさないようにしたと誇らしげに言うのをよく耳にする。だが結局は表面を繕えなくなるときがやってくる。家族に偽りの仮面をかぶられるより、本当の感情を表してもらったほうが患者の気持ちが楽になる、ということが家族には理解できない。患者はいずれ仮面を見破るし、ごまかされたように感じるだけで、悲しい現実を分かち合うことはできない。

家族が自分の感情を患者と分かち合えれば、彼らは別れが来るという現実をしだいに直視し、患者とともにその現実を受け入れるようになるだろう。家族にとって最もつらい時期はたぶん最後の段階である。患者は家族を含めた自分の世界から、徐々に自分を引き離していく。しかし、死期が迫り、死に安らぎと受容を感じるようになった患者は、最も愛するものを含めたまわりの世界から少しずつ自分を切り離していかなければならないのだということを、家族はなかなか理解できない。だれにでも多くの大切な人間関係があるが、それらに関わっていては、死を迎える心の準備がどうしてできるだろう。患者が面会をあと数人の友達だけ、次は子ども、そして最後に妻だけと制限するようになったら、そうやって徐々に自分を切り離していくのだなと理解しなければならない。だがしばしば家族は、自分が拒絶されていると誤解することがある。この正常で自然な行動に大げさに反応した夫や妻を何人も見たことがある。死にいたる過程を通ってきたものだけが、こうしてゆっくりと穏やかに自分を切り離していけるのだ。それを家族にわからせることができれば、それ以上の手助けはない。それを知ることは、家族にとって慰めや安堵の拠り所となっても、悲しみや怒りのもとにはならないはずである。この時期、家族は最も助けを必要とするが、患者のほうはおそらく助けを最も必要としていない。だからといって患者を放っておくべきだと言うのではない。私たちはつねに患者の求めに応じられるようにしておかねばならないが、受容と虚脱の段階に入った患者は、人間関係では普通ほとんど何も必要としない。この切り離しの意味が家族に説明されていないと、W夫人の例（第7章）で述べたような問題が起きることがある。

家族の立場から見て最も悲劇的なのは——きわめて若い人の死を除くと——高齢者の死であろう。何世代かがいっしょに暮らしていても、別に暮らしていても、各世代には、それぞれの生活を送り、プライバシーをもち、その世代にふさわしい欲求を満たす必要や権利がある。老人は、経済体制の中で有用性を失っても、気高く心安らかに人生を送る権利をもっている。彼らが心身ともに健康で、自活できる限りは、それは十分に可能である。だが私たちが目にしてきた多くの老人は、肉体的あるいは精神的に障害が生じ、家族の望む水準の品位ある生活を維持するのに莫大なお金を必要としていた。そうなると家族はしばしばむずかしい決断を迫られる。つまり老人の最後の介護費用を賄うために、借金や停年後のためにたくわえた彼らの預金も含めて、使えるお金はすべて動員すべきかということになる。おそらく老人の悲劇は、高額なお金をかけ、しばしば財政上の犠牲を払っても、状況の改善はまったく見られず、やっと生きているだけの状態を維持するにすぎないということにある。合併症が起きると、費用は数倍にも膨れ上がり、家族は早く苦しまないで死んで欲しいと願うことになる。めったにそれを口にすることはないが、こうした願望が罪悪感を生むのは明らかである。

ある老婦人は、数週間私立病院に入院し、大がかりで費用がかかる看護を必要とした。だれもがすぐ死ぬと思っていたが、病状は来る日も来る日も変わらなかった。娘は医療老人ホームに入れるか、そのまま病院においておくか迷った。母親は病院に残りたがっていた。娘の夫は自分たちの預金を使い果たしてしまったと腹を立てていて、罪悪感から母親を退院させられない妻との間で、何度も言い争いになった。私が訪ねたとき、老婦人はおびえて疲れきった様子だった。私は何をそんなにおびえているのかと尋ねた。彼女は私を見ると、これまでだれにも話せなかったことをとうとう打ち明けた。自分の恐怖がどんなに非現実的か知っていて口に出せなかったのである。彼女は「生きたまま蛆虫に食べられる」のを恐れていた。私がそれを聞いて息を呑み、言葉の真意を理解しようとしていると、娘が出し抜けに言った。「それが心配で死ねないのなら、焼いてあげるわよ」。もちろん火葬にすれば蛆にたかられることはないと言ったつもりだったのである。だがこの言葉には、彼女の抑えていた怒りが込められていた。私はしばらく老婦人と二人で、彼女の生涯にわたる恐怖症や死の恐怖について静かに話し合った。彼女の死に対する恐怖は、蛆虫への恐怖という形で現れ、まるで死んでからも蛆虫が感じられるかのようにおびえていたのである。気持ちを打ち明けてほっとしたらしい。娘が腹を立てたことにも、理解を示しこそすれ、気にしていなかった。私は彼女に、娘とこうした気持ちを少しでも分かちあうことを勧め、そうすれば彼女も腹を立てたことに罪悪感をもたずにすむと話した。

部屋の外で娘に会ったので、お母さんはあなたの気持ちを理解していると伝えた。二人はやっといっしょに互いの悩みを話し合うようになり、葬式や火葬のことまで決めた。腹を立てて黙って座っているかわりに、腹をわって話し合い、互いに慰めあったのである。母親は翌日息を引き取った。最後の日の彼女の穏やかな表情を見なかったら、私は、娘が腹を立てたのが原因で死んでしまったのかもしれないと思い悩んだに違いない。

もうひとつ忘れがちなのは、患者のかかっている不治の病がどういった種類のものかという点である。ガンというと決まって予想される状況があるが、心臓病にもそれに付随したイメージがある。前者は長引き、痛みを伴う病気であるのに対し、後者は突然襲い、痛みはないけれども致命的な病気だと考えられている。愛する者が死ぬ場合、本人にも家族にも覚悟するための悲しみの時間が十分ある場合と、「発作が起きて、亡くなりました」と恐ろしい電話がかかってきて言われる場合とではまったく違う。死とその過程についてガン患者と話し合うのは、心臓病患者と話すより楽である。心臓病患者を怖がらせると心臓発作を誘発して死んでしまうかもしれないという懸念がこちらに生じる。同様に、予期される死について、ガン患者の家族は、心臓病の家族より、患者と話しやすい。いつ何時発作が起こるかわからない状況では、話をすると発作を誘発するおそれがあるからだ。少なくとも私たちが話をした心臓病患者の家族の意見はほとんどそうだった。

コロラドのある若者の母親のことが思い出される。彼女は、運動をさせるようにという医者の忠告には従わず、息子にどんな軽い運動も許さなかった。この母親はよく次のようなことを言った。「運動させすぎたら、息子にぽっくり逝かれるじゃないの」。まるで息子が彼女に対して敵意ある行動を取るとでもいうような口ぶりだった。「体が弱い息子」をもった怒りを、彼女はしばしば、無能でうだつの上がらない夫への感情と結びつけて話したが、それでも、自分の敵意にはまったく気づいていなかった。私たちが何か月も慎重に、忍耐強く話を聞いてあげると、彼女はやっと息子に対する破壊的な願望をいくらか口に出せるようになった。そしてその願望を、息子のせいで社会的な活動や職業人としての生活が制限され、自分も夫と同様の役立たずの人間になってしまったためだと正当化していた。こうした複雑な家庭の事情があると、患者は身内の揉めごとのためにますます持っている能力を出せなくなる。私たちが非難や批判ではなく、同情と理解をもって家族に接する態度を身につけることができれば、患者はもっと楽に、尊厳を失うことなく障害に耐えられるようになるだろう。

次のP氏の例は、患者はこの世から自分を切り離す準備ができているのに、家族が現実を受け入れられず、患者に葛藤が生じて苦しむ場合の例である。私たちが目ざしているのは、患者と家族が共に危機を直視し、死という現実を共に受け入れられるように、手助けをすることである。

P氏は五十代半ばだったが、実際の年齢より十五歳ほど老けて見えた。医者は治療が成功する可能性はきわめて低いだろうと考えていた。ガンがすすんで衰弱していたこともあるが、「闘志」が欠けているというのが主な理由だった。P氏は今度の入院の五年前にガンで胃を切除していた。最初は病気をきちんと受け止め、十分希望をもっていた。だが衰弱して痩せていくにつれ、だんだんと落ち込んでいった。そうするうちに胸のレントゲンで肺への転移が見つかって再入院した。私が彼に会ったとき、まだ本人には生検の結果は知らされておらず、衰弱状態のこの患者に、放射線治療や手術を行うべきかどうか問題になっていた。私たちのインタビューは二度にわたって行われた。一度目は私たちが自己紹介をし、病気が深刻であることやそのために起きた問題について話したければいつでも応じる準備のあることを伝えるためだった。電話がかかってきたので、会見について考えておいてほしいと言い残して部屋を出たが、そのとき次の訪問時間も知らせておいた。

翌日会うと、P氏は歓迎するように手を差し伸べ、椅子を勧めてくれた。点滴の瓶の交換、薬の配布、脈拍と血圧の定期的な測定などによって何度も中断させられたが、私たちは一時間以上そこに座って話をした。P氏は「心のうちを明かしても」いいという気持ちになっていた。彼の話には自己防衛的なところも、話をはぐらかそうとするところもなかった。死が刻一刻と迫っている一人の人間だった。貴重な時間を無駄にはできないと、話を聞いてくれるだれかに不安や後悔の気持ちを伝えたがっていた。

前日はこう言っていた。「眠りたいのです。眠ったまま、目覚めたくないのです」。翌日も同じ言葉を繰り返したが、「でも」という言葉をつけ加えた。私が、何ですか、という顔で見ると、彼は静かな弱々しい声で、妻が面会に来たことを話した。彼女は彼の病気が治ることを信じていて、家に戻って庭や花の面倒を見てくれることを期待しているのだという。また、「早めに退職してアリゾナあたりへ越して、あと数年楽しく暮らそうと約束したじゃないの」と言うのだそうだ。

彼は二十一歳の娘のことをとても熱心に愛情をこめて話した。彼女は大学から休暇をもらって面会に来たが、彼の状態を見てショックを受けていたという。彼はこうしたことを話すときにも、家族を失望させ、その期待にこたえられないのは自分の責任だというような口ぶりだった。

私がそのことを言うと、彼は頷き、後悔していることをあれこれと話した。結婚して最初の数年は、財産を蓄えたり、家族のために「良い家庭を作ること」に専念し、ほとんどの時間を家や家族と離れて過ごしたという。ガンにかかってから、寸暇を惜しんで家族と過ごそうとしたが、そのときはもう遅すぎたようだった。娘は家から離れた学校に行っており、友達もいた。娘が幼くて父親を必要としていたときには、彼はお金を稼ぐのに忙しすぎたのである。

現在の病状については次のように話した。「眠りが唯一の救いです。目が覚めている間じゅう苦しんでいます。苦痛だけです。苦しみから解放されるときがありません。私は以前、二人の男が処刑されるのを見たことがありますが、彼らのことを羨ましいと思います。私は最初の男の真ん前に座っていました。そのときは、こんなことを何も感じませんでしたが、今は彼らを幸せだと思います。死んで当然のやつらだったし。苦しみもなく、あっという間で痛みもなかったと思います。それに比べ、私はベッドに横たわり、毎時間、毎日が苦痛の連続なのです」

P氏は痛みや肉体的不快感よりもむしろ、自分は家族の期待にこたえられなかった「失敗者」であるという後悔の念に苦しめられていた。「そっと眠らせてほしい」という強い欲求と、周囲からの絶え間ない期待の狭間で苦しんでいたのである。「看護婦が来て、食べないと衰弱すると言い、医者が来て、これから始める新しい治療の話をして、私が喜ぶことを期待します。妻が来て、退院したらする予定の用事のことを言うし、娘は私を見て『元気にならなくちゃ』といいます。こんな状況でどうして安らかに死ねるでしょうか」

ちょっと笑みを浮かべてP氏は言った。「もしできることなら、この治療を受けてもう一度家に帰り、翌日には仕事に復帰して、もう少しお金を稼ぎますよ。娘の学費は保険でなんとか払えますが、娘にはもうしばらく父親が必要でしょうからね。だけど私もあなたもわかっているように、そんなことはもうできません。妻や娘もそのことをもう直視しなければなりません。そうすれば私はもっとずっと楽に死ねるんです」

P氏の例も、第7章のW夫人の例と同じで、家族が患者を「いかせる」覚悟ができずに、患者がこの世との関わりを絶とうとするのを、言外にあるいはあからさまに邪魔をすると、患者は目の前に迫った死を直視するのがむずかしくなることを示している。W夫人の夫は妻の枕元に立って「幸福な結婚生活を終わらせてはならない」と言い、医者には「あらゆる手を尽くして妻を死なせないでほしい」と嘆願した。P氏の妻も夫に、果たしていない約束や、やりかけの仕事のことを思い出させ、これから何年もそばにいてほしいと要求した。ただしこの二人の配偶者が否認メカニズムを使ったというわけではない。二人とも配偶者の実際の状況は知っていながら、自分の欲求のために現実から目をそむけているのである。他人と話すときは現実を直視していても、患者の前では否認する。ところが患者のほうこそ、家族から「あなたの病気の重さは知っている。それを受け入れることができる」と言ってもらいたいのである。家族がこのことを理解していないと、患者は、P氏の言葉を借りれば「目覚めている間じゅう苦しむ」ことになる。インタビューを終えるにあたり、私たちは、患者のまわりの大事な人たちが、患者の延命への希望を口にするよりも、死期が迫っているという現実を直視できるようになってほしいと願った。

この男性は自分をこの世から引き離す準備ができていた。いよいよ死期が迫り、生きる力も残り少なくなり、最終段階に入ろうとしていた。こうした状況では、徹底的な医療努力が妥当かどうかは疑問である。点滴と輸血、ビタミン剤、賦活薬、抗鬱剤が大量に投与され、心理療法と対症療法が行われることにより、患者の多くは「延命」するかもしれない。だが死を先延ばしにしても、患者からは感謝の言葉より恨み言を聞くことが多い。繰り返しになるが、患者には安らかに尊厳をもって死を迎える権利がある。患者と私たちの願望が相反する場合、自分たちの欲求を満たすために患者を利用してはならない。私が言っているのは、肉体的には病んでいるが、精神状態は正常で、自分で判断できる患者のことである。彼らの希望や意見は尊重しなければならないし、また、言うことには耳を傾け、相談にも乗るべきである。患者の希望が私たちの信念と反する場合は、そのことを明らかにし、それ以上の干渉や治療については患者の判断に任せるべきである。私がこれまでインタビューした多くの末期患者には、不可解な行動も、受け入れがたい要求も見られなかった。このなかには、以前述べた、精神を病んだ二人の婦人も含まれる。そのうちの一人は、病気をほぼ全面的に否定していたが、二人とも治療は最後まで受けた。

患者が死んだ後の家族

患者の死後、家族に対して神の愛を語ることは残酷だし不適当である。家族のだれかを失ったとき、とくに覚悟する時間がほとんどなかった場合、人は怒り、絶望する。このような感情は表に出させてやらなければならない。家族は解剖に同意したとたん、放っておかれることが多い。彼らは残酷な現実を直視できずに、苦悩し、腹を立て、あるいは呆然として病院の廊下をただ行ったり来たりする。最初の数日は、慌ただしい用事やもろもろの手配、訪ねてきた親類の応対などに追われるだろう。空虚感に襲われるのは、葬式が済み、親類が帰ったあとである。家族にとって話し相手がいちばんありがたく感じられるのはこのときである。とくに、その人が故人と最近まで付き合いがあり、生前のいい思い出を話してくれる人ならなおさらである。こうした助けによって、家族はショックや当初の悲しみを乗り越え、次第に故人の死を受け入れる準備ができていく。

多くの遺族は故人の思い出にひたり、夢想を繰り返し、しばしば故人が生きているように話しかけることさえある。彼らは現実の生活において孤立するばかりか、大切な人の死を現実のものとして直視するのがむずかしくなる。だが、人によっては、これが喪失感に対処する唯一の方法であり、それを嘲笑ったり、受け入れることのできない現実を毎日つきつけるのは、とても残酷なことである。むしろこういった家族の欲求を理解し、孤立した状態から徐々に引き出して、故人の死から切り離させるほうが助けになる。こうした行動は主として、若くして夫を失い、しかも覚悟ができていなかった妻によく見られる。若い人たちが遠隔地で命を落とす戦時中には、もっと頻繁に起きたことかもしれない。もっとも、その場合は、家族はその若者が生きて帰らぬ可能性があることをつねに意識しているから、急性の病気で若者が突然死ぬ場合より、もっと覚悟ができていただろう。

最後に子どもについても触れておかねばならない。彼らはしばしば忘れられている。だれも気にとめていないわけではなく、むしろその逆である。だが子どもと死について話すのが平気な人はほとんどいない。幼い子は、死について大人とは異なる考え方をする。子どもに話しかけるときも、彼らの言うことを理解しようとするときも、そのことを考慮に入れなければならない。三歳までの子どもは別離のことだけを心配するが、やがて手足が切断されるのを怖がるようになる。この年齢になると幼児は動き回るようになり、「世の中」へ初めて遠出をし、三輪車で歩道に出て行く。そういうときに、最初の大切なペットが轢かれたり、美しい鳥が猫に嚙み裂かれたのを見ることがある。彼らにとっては死とはそういうことである。この年ごろは自分のからだが完全かどうか心配し、それを破壊するものは何でも怖がる。

また第1章で述べたように、三歳から五歳の子どもにとっては死とは永久的なものではない。秋に球根を地面に埋めると翌年の春に芽を出すように、一時的なものだと思っている。

五歳以後は死を擬人化し、人を連れ去るお化けだと考える。死はまた外からの干渉によるものだと思っている。

九歳から十歳ごろになると、現実的な概念があらわれる。つまり、死を永久的な生物的過程だと考えるようになる。

親の死に対する子どもの反応はさまざまである。黙って引きこもって孤立する場合もあれば、大声で嘆き悲しんで大人の注意を引き、その結果、愛し必要とした存在に代わるものが与えられる場合もある。子どもはまた、第1章でも述べたように、願望と行為の区別がつかないため、後悔や罪悪感を強く感じることがある。親を殺した責任は自分にあると思い、その報いとして恐ろしい罰を受けることを恐れる。またその一方で、別離を比較的落ち着いて受け止める場合もある。「母さんは春休みにかえってくるよ」と言い、母親が小旅行の間に困らないように、りんごをこっそりとっておいたりする。この時期すっかり動揺している大人は、こうした子どもの気持ちが理解できずに、叱ったりたしなめたりする。そうすると子どもは自分流の悲しみ方を抑制するかもしれないが、あとになって情緒障害の原因になる場合も多い。

思春期の子どもの場合には、受け止め方は大人とあまり変わらない。思春期はそれ自体むずかしい時期なので、そのうえ親を失うことは彼らにとっては耐えがたいことである。彼らの話に耳を傾け、罪悪感であれ、怒りであれ、たんなる悲しみであれ、感情を表面に出させてやらなければならない。

悲しみと怒りの解消

私がここで繰り返し強調したいのは、遺族が話をしたり、泣いたり、わめきたければわめいたりできるようにしてあげるべきだということである。話をさせ、感情を表に吐き出させてあげ、いつでも話し相手になってあげなければならない。遺族には、患者の問題が終結した後も、長い悲しみが待っている。患者の病気が悪性だという診断が下ったときから、死後何か月も後まで助けや心の支えが必要である。

助けといっても、もちろん専門的なカウンセリングである必要はない。そういうものをほとんどの人は必要としないし、また経済的な余裕もない。だが彼らは人間を必要としている。友達や医者、看護婦、牧師などである。あるいはソーシャルワーカーがいちばん力になれる場合もある。もしそのソーシャルワーカーが患者を老人ホームに世話した人であり、家族が母親を家におかなかった罪悪感からか、その施設にいた母親のことを話したがる場合はなおさらである。そうした家族は、よく老人ホームにいる他の老人を訪ねて介護を続けたりする。患者の死を否認する気持ちによる場合もあるが、たぶん母親によくしてやれなかった埋め合わせによい行いをしたいと思うのだろう。理由がどうであれ、私たちは家族の欲求を理解し、それらを建設的な方向に向け、罪悪感や恥の感情、罰に対する恐怖を解消させてやらなければならない。いちばんいいのは、家族が子どもであれ、大人であれ、患者が生きている間に、合理的であろうとなかろうとその感情を表に出させて乗り越えさせてやることである。

家族の怒りが、直接私たちや、故人や、神に向けられても、広い心で受け入れてやれば、彼らは罪悪感を持たずに死の受容へと大きな一歩を踏み出せる。彼らが社会的には許されないような考えを口にするのを責めれば、彼らの悲しみや羞恥心や、しばしば肉体的・精神的不調をもたらすこともある罪悪感を長引かせてしまうことになる。

10　末期患者へのインタビュー

あなたの使者である死が私の戸口にやってきた。彼は見知らぬ海を越え、あなたの召し状を私のもとへもってきたのだ。

　夜は暗く、私の心はおびえている。でも私はランプをもって門をあけ、頭を下げて彼を迎えよう。私の戸口に立っているのはあなたの使者だから。

　私は合掌し、涙を浮かべて彼を拝もう。私の心の宝を彼の足下に置いて、彼を拝もう。

　彼は役目を果たしたら、私の朝に暗い影を残して去るだろう。そして私の侘びしい家には、よるべのない私の自我だけが、あなたへの最後の供え物として残るだろう。

タゴール
『ギーターンジャリ』八六節

これまでの章では、重病であったり不治の病であったりしたときに、患者が自分の要求を伝えることがむずかしくなっていく理由を概説してきた。いくつかの調査結果をまとめ、患者がもつ自覚・悩み・関心・願望を引き出すための方法も記してきた。この章では、もう少し多くのインタビューを無作為に取り上げてみたい。そうすれば、そこから患者とインタビュアーの双方が見せるさまざまなやりとりや反応がもっとよく見えてくるだろう。なお、患者とインタビュアーとはほとんど面識がなく、事前の打ち合わせで数分間会っただけだということを心に留めておいていただきたい。

患者の母親がちょうど面会に来ていて、自分の話も聞いてほしいということで、進んで私たちに会ってくれたケースのインタビューも選んだ。この母娘のインタビューを聞けば、末期患者の家族それぞれが末期疾患にどう対処しているかということや、ときとしてひとつのことに関する記憶が家族の立場によってどれだけ違うかということがよくわかると思う。各インタビューの終わりには、前の各章で述べた事柄に関連させてコメントをつけた。以下に挙げる生《なま》のインタビューは、ありのままを伝えてくれるだろう。編集や省略はあえてしなかった。そのため、患者がはっきりと言葉に出しても出さなくても、患者が伝えようとすることを私たちが鋭く見抜いてやりとりしている決定的瞬間もあれば、とても鋭いとはいえないところもある。読者にお伝えすることができないのは、こうした会話の中で当事者たちが実際に経験する部分だ。そこには、患者と医師、医師と牧師あるいは患者と牧師、それぞれの間に流れていく、言葉によらない会話が数多くある。ため息、うるんだ目、微笑み、手の動き、うつろな目、大きく見開いた目、伸ばされた両手……どれもこれも言葉以上にその気持ちを伝えてくれるものである。

多くの場合、患者との面談は一度きりではない。これから紹介するインタビューは、二、三の例外はあるが、その患者との第一回目の面談のものである。患者が亡くなるまで、私たちはどの患者とも必要なだけ何度でも会った。患者の多くは退院して、自宅で亡くなるか、その後再入院したかのどちらかである。退院して自宅にいても訪問してくださいと依頼してくる患者もいたし、「連絡を保つ」ためにインタビュアーに電話をしてくる患者もいた。また、患者の家族が私たちの仕事場にひょっこりやって来たこともあった。その訪問は、あるときは患者の行動を洞察したり援助や理解を求めるためのものであり、またあるときは患者が亡くなってから共に故人を偲ぶためのものであった。入院中あるいは退院後の患者に対するのと同じように、私たちはこうした家族に対してもいつでも求めに応じられるよう努めた。

これから取り上げるインタビューを読んでいただければ、こうした困難な時期に近親者が果たす役割について学ぶことができると思う。

S夫人は夫に捨てられた。そのため、夫は彼女が不治の病だということを、まだ少年の子ども二人から間接的に知らされているだけである。彼女は、自分が死んだら別れた夫と彼の新しい奥さんとが子ども二人の面倒を見てくれるだろうと思っている。だが、彼女が病の末期状態にあるときに、最も重要な役割を演じてくれたのは、隣人であり友人であった女性である。

十七歳の少女はこうした危機に直面したときの若者の勇気を見せてくれている。少女とのインタビューに続いて少女の母親とのインタビューもある。どちらもその様子がありありとわかるインタビューである。

C夫人は、自分自身の死を直視するどころではなかった。家庭内で果たさなくてはならない責任や義務がたくさんあったからだ。家族の中に介護が必要な病人や老人あるいは子どもがいて、そういう家族の世話を患者本人がしなければならない場合、家族をカウンセリングすることがいかに大切かを示した良い例である。

L夫人は、目の不自由な夫の目となって夫を助けてきた。彼女は夫の目の代わりになることで、自分はまだ役に立つ人間であるということを示している。そのため、夫妻が重大局面を迎えたとき、夫も妻も部分的に否認することでこの局面に対処している。

S夫人は四十八歳。プロテスタントで、二人の男の子の母親である。女手ひとつで子どもを育ててきた。誰かに話をしたいということだったので、私たちはセミナーに来るよう勧めた。彼女はセミナーに来ることには気乗りがしないようで不安げだったが、セミナーが終わるとすっかり気が楽になったようだった。面談室まで来る途中、彼女は何気なく二人の息子のことを話題にしたが、その様子からすると、子どものことが今回の入院中のいちばんの気がかりらしかった。

医師　Sさん、私たちはこの前あなたとお話しした以外にあなたのことは何も知りません。おとしはおいくつでしょうか。

患者　ええと、日曜日で四十八歳になります。

医師　今度の？　忘れないようにしないといけないわね。これで入院は二回目ですね。初めて病院にいらしたのはいつでしたか。

患者　四月です。

医師　どういうことでいらしたんですか。
患者　胸のところの、この腫瘍で。
医師　どんな腫瘍でしょうか。
患者　その、じつは私にはまだよくわかりません。この病気のことをよく知らないので、他の腫瘍とどう違うんだかわからないんです。
医師　どういう病気だと思っていらっしゃいますか。ご自分の病気のことをどう聞かされたのでしょうか。
患者　そうですね、まず、病院に行ったときに生検をしました。その二日後に開業医の先生が来てくださって、結果が出たけれども悪性腫瘍だった、っておっしゃったんです。でも本当のところ、どんな病気なのかよくわからなくて……。
医師　でも、お医者さまは悪性腫瘍だとおっしゃったのですね。
患者　ええ。
医師　それはいつのことでしたか。
患者　あれは、そう、三月の下旬でしたか。
医師　今年の？　それじゃ、それまでは健康だったんですか。
患者　いいえ。今はもう良くなりましたが、結核を患ったことがあります。それで、かれこれ合わせて何か月も療養所に入っていました。

医師　そうですか。場所はどこですか。コロラド州？　どこの療養所に行かれましたか。
患者　イリノイ州です。
医師　そうすると、これまでに病気の経験はたくさんされたということですね。
患者　ええ。
医師　もう病院は慣れっこみたいなものですか？
患者　いいえ。病院に慣れっこになれるとは思えません。
医師　それでは、この病気はどんなふうに始まったのでしょうか。どういうことで病院に行ったのですか。病気が始まったころのことを教えていただけますか。
患者　これくらいの小さなしこりができたんです。ちょうど大きなホクロか何かみたいでした。ここのところです。それがだんだん大きくなって、痛くなってきたんですけど、別に変だとは思わなかったんです。医者に行きたくなかったので放っておいてしまいました。結局は、このままではどんどん悪くなってしまう、医者に行かなきゃいけないって思ったんですけど。それと、その二、三か月前に、長年かかりつけだったお医者さまが亡くなったので、どこで診てもらったらいいかわからなかったんです。何しろ、私、夫がいないものですから。結婚して二十二年だったんですが、主人がよその女性に心変わりしましてね。それで、子どもたちと私だけになってしまったものですから、私がいないと子どもたちが困るんじゃないかと思ったんです。だから、ことが深刻だとしてもそれほどではないだろうって、そう自分に言い聞かせてきてしまったということもあります。子どもたちのそばにいてやらなくちゃいけませんから。病気を放っておいたのは主にそういう理由からです。それで、いよいよとなって医者に行ったときは、しこりはかなり大きくなっていて、痛くて痛くて、もう我慢できないほどでした。開業医に行ったんですが、そこでは手に負えないって言うんで、病院へ行かなくちゃなりませんでした。それで、病院へ行ったんです。四、五日して入院したと思うんですけど、そうしたら……片方の卵巣にも腫瘍があったんです。

医師　胸の腫瘍と、ふたつあったということですか。卵巣のほうのは初めてわかったんですか。

患者　ええ。その病院に入院中、卵巣の腫瘍も治療することになっていたんですけど、生検の結果、悪性腫瘍だとわかったので、当然のことながら、後は何もしてもらえませんでした。そこでも手に負えないって言うんで、どこへ行ったらいいか決めなくてはなりませんでした。

医師　どこの病院に行くか、ということですか。

患者　ええ。

医者　それで、この病院を選んだのですか。

患者　ええ。

医師　どうしてこの病院を選んだのでしょうか。

患者　前にここに入院してたっていう知り合いがいて、保険のことでお世話になってる方なんですが、この病院や先生方や看護婦さんのことをほめちぎるんです。先生方は名医だし、すばらしい治療をしてもらえるって。

医師　してもらってますか。

患者　ええ。

医師　悪性腫瘍があると言われたときに、あなたがそれをどう受け止めたかをうかがいたいのですが。悪性腫瘍だということをどう受け止めたのでしょうか。お子さんたちのそばにいて世話をする必要があったので、真実を聞くこと、事実を聞くことはずうっと後回しにしてきたわけですよね。最終的にそういう診断を下されて、どう受けとめましたか。

患者　最初に聞いたときは、すっかりまいってしまいました。

医師　どんなふうに？

患者　感情的にです。

医師　ガックリしたり、大声で泣いたりとか？

患者　ええ、まあ。自分に限ってそんなことはないって、いつも思っていましたから。それから、病気の深刻さがわかって、これはちゃんと受け止めなくちゃって思ったんです。まいっていたって何も解決はしない、一刻も早く自分を助けてくれるところへ行けば、その分だけ良くなる、って思ったんです。

医師　このことはお子さんたちには話しましたか。

患者　ええ。二人ともに話しました。でも、あの子たちが本当のところどの程度理解してるのか、よくわかりません。とても重い病気だということはわかってると思うんですが、どのくらい理解してくれてるかってことになると、わからないんです。

牧師　他の家族の方とかはどうなんでしょう？　このことを誰かに話しましたか。他にどなたかいますか。

患者　男性の友人がいます。五年間お付き合いをしている方です。とてもいい人で、優しくしてくれます。子どもたちにもよくしてくれて、そのぉ、私が子どもたちのそばにいてやれなくなったので、彼が様子を見に行ってくれてるんです。だれかが来て子どもたちといっしょに晩ご飯を食べてくれているとか、だれかがついていてくれるとか、そういうことを見て来てくれます。つまり、子どもたちはまったく二人っきりにされてるわけじゃないということなんです。もちろん、上の子はまあしっかりしてますけど、二十一になるまでは未成年ですから。

牧師　お子さんたちのそばにだれかがいてくれれば安心なんですね。

患者　ええ。それと、お隣りの方がいます。うちは二世帯住宅みたいになってて、その片方に住んでいる女性なんですが、しょっちゅう来てくれるんです。私が二か月間家にいたときは、家事を手伝ってくれました。私の世話をしてくれて、お風呂に入るのを手伝ってくれたり、食べ物があるかどうか気にかけてくれたりしたんです。とてもすばらしい人です。とても信仰が篤くて、私のために精一杯のことをしてくれます。

医師　どういう信仰を持っている方なんですか。

患者　どこの教会へ行ってるのかはよく知らないんですが。

牧師　プロテスタントですか。

患者　ええ。

牧師　あなたには他にご家族とかはいらっしゃいますか。

患者　この町に兄がいます。

牧師　でも、あまり親しくしていない……。

患者　ええ、そうなんです。知り合ってからの期間は短くても、お隣りの女性が本当の意味でいちばん親しい人です。お互いに何でも話せますし、二人で話していると心がなごみます。

医師　そうですか。それはいいですね。

患者　彼女、すばらしいんです。あんなすばらしい人って他に知りません。毎日のように彼女から葉書とか二、三行の手紙をもらうんです。くだらないのもあるし、真面目なのもあるんですけどね。でも、彼女から頼りがあるっていうことが待ち遠しかったりするんです。
医師　だれかが気にかけてくれているってことが。
患者　ええ。
医師　ご主人はいつごろ出て行ってしまったのですか。
患者　一九五九年の九月です。
医師　一九五九年ですか。そのころ、あなたは結核でしたか。
患者　結核の始まりは一九四六年です。その年に娘が死んだんです、二歳半で。当時、夫は軍隊にいました。娘の具合がひどくなったので病院の専門医に連れて行ったんです。何がつらいって、入院中の娘に会えないのは何よりつらかったですね。それから娘は昏睡状態になって、それっきりでした。病院側から検死解剖をしてもいいかという話があって、承諾しました。いつかだれかのお役に立てることもあるかと思って。そうして検死解剖をしましたら、娘はいわゆる粟粒結核《ぞくりゅうけっかく》（訳注・結核菌が血行を介して身体各所の臓器に運搬され、そこに無数の粟粒大の結核結節を作る疾患）だったんです。大動脈に病巣がありました。夫が軍隊にいる間、私の父が来てくれていっしょに住んでいたんですが、そのことがあってから二人とも検査を受けたんです。そうしたら、父には片肺に大きな空洞があって、私も軽症ながら結核でした。それで二人とも療養所に入ったんです。私は三か月ほどそこにいましたけど、治療といっても安静と注射くらいのもので、手術はしないですみました。

それから何年間かは療養所を出たり入ったりで、その間に男の子を二人産んだんですが、一九五三年に下の子が生まれてからは、もうその診療所のお世話になることもなくなりまして。
医師　その娘さんが最初のお子さんだったんですね。
患者　ええ。
医師　しかも、たった一人の女のお子さんだったんですね。さぞかしおつらかったでしょうね。そのつらさからどう立ち直ったんでしょうか。
患者　そうですね、なかなか大変でした。
医師　何が支えになりましたか。
患者　いちばんの支えはお祈りだったでしょうね、たぶん。娘と私とは、何というか、その当時娘は私のすべてでしたから。夫が軍隊に行ったとき、娘は生後三か月でした。娘は私の生きがいそのものだったんです。だから、娘の死を受け入れるなんてとてもできないと思いました。でも、受け入れました。
医師　そして今は、ご主人が出て行かれて、二人のお子さんが生きがいなのですね。
患者　そうです。
医師　そうなると、今回の入院はさぞおつらいことでしょうね。今、病気のことで滅入ったりしたときに、宗教とかお祈りとか何かで気持ちが救われたりしますか。

患者　主にお祈りですね。
医師　あなたがこの病気で死んだらどうなるかということを、考えたり、だれかと話すことはありますか。それとも、そんなことは考えませんか。
患者　そうですね、そんなに考えたことはありません。例の友人とだけは、病気がどれくらい重いとかいろいろなことを話しますけど。彼女以外の人とはほとんど話しません。
牧師　牧師が会いに来てくれるのですか、それとも、あなたが教会へ行くのですか。
患者　以前は教会へ行きました。ここ何か月間は体調が良くなくて、ここに来る前もでしたけど。それで、教会へ行けるほど元気じゃなかったんです。でも……。
牧師　牧師が来てくれるのですか。
患者　ここに入院する前、地元の病院に入院していたときに来てくださいました。もう一度来てくださるはずだったんですけど、ここに来ることを急に決めてしまったので、来る前に会えませんでした。でも、ここへ入院して二、三週間したころに、D牧師さまが来てくださいました。
牧師　主に、あなたの信仰は自分自身の体験を通して自分なりに育んできたものなのですね。でも、そこには教会でだれかに話すような心のはけ口はなかったのですね。
患者　ええ。
牧師　しかし、お友達がその役割を果たしてくれた。

医師　お話からすると、そのお友達って、わりと最近できたお友達のようですが。その二世帯住宅に、あなたのほうが最近引っ越してきたとか、お友達のほうが引っ越してきたとかいうことですか。
患者　彼女とは、そう、知り合って一年半くらいになりますか。
医師　たったそれだけ？　すばらしいじゃありませんか。そんな短期間にどうして気が合ったんでしょうか。
患者　さあ、どうなんでしょう。説明するのって、ほんとにむずかしいですね。その、ふたりともずうっとお姉さんか妹が欲しいと思っていたって、そういう話になったんですよね。私が自分には兄しかいないと言ったら、彼女、こう言ったんです。じゃあ、あなたにも私にも姉妹ができたことになるわね、って。彼女が部屋にいてくれるだけで、とても家庭的な雰囲気になるんです。
医師　あなたには女のごきょうだいはいないんですか。
患者　ええ。兄と私だけです。
医師　お兄さんだけなんですね。ご両親はどんな方でしたか。
患者　両親は、私が小さいころに離婚しました。
医師　いつごろでしょうか？
患者　私が二歳半で、兄が三歳半のころでした。それで私たち、叔父と叔母に育てられたんです。
医師　叔父さんと叔母さんはどんな方でしたか。
患者　とても良くしてくれました。
医師　本当のご両親はどういう方ですか。
患者　母はまだ健在で、この町に住んでいます。父は病気になって、診療所に入ってまもなく亡くなりました。
医師　お父さんは肺結核で亡くなったのですか？
患者　ええ。
医師　そうですか。小さいころはだれのことを身近に感じていましたか。
患者　そうですね、叔父と叔母のことは実の親のように思っていました。幼いころからずっといっしょに暮らして来ましたしね。でも、自分たちは実の親ではなくて叔父と叔母なんだという話はしてくれたんです。私たちにとっては実の親も同然でしたけど。
医師　そこのところにごまかしはなかったんですね。正直な人たちだったんですね。
患者　ええ、そうです。
牧師　お二人はお元気にしていらっしゃいますか。
患者　いいえ。叔父は数年前に亡くなりました。叔母は生きていて、八十五歳です。
牧師　あなたのご病気のことはご存じなんですか。

患者　ええ。
牧師　叔母さんとはよく連絡を取り合っていますか。
患者　ええ、まあ。叔母はあまり具合が良くなくて、そんなに外出できないんですよ。去年、脊椎関節炎になりましてね、長いこと入院していたんです。そういう持病があってもやっていけるものなのかどうか、私にもわからなかったんですけど。叔母には小さな持ち家があって、そこでちゃんと一人暮らしをしてるんです。そのことは、私、すばらしいと思いますね。
医師　八十四歳でしたっけ？
患者　八十五歳です。
医師　あなたはどうやって生計を立てているんですか。お仕事はしていましたか。
患者　ここに来る直前まで、パートタイムの仕事をしていました。
医師　四月まで？
患者　そうです。でも、夫が十分に仕送りをしてくれていますから。
医師　なるほど。だったら、あなたはご自分の収入を当てにしなくていいわけですね。
患者　ええ。
医師　ご主人とはまだ連絡を取り合ってますか。
患者　そうですね、彼は子どもたちに会いたいときはいつでも会いますし、たいていは……。私としてはいつも、夫がいつ子どもたちに会いたくなろうとそれは彼に任せる気でした。同じ町に住んでますから。
医師　そうですか。ご主人は再婚されたのですか。
患者　ええ、しました。出て行って一年かそのくらいで。
医師　ご主人はあなたのご病気のこと、ご存じでしょうか。
患者　はい。
医師　どの程度ご存じなのでしょうか。
患者　そうですね、よくはわかりませんが、子どもたちから聞いた範囲でしか知らないでしょうね。
医師　あなたの口から話すことはないんですね。
患者　ええ。
医師　そうですか。そうすると、個人的に会うことがないのですね。
患者　ええ、彼と話すことはありませんから。
医師　この悪性腫瘍は、今、身体のどこにできているのですか。
患者　ええと、胸のここのところと、こっちの肝臓のところです。それから足のここのところは大きな腫瘍があって骨がほとんどやられてしまったものですから、針金を入れてもらいました。

医師　それは春のことでしょうか。夏のことでしょうか。
患者　七月です。それと、卵巣にも例の腫瘍があるので、それも問題なんですよね……まだ、腫瘍がどこから始まったのか見つけ出していただかないとならないんですけど。
医師　そうですね。腫瘍があちこちにできているのはわかっていても、そもそもどこから始まったのかわからないいんですね。そういうことですよね。こういう悪性腫瘍があるということで、どんな支障がありますか。日常の生活や活動にどの程度差し支えますか。たとえば、あなた、歩けませんよね？
患者　ええ。松葉杖がないと。
医師　家の中は松葉杖をついて歩き回れますか。
患者　ええ。でも、せいぜい料理や家事だけで、とても不自由ですね。
医師　その他にどんな影響がありますか。
患者　そうですね、これといって……。
医師　上でお話ししたとき、痛みがひどいっておっしゃってたように思いますけど。
患者　ええ、そうです。
医師　そうでしたよね。まだ痛みますか。
患者　ええと、そうですね。これだけ長引くと、逆に我慢できるようになるようです。本当に痛くなれば、我慢できなくて薬でも何でもお願いするんでしょうけど。でも、私、薬を飲むのが大嫌いなものですから。

医師　Sさんは相当痛くならないと口に出さないタイプの方のようですね。たとえば、腫瘍にしても、長いこと放っておいて、大きくなって初めて医者に行った……。

患者　それが私のいちばん困ったところなんです。

医師　あなたは看護婦たちにとって扱いにくい患者ですか。必要なときには看護婦に言いますか。ご自分がどんな患者か、ご存じでしょうか。

患者　それは看護婦さんたちに聞いていただいたほうがよろしいんじゃないかと思いますけど（冗談めかして）。

牧師　それはまあ、看護婦に聞くのは簡単なんですが。あなたご自身がどう思っているか知りたいと思いましてね。

患者　さあ、どうでしょうか。誰とでもうまくやって行けるほうだとは思いますけど。

医師　そうですね、私もそう思います。でも、あなたはあまり頼みごとをしませんね？

患者　必要以上には頼まないですね。

医師　どうしてでしょうか。

患者　どうしてなんでしょうね。人それぞれってことでしょうか。自分のことがやれて、家事ができて、子どもたちの世話ができていれば、私はいつだって幸せだったんです。それがいちばんの気がかりなんです。今は自分が誰かのお世話にならなくちゃいけないって気がしてますものね。とても耐えられません。

医師　病気が悪くなっていくことが、いちばんつらいことなのですか。それとも、人のために働けないことがつらいのでしょうか。

患者　そうです。

医師　身体を使って人のお世話をする以外に、どういうことで人のために何かをしてあげられるでしょうか。

患者　そうですね、お祈りのときにみんなのことを想うことはできますね。

医師　あるいは、ちょうど今あなたがここでしてくださっていることとか？

患者　そうです。

医師　こういうことが他の患者さんのためになると思いますか。

患者　はい。そう思います。そうなってほしいですしね。

医師　他にどうやったら私たちがあなたの助けになると思いますか。あなたにとって、死ぬということはどういうことでしょうか。死ぬことはどういう意味を持っていますか。

患者　死ぬのは怖くありません。

医師　怖くない？

患者　はい。

医師　死ぬことは悪い意味合いを持っていませんか。

患者　そういう意味じゃないんです。普通ならだれだってできるだけ長生きしたいと思いますものね。
医師　そうですね。
患者　でも、私は死ぬことが怖くないんです。
医師　死ぬことをどう考えているのでしょうか。
牧師　私もそこが気になったんですが、人には実際いろいろと困った問題があるという話の他に、私たちはあなたとは何も話し合っていないんですよね。この病気で死にいたるとしたらどうなるか、考えることがありますか。そういうことを考えたことはありますか。例のお友達とは話すとおっしゃいましたが。
患者　ええ。彼女とはそういうことも話します。
牧師　そういうことを私たちには話せますか。
患者　話すのは、そうですね、ちょっとむずかしいような……。
牧師　他の人に話すより、そのお友達に話すほうが気が楽なんですね。
患者　相手が他の人となりますとね。
牧師　病気に関連したことをうかがってもいいでしょうか。今回の病気はあなたにとっては二つ目の病気で、前には結核を患い、同じ病気で娘さんを亡くされた。そういう経験は、あなたの人生観や宗教観にどういう影響を与えていますか。

患者　神を身近なものにさせてくれたと思います。

牧師　どんなふうにでしょうか。神が助けてくださるというような感じということですか。

患者　そうです。神の御手に委ねられているような感じです。病気が治って普通の生活を送れるとしたら、それは神のご意思でしょう。

牧師　他人に頼るのはむずかしい、とおっしゃいましたね。でも、そのお友達にはとても救われる思いがするとも。神に頼ることはむずかしいですか。

患者　いいえ。

牧師　神はそのお友達のような存在だということでしょうかね。

患者　そうですね。

医師　でも、私の理解が正しければ、お友達にもあなたと同じ要求があるんですよね。彼女も姉妹がほしいということなんですから、だったら、お互いさまですよね。相手から何かをしてもらうだけではないですよね。

患者　彼女にはこれまでいろいろつらいことや苦労があったんです。だから、私を身近に感じてくれたんだと思います。

医師　孤独な人なのでしょうか。

患者　理解のある人ですね。結婚はしていますけど、子どもはいないんです。子ども好きなのに、自分の子どもはいないんです。でも、だれに対しても愛情深くて、ご主人と二人で向こうの養護施設で先生をしてるんです。あの二人はいつだって子どもたちに囲まれていますし、うちの子供たちにもとても良くしてくれるんです。

医師　万が一、あなたがずうっと入院することになったり、亡くなったりした場合、お子さんたちの面倒はだれが見るのでしょうか？

患者　そうですね、私に何かあった場合には、子どもたちの父親が面倒を見るのが当然だと思います。そうするのがあの人の義務でしょう……。

医師　そうなることをどう思いますか？

患者　それがいちばんいいことだと思います。

医師　お子さんたちにとって？

患者　子どもたちにとっていちばんいいことなのかどうかはわかりませんけど……。

医師　お子さんたちはご主人のほうの奥さんとうまくやっていくでしょうか？　だれが本当に母親代わりになるんでしょうか？

患者　そうですね、彼女にしたらあの子たちは厄介者ですしね。

医師　どういうふうに？

患者　その、子どもたちのことを疎ましく思うかもしれませんし、その辺のことはわかりませんけど。でも、夫は内心では子どもたちを愛していると思うんです。これまでもそうでしたしね。ですから、万が一のときは、夫が子どもたちに対してできるだけのことはしてくれるだろうと思いますけど。

牧師　お子さんたちはだいぶ大きくなったんですよね。下のお子さんは十三歳ですか。

患者　十三歳です。今年八年生です。

医師　十三歳と十八歳でしたよね。

患者　上の子は去年高校を卒業して、九月で満十八歳になりました。それで、徴兵登録をしなければいけなくて、そのことで憂鬱になっているんです。私も憂鬱なんですが、そのことについては考えません。考えないようにと思っても考えてしまいますけどね。

医師　特にこういう状況のときですからね。あれこれ考えるのは大変だと思いますよ。病院全体とか、あなたの病棟のスタッフとかはいろんな点で力になってくれていますか。あるいは、あなたのような患者さんのために、こんなことを改善できたらという提案はないでしょうか。悩みや葛藤や心配がたくさんあっても人に言うのがむずかしい、そういうあなたのような患者さんのためにです。

患者　そうですね。それでしたら、先生方がもう少し私に説明してくださったらなあと思います。何かを本当に知るということでいえば、私はまだ何も知らないと思うんです。自分の病気がどの程度悪いのか、知りたいという患者もいれば、知りたくない患者もいるでしょう。でも私は、自分は先が短いという気がしたら、そのことを知りたいんです。

医師　先生に聞いてみましたか。
患者　いいえ。先生方はいつもお忙しいんで……。
医師　今度、先生をつかまえて聞いていただけませんか。
患者　先生方の貴重なお時間を割いていただくと思うと、なかなか……。
牧師　こういう考え方は、さっき彼女が言った人間関係とそう違わないですね。彼女はだれにも世話をかけたがらない。人に時間を割いてもらうことだって、相手に申し訳ないと思ったら、世話をかけているようなものですからね。
医師　腫瘍がこれ以上大きくならなくて、痛みも我慢できるうちは……ということでしょう？　話を聞いてみたいのはどの先生でしょうか。担当医は何人かいるんでしょう？どの先生とだったら、話しやすいでしょうね。
患者　Q先生のことはとても信頼しています。先生が病室にいらっしゃると、先生のおっしゃることは何もかも信頼して聞けます。
医師　先生はきっとあなたが聞いてくれるのを待っているんじゃないですか。
患者　私、あの先生に対してはいつもそういうふうに信頼しているんです。
医師　先生があなたから聞かれるのを待っているって思えますか。
患者　さあ、どうなんでしょう……話す必要のあることなら、先生だってお話しくださるでしょうけど。

医師　でも、それだけじゃあなたにはもの足りないんですよね。

牧師　そうですね、彼女はもっと話してもらいたいという意味で言ってるんですよね。でも、彼女が出したたとえだと、そう、先が短いとしたらということでしたけどね、私にはそれが疑問として浮かんで来たんですよ。つまり、あなたはそういうことに関心があるのか、とね。あなたは心の中でそういうことを考えているのですか。

医師　Sさん、先が短いって、どのくらい？　そういうのは相対的なものですからね。

患者　ええ、でも、わかりません。半年か一年じゃないかと。

牧師　そういう状況でなかったとしたら、どうしても知りたいという気になったでしょうか。つまり、それがあなたが示した具体的な数字だということですから。

患者　何であれ、自分のことなのですから、やはり知っておきたいんです。余命を教えていい患者もいれば、教えてはいけない患者もいるとは思いますが。

医師　それを知って何が変わりますか。

患者　わかりません。ただ、あとどのくらいかわかれば残りの日々をもうちょっとだけ楽しもうとするでしょうが……。

医師　医者が余命を教えるなんてできないことは、ご存じですよね。医者にだってわかりませんしね……確かに、患者のためを思ったつもりで、だいたいのことを言ってくれる医者もいるかもしれませんが、それを聞いたために ひどく落ち込んで、それからは一日として楽しく生きられないという患者もいるんですよ。そういうことをどう思います？
患者　私はそういうことを気にしません。
医師　でも、なぜ先生方がそういうことに慎重なのかはおわかりですよね？
患者　はい。窓から飛び降りるとか……そういう思い切ったことをする患者さんもきっといるでしょうから。
医師　そうですね、そういう人もいるでしょうね。でも、あなたの場合、ずうっと残りの日々のことを考えてきたようですね。ご自分の状況をよくわかってらっしゃいますものね。その先生のところへ行ってお話しになるべきだと思いますよ。思い切ってやってごらんなさい。
患者　あの先生は患者本人が余命など知らないほうがいいと思っていらっしゃるんでしょうね。そうなると……。
牧師　聞いてみればわかることですよ。
医師　何だって、聞いてみなければ答えてはもらえませんよ。
患者　私が初めてこの病院に来たのは、外来で検査に来たときなんですが、そのときに診てくださった先生には、最初から信頼がもてたんです。
牧師　そういうふうに思えたということは、正真正銘の信頼だと思いますよ。
医師　そういう信頼はとても大事なことですね。

患者　安心できるところにいる、っていう感じでした。だれにだって身近に家庭医がいて、その先生には親しみをおぼえますでしょう。
医師　でも、そのときにはあなたの家庭医は亡くなっていらしたんですね。
患者　とてもすばらしい先生でしたから、先生がいらっしゃらないのはつらくてしかたありませんでした。先生はまだまだこれからだったのに。まだ、五十代後半だったんです。もちろん、先生にはおわかりのことと思いますが、お医者さんの生活って気楽なものじゃないんですよね。それで、医者の不養生ということになってしまったんだと思うんです。患者第一の先生でしたから。
医師　あなたと同じね！　あなたもお子さん第一ですもの。
患者　そうですね、いつも子ども第一でしたね。
医師　居心地は悪くありませんか。あなた、ここへ来るとき、慎重になっていましたね？　この会議室へ来るときです。
患者　ええ、ここへ来るのはあまり気乗りがしていませんでした。
医師　そうでしょうね。
患者　でも、そのとき思ったんです。いいわ、覚悟を決めてやろう、って。
牧師　今は、どういうお気持ちですか。
患者　来てよかったと思っています。

医師　そんなに大変じゃなかったでしょう？　あなた、ご自分は話下手だっておっしゃってたけど、とても上手に話されたと思うわ。

牧師　その通りですね。しかし、さっき私たちに何かお聞きになりたかったようでしたが……。医者たちが忙しそうにしていると患者さんはなかなか質問できないから、早めにきっかけをつかもうということでしたね。私たちのほうは時間に余裕がありますから、面談のことでも何でも聞きたいことがあれば何なりと……。

患者　まあ、そうでしたか。あなた方がいらしてこの面談のことをおっしゃったときには、私、そんなことで何が解決するのか、それが何になるのか……何が目的なのか、まったくわかっていませんでした。

牧師　その答えはこの面談である程度出ましたか。

患者　ええ、ある程度は。

医師　いいですか、私たちがしようとしているのは患者さんから学ぶということなんです。患者さんと私たちとはそれまでに会ったこともありませんし、お互いをまったく知りません。そういう見ず知らずの人と、どうしたら話ができるか。どうやったら、患者さんのことを本当に知り、その人がどんな要求を持っているかを見つけ出せるのか。そういうことを学ぼうとしているんです。今、私はあなたから多くのことを学びました。あなたはご自分の病気が何であるのか十分にご承知でしたね。それが重症だということも、あちこちに広がっているということも。そうやって学んだことが役に立つよう、今度は私たちが努力していくんです。あなたのこういう状況がいつまで続くことになるのかは、誰にもわからないでしょう。でも、病院では新しい食餌療法を試しているんです。そんなに多くの患者さんに試してはいないと思いますが、この療法には大きな期待を寄せているんです。あなたにとって、それはつらい療法でしょう。でも、だれだって病気を治すためには全力を尽くしますよね……。

患者　それが私のためになると病院側が考えてくれているのなら、やってみたいですね。

医師　大丈夫ですよ。だから、あなたにその食餌療法をするんです。でも、あなたのおっしゃっていることは、先生と膝を交えてお話しする時間がほしいということでしたね。たとえ先生が全部すっきりするような答えをくださらなくても、まあ、それはだれにもできませんけど、とにかくお話しなさい。家庭医の先生にお話ししてきたみたいにね。私たちがここでやろうとしているのはそういうことなんですから。

患者　私、思ったほど緊張していません。とても楽な気分です。

牧師　あなたはここでとてもリラックスして座っていると思いましたよ。

患者　最初にこの部屋に入ってきたときは、ちょっとビクビクしましたけど。

牧師　そう言ってましたね。

医師　それでは、あなたをお部屋まで送っていきましょう。またときどき、病室に立ち寄りますね。いいでしょうか。

患者　もちろんです。

医師　おいでいただいてありがとうございました。

ここに取り上げたのは、これまでに大切な人を何人も失い、誰かと悩みをわかち合う必要があった一人の患者が、自分のことを心配してくれる人に出会い、自分の気持ちを話せて安らぎを覚えたという典型的な例である。

S夫人は、二歳半のときに両親が離婚したため、親戚に育てられた。夫が軍隊に行っていて、一人娘が生きがいというときに、その娘が二歳半で結核で死んだ。それから間もなく、療養所で父親が亡くなり、自身も結核で入院しなければならなかった。結婚して二十二年目に夫は妻と子ども二人をおいて、他の女性のところへ行ってしまった。大きな信頼を寄せていた家庭医は、彼女が最も家庭医を必要としたときには亡くなっていた。後に悪性腫瘍だと判明したしこりができたときである。女手ひとつで子どもたちを育てていたため、しこりの治療をしないままにしておいたが、やがて痛みは耐えがたくなり、悪性腫瘍は広がっていった。しかし、つらく孤独な中で、彼女はいつも悩みを話せるような友人を何人か見つけていた。叔父と叔母が実の親代わりになったように、彼らもまた、代理であった。男友達は夫の代わりであり、隣人の女性は、彼女が現実にはもてなかった姉妹の代わりだった。その女性は、患者の病気が進行するにつれ、患者とその子どもたちの母親代わりにもなったので、その女性との関係は最も有意義な人間関係だった。こうした世話をすることによって、その女性自身の要求も満たされ、干渉しすぎることのない思いやりのある世話ができたのである。

ソーシャルワーカーはこの患者のその後の管理において、主治医と同様、非常に重要な役割を果たした。主治医は彼女の希望を聞き、それまで以上に彼女の個人的な話などを聞いてくれるようになった。

つぎは、再生不良性貧血におかされた十七歳の少女である。彼女は学生の前で話をしたいと自分から希望した。その直後に少女の母親のインタビュー、続いて医学部生、大学病院の医師、患者の病棟の看護婦による討論が行われた。

医師　リラックスしていきましょうね。いい？　疲れたと思ったり、どこか痛くなったら言ってくださいね。では、病気になってどれくらいか、病気がいつ始まったのか、教えてもらえますか。

患者　ええ、ほんとうに突然のことでした。

医師　はじめはどんな感じだったの？

患者　ええと……Xという町で教会の集会に出ていたんです。うちから近い小さな町です。集会には欠かさず出席していました。食堂にいって、自分の分の食事をもって席についたら、ものすごく寒くなってきて。寒気で体中ががたがたと震えだしたと思ったら、左の脇腹にさすような痛みが走ったんです。それで、神父さんの家につれていってもらって横になりました。痛みがだんだん激しくなって、とにかく寒くて寒くてしかたない。神父さんのかかりつけのお医者さんが来てくれて、診察してもらうと、急性盲腸炎でしょう、って。それで病院につれていかれました。そのときは痛みがおさまったような気がしました。知らないうちに消えたっていう感じで。そこでいろいろ検査して、盲腸じゃないとわかったので、付き添ってくれた人たちに家まで送ってもらいました。それから二、三週間は大丈夫でした。学校にも行きましたしね。

学生　そのときは何だと思ったんですか。

患者　わかりませんでした。そのあと二、三週間ふつうに学校に通っていたら、ある日、すごく気分が悪くなって、階段で倒れてしまったんです。体から力が抜けていくような感じがして、意識が遠のいていきました。かかりつけのお医者さんが呼ばれて、貧血だと言われました。病院に運びこまれて約一五〇〇ccの輸血を受けていたら、このあたりが痛みだしたんです。それはもう痛くて痛くて。脾臓が痛むのだろう、とお医者さんは言いました。それで脾臓を摘出することになりました。でも、レントゲンをとったり、とにかくあらゆることをしても、全然よくならない。お医者さんもどうしたらいいのかわからなかったみたいです。それでY先生に相談することになって、この病院に検査にきたんです。十日間入院しました。ひととおり検査をして、再生不良性貧血だとわかったんです。

学生　いつのことですか。

患者　五月の半ばぐらい。

医師　そのときどう思った？

患者　そうですね、学校をかなり休んでいたので、はっきりさせたいと自分でも思っていたし、あんなに痛かったら、何の病気なのか調べてもらうしかないですよ。で、十日間入院してありとあらゆる検査を受けて、ようやく病名がわかったんです。たいしたことないが、原因はわからないと言われました。

医師　たいしたことないって医師があなたに言ったの？

患者　というか、お医者さんは両親に話したんです。それから、両親が、すべて知りたいかと聞いたので、私は、もちろん全部教えて、と答えました。それで両親は話してくれたんです。

学生　どう受け止めたんですか。

患者　うーん、初めのうちはなんだかよくわからなかったけど、そのうち、病気になったのは神の意思なんだという気がしてきました。だって、突然だったんですもの。それまで一度も病気にかかったことなんてなかったのに。病気になったのは神の意思で、神にこの身をお預けするのだから、心配することない、そう思いました。それからはずっとそう考えてきたし、だからこそ今まで生きてこられたんだと思います。

学生　気落ちしたことはないのですか。

患者　ありません。

学生　ふつうは落ち込んでしまいますよね。

患者　ええ、落ち込んで病気がひどくなるひともいるでしょうね。こういうときはどんなことも慰めにはならないんです。でも、だれだって病気になったら、ときどきはそう感じるんじゃないですか。

学生　病状について、両親以外の人から聞きたかったと思うことはありますか。つまり、医師から直接聞きたかったとか？

患者　いいえ、両親から聞くほうがいいです。ええ、両親から聞けたのはよかったと思います。でも、お医者さんが話してくれてたら、それはそれですごくうれしかったかな……。（ここには、医師ではなく両親から告知を受けたことを、うれしいと同時に残念にも思うという少女の相矛盾した気持ちがあらわれている）

学生　医師や看護婦などまわりで働いている人は、告知の問題を避けていると思いますか。

患者　あのひとたちは私には何も話してくれなくて、どんなことでも両親にしか言わないんです。私に言うべきですよ。

学生　初めて病気のことを聞いてからいままでに、この病気がもたらす結末について、気持ちに変化がありましたか。

患者　いいえ、今も変わっていません。

学生　それについてずっと考えてきましたか。

患者　ええ。

学生　それでも気持ちは変わらなかったと？

患者　そう。いろいろ大変な目にあっています。いまでは静脈がなかなか見つからないんですよ。そういうふうに、病気の他にもつらいことがたくさんあります。でも、いま大切なのは信仰を守ることだけ。

学生　病気になって、以前よりも信仰が深くなったんですか。

患者　ええ、そう思います。

学生　自分が変わったとしたら、その点だと思いますか。病気を治すのにもっとも重要なのは、信仰ですか。

患者　わかりません。お医者さんは治らないと言うし。でも、神がお望みになるのなら、元気にならなくちゃいけないと思います。

学生　性格は変わりましたか。日を追って、自分が変わったと思うところはありますか。
患者　はい。いままでよりたくさんの人たちと仲よくなりました。たしかに、もともとそういう性格なんですけどね。ほかの患者さんのところに行って、助けてあげることもあります。別の病室の人とも仲がいいから、話し相手になってもらえるんですよ。落ち込んだときに、だれかとおしゃべりすると気持ちが楽になるでしょう？
医師　よく落ち込むの？　前はこの病室にもう一人患者さんがいたけど、いまは一人でしょう？
患者　落ち込んだのは疲れていたからです。もう一週間、外に出ていないんです。
医師　いまは大丈夫？　疲れたら言ってね、いつでもやめますからね。
患者　ええ、大丈夫です。
学生　家族や友達に何か変化はありましたか。あなたに対する態度が変わったとか。
患者　家族とは絆がすごく深まりました。互いに協力するようになって。兄と私は小さいときいつも仲良しでした。兄が十八歳、私が十七歳で、十四か月しかはなれていないんですよ。妹ともいつもべったりっていうくらい仲良しでした。いまでは、きょうだいも両親もみんなもっと強く結びついています。そう、いままでよりいろいろ話せるようになったし、たぶん、家族のみんなもそう思っているんじゃないかしら。何ていうか、とにかく、絆が深まった感じがします。

学生　両親との関係が深く強くなったんですね。
患者　ええ、きょうだいとも。
学生　このことが入院中のあなたの支えになっているのですね。
患者　はい。いま家族や友達がいなかったら、耐えられないと思います。
学生　みんな何とかしてあなたの力になりたいと思っている。では、あなたはどうですか。なにか家族や友達の力になっていますか。
患者　ええ、そうしたいと思って……人がお見舞いに来たら、いつも楽しい雰囲気を出して、来たときよりも安心して帰ってもらえるようにしているつもりです。
学生　一人でいるときは、かなり落ち込みますか。
患者　ええ、パニックになります。私は人が好きで、人の輪の中に入っていたり、だれかといっしょにいるのが好きなんです……なぜかわからないけれど、なにか悪いことが起こるのは、きまって一人でいるときなんですよ。だれだって話し相手がいないと、よけいに気が滅入るでしょ。
学生　一人でいるとき、とくに湧いてくる感情はありますか。一人でいるのが怖くなるようななにか……。
患者　いいえ、ただ、だれもそばにいないなあ、話しかける人がいないなあ、と感じるだけです。

医師　病気になる前は、どんな女の子だったのかしら。外向的？　それとも、一人でいるのが好きだった？

患者　そうね、かなり外向的でした。スポーツとかも好きだったし、いろんなところに行って、遊んだり、人と会ったりすることが大好きでした。

医師　病気になる前に、少しでもひとりぼっちになるようなことはあったのかしら。

患者　ありません。

学生　もう一度すべて初めからやり直さなければならないとしたら、もう少し後で話してほしかったという気持ちはご両親に対してありますか。

患者　いいえ、最初から知らされてよかったと思います。自分が死ぬ運命だと初めから教えられて。そうしないと、両親は私に面と向かえないでしょ。

学生　いまあなたが直視させられているもの、つまり、死とはどんなものだと考えていますか。

患者　そうね、すばらしいものだと思います。家に帰るみたいなもの。神様の近くにあるもうひとつの家にね。だから、死ぬのは怖くないんです。

医師　その「もうひとつの家」の具体的なイメージが描ける？　ほら、口に出さなくても、みんなあれこれ想像をめぐらせているでしょう。よかったら話してくれない？

患者　そうねえ……なんとなく思うのは、みんなに再会できる場所っていうか、とても居心地がよくて、だれか他の……何ていうか特別な人がいるところなんじゃないかしら。すべてのものがこの世とは違うような。

医師　他になにかない？　どんな感じだとか。

患者　そうね、すばらしい感じ。うん、そんな感じかな。欲求もなくて、ただそこにいればいい。二度とひとりぼっちにならないし。

医師　なにもかもとにかく完璧なのね。

患者　そうそう、とにかく完璧。

医師　力を保つために食べる必要もない？

患者　ええ、ないと思います。力は自分のなかに備わっているのだから。

医師　この世のものは何も必要ないのね？

患者　そうです。

医師　わかりました。ところで、あなたはどうしてこんなに強くなったのかしら。この状況に立ち向かう勇気が最初からあったのかしら。信仰をもっている人はたくさんいるけど、こういうときにあなたのように死を直視できる人は少ないわ。ずっといまみたいな気持ちでいられたの？

患者　ええ。

医師　心の底から深い憎しみが湧いてきたことは……。

患者　ありません。

医師　あるいは健康な人に怒りを感じたり。

患者　ありません。両親とうまくいったのは、両親がSというところで二年間、布教活動をしていたからじゃないかしら。

医師　なるほど。

患者　両親は教会のために一所懸命奉仕していました。私たちきょうだいは、まさにキリスト教一家で育ったんですけど、そのおかげで救われたことがたくさんあります。

医師　医師として私たちは、不治の病におかされている患者に、先のことを語るべきかしら？　私たち医師が患者さんのためになにをなすべきなのか、それを教える使命があなたにあるとしたら、どんなことが言いたい？

患者　そうね、ただ病室に入ってきて診察をして、「気分はどうですか」とか何とか口先で言うお医者さんがいるでしょ。あれじゃ、患者は自分の病気を恨むしかないですよ。病気のことをけっして話してくれないんですもの。でもそうじゃないお医者さんもいます。私の知っているお医者さんはたいていそういう人です。私のところに来ると、しばらくおしゃべりをして、気分はどう？　って尋ねて、またおしゃべりしていくんです。髪型がどうのとか、今日は調子がよさそうだねとか話しかけて、患者に具合を尋ねたり、できる範囲で説明してくれるお医者さんもいます。説明するというのはお医者さんにとってはむずかしいことなのでしょう。未成年の私にはなにも話してはいけない、両親に話さなければならないってことになっていますから。でも、患者本人に話すのは、とても大切なことだと思います。お医者さんがやさしくなくて、冷たく事務的に扱われたりすると、病室に入ってこられるのも怖くなる。入ってきたお医者さんに思いやりがあると、患者はすごく助かるんです。

医師　ここでそういうことを話すのを、嫌だとか不愉快だとか思わない？

患者　いいえ、全然。

学生　看護婦はこの問題にどう対処していますか。

患者　ほとんどの看護婦さんはとても親切にしてくれて、いろいろなことを話してくれます。私はたいていの看護婦さんと知り合いなんです。

医師　ある意味では、医師より看護婦のほうがこういう問題にうまく対処しているというわけね。

患者　まあ、そうですね。看護婦さんはお医者さんよりも、私たちと接する機会が多いし、なにかと助けてくれるから。

医師　そう。看護婦は医師にくらべて冷静に対処できるのかもしれないわね。

患者　きっとそうでしょう。

学生　物心ついてから、肉親を亡くした経験はありますか。

患者　はい、父方の叔父が亡くなっています。お葬式に出席しました。
学生　どう感じましたか。
患者　うーん、どう言っていいかわからないけど。なんだか叔父が変に見えたんです。別人みたいに。でも、死んだ人を見たの初めてだったし。
医師　そのとき何歳だったの？
患者　十二歳か十三歳だったかな。
医師　さっき叔父さんが「変に見えた」と言って、笑ってたけど。
患者　ええ、本当に違って見えたんですよ。手から血の気が失せて、すっかり固まっちゃったみたいで。その後、祖母が亡くなったけど、私はその場にはいませんでした。母方の祖父が亡くなったときも。別になにも変わらなかった。叔母が亡くなったときはお葬式に行けませんでした。最近のことでしたから、私の病気のせいで家族はみんな行かなかったんです。
医師　死というのは、時と場合によってそれぞれ違うものなのね。
患者　ええ、私は叔父が大好きでした。でも、私たちはだれかが死んでも泣くことはないんです。だって死んだら天国に行くんですもの。楽園に行くのなら、死んだ人にとっても幸せでしょう？
医師　だれかがそう言ったの？

患者　大親友が一か月前に亡くなったばかりなんです。そのお葬式でその人の奥さんと会いました。彼の死は私にとってすごく大きな意味をもっています。彼はとてもすばらしい人で、私が病気になってから本当に力になってくれました。彼といるととても安心できて満ち足りた気分になれる、そういう人でした。

医師　つまりあなたが言いたいのは、もう少し患者のことを理解し、わずかでも時間を作って話し合うということね。

次はこの少女の母親のインタビューである。少女へのインタビューに引き続いて行われた。

医師　重病のお子さんをもつご両親がこうして私たちにお話を聞かせてくださることは、そう多くはありませんので、この機会はじつにまれなケースだと思っています。

母親　いえ、こちらがお願いしましたので。

医師　娘さんとは、死についてどう感じているか、死をどう見ているか、話し合いました。ひとりぼっちでなければという条件つきでしたが、冷静に、不安もなく受け止めておられる姿に感銘を受けました。

母親　娘は今日、よくしゃべったのですか。

医師　ええ。今日は痛みがかなりひどくて、とても調子が悪いんです。
母親　今朝とは別人のようにたくさん話してくれました。
医師　そうですか、ここに来ても何もしゃべれないのではと心配しておりました。
母親　お時間はとらせませんが、医学生からいくつか質問をさせていただきたいと思います。
医師　初めて娘さんの病状について知ったとき、つまり不治の病だと知ったとき、どう対応しましたか。
学生　われながら立派に対応できたと思います。
母親　ご主人もいっしょだったんですか。
学生　あのとき主人はおりませんでした。正直いって、あのように告知されたのはちょっと不愉快でした。娘が病気だとはわかっていましたが、まさかそれほどとは思っていませんでした。あの日、病院に来たときに、娘の容体を先生に尋ねにいくと、「かなり深刻です。残念なことをお話ししなければなりません」と言われて、小さな部屋に通されたんです。すると先生は、「娘さんは再生不良性貧血で、助かる見込みはありません。そういうことです」と、すごくそっけない言い方をするんですよ。「手の施しようがありません。原因もわからなければ、治療法もわからない」と言われたので、私は「ひとつお聞きしたいのですが」と詰め寄りました。先生は「聞きたければどうぞ」と。それで、「先生、娘はあとどのくらい生きられるのでしょうか。一年ですか」と聞いたんです。すると、「いえいえ、そんな短くはないです」という返事が返ってきました。「それだけでも、幸運でしたわ」と答えるのが精一杯でした。でも、先生とのお話はこれだけでしたから、疑問がたくさん残りました。

医師　去年の五月のことですか。

母親　ええ、五月二十六日です。先生は「この病気にかかる人はたくさんいますが、治療しようがないんです。とにかく、そうとしか言いようがありません。娘さんにはそう受け止めてもらうしかありません」と言って、出ていきました。私はなかなか娘の病室に戻れませんでした。どこかの廊下で途方に暮れていたんですね。戻ろうにも頭が混乱して。その場に立ち尽くして「そんな、あの子が死ぬなんて」と頭を抱えていました。気が変になりそうでした。どういう顔をして娘のところに戻ればいいのかわかりませんでした。しばらくして自分を取り戻して、病室に帰って娘に話したんです。初めは中に入って病気のことを説明するのが怖かった。自分の気持ちが整理できていませんでしたし、泣き出してしまったらどうしようと思ったからです。ですから、しっかりしなくちゃと自分に言い聞かせてから、娘の病室に入っていきました。それにしても、あんなふうに告知され、しかもそのとき一人だったことが、とてもショックでした。せめて、おかけください、ぐらい言ってもらえて告知されていたら、もう少しうまく受け止められたと思います。
学生　具体的には、医師にどのように告知してほしかったですか。
母親　そうですね、もう少し待ってほしかった……病院に来るときは主人がいつもいっしょだったのですが、そのときにかぎって私一人だったんです。二人いっしょに呼ばれて「娘さんは不治の病におかされています」と告げられていたら……と思います。それに、率直に言うにしても、ほんの少しでも同情を示してくれてもよかったと思います。そうすれば、先生が血も涙もない人間には見えなかったでしょう。「でも、世界であなただけがこういう目にあっているわけじゃないんです」なんて、あんまりですわ。
医師　私はこういう場面に何度もぶつかってきて、心を痛めています。その医師はそういう状況で自分の感情をうまく表現できなかったのかもしれない、と考えたことはありませんか。
母親　まあ、そうでしょうけど、それにしてもあんな言い方では傷つきます。
医師　残念なことを伝えるには、冷淡でつきはなした態度をとるしかないこともあるんです。
母親　それもそうですが。お医者さんはこういうことで感情的になっていられないし、感情的になるべきではないのかもしれません。それでも、言い方ってものがあるような気がします。

学生　娘さんに対する感情は変わりましたか。

母親　いいえ、ただ娘といられる一日一日を心から感謝しています。ただ、この日々がもっと続きますようにと祈っています。それが正しいことだとは思っていません。それはわかっています。でも娘は、死は美しく恐るるに足りないという考えの中で育ちました。ですから、死が訪れても彼女の勇気は変わらないでしょう。一度だけ、こらえきれずに私にすがって泣いたことがあったのですが、そのとき娘はこう言ったんです。「ママ、心配かけちゃったわね。大丈夫よ、私、怖くないから。神様が待っていてくださるもの。私のことは神様にお任せするんだから、怖がることはないのよね。そりゃちょっと怖いけど。あなたこんなだとママに心配かけちゃうわね」。私は「いいえ、怖いのはみんな同じよ。あなたはあなたのままでいればいいの」と答えてやりました。そして、「泣きたい？　泣けばいいのよ、みんなそうしているわ」と私が言うと、「ううん、泣くことなんかないわ」と娘は気丈なのです。こうやって彼女は死を受け入れ、私たちも受け入れたんです。

医師　十か月前のことですね。

母親　はい。

医師　つい先ごろ、「あと一日」と宣告されていましたね。

母親　先週の木曜日、半日か一日もてば幸運だと主治医の先生に言われました。彼はモルヒネを打ちたがっていました。命は短くなるけれども、痛みがやわらぐというんです。

少し考えさせてほしいと頼むと、彼は「どうして薬を打って痛みを止めてやらないのですか」と言って、どこかに行ってしまいました。いろいろ相談をして、娘のためにはモルヒネを打ってもらったほうがいいということになりましたので、その旨を主治医に伝えてもらおうと、その階の担当医にお願いしました。しかし、それ以来、私たちは主治医にお会いしていませんし、モルヒネの注射も受けていません。娘の容体は一進一退ですが、だんだんと悪い方に向かっています。病気が進行したらどんな対症療法が必要になるのか、ほかの患者さんから聞いていましたが、そういうことがすべてあの子にも必要になってきました。

医師　どこの患者さんから聞いたんですか。

母親　私の母はP病院におります。そこには娘と同じ病気の人が二百人いて、母はその病気のことをよく知っているのです。死が近づくと、体に触れるだけで患者は痛がり、体中に痛みを訴えるようになるそうです。また、体を起こすだけで骨が折れることもあるそうです。最近一週間ほど娘は食欲がなく、こういう症状も出てきています。三月一日までは廊下で看護婦さんにくっついて、他の患者さんに水を運んだり、励ましたりと、お手伝いをしていたんですが。

医師　つまり、先月がこれまでもっともつらかったんですね。

学生　あなたと他のお子さんとの関係になにか変化がありましたか。

母親　いいえ、前は喧嘩ばかりしていました。あの子も喧嘩をしてはよく「これでもっと仲良しになれるといいわね」なんて言ってましたわ。いまでもたまには喧嘩しますが、ほかのご家庭にくらべたら少ないですし、お互いを傷つけるようなことは言いません。でも（クスッと笑って）、きょうだい喧嘩は子どもたちにとって、とてもいい経験になりました。

学生　お子さんたち自身はどう考えているのでしょうか。

母親　あの子を特別扱いしないようにしているようです。いままでどおりに接していますす。おかげであの子をみじめな気持ちにさせずにすんでいますし、ほかの子どもたちもたまにはあの子に言い返したりもしています。それから、子どもたちになにか用事があるとしますでしょう。そういうときは「今度の土曜日は会いに来られないから、今週いつか来てあげる。それでいい？」とあの子に聞くんです。あの子はいつも「いいわよ、楽しんでらっしゃいよ」と答えています。あの子自身もわかっているのですが、ほかの子どもたちも見舞いに来るたびに、あの子が家に帰れないだろうと思い知らされているんですよ。子どもたちがそう理解してくれているので、家族の中ではわかるところに伝言を残して連絡を取り合うようにしています。

医師　ほかのお子さんとは、この病気の結末について話し合っていますか。

母親　はい。

医師　包み隠さず率直に？

母親　ええ、そうです。わが家ではずっと信仰を大切にしてきました。毎朝、学校に行く前にお祈りをしていますが、このことは大いに子どもたちのためになったと思います。とくに十代の子どもがいる家族では、それぞれにどこかに行くとか、なにか用事があるとかで、集まってゆっくりといろいろな問題を話し合うことはなかなかできませんよね。でも、わが家ではお祈りの時間を使っている、家族の問題を話し合っています。毎朝十分か十五分でいろいろな問題を解決しているおかげでんです。家族は団結しているんです。今の状況についても十分話し合ってきました。じつは娘は自分の葬式の準備までしているんですよ。

医師　そのことについて話していただけますか。

母親　はい、以前、話し合ったことがあるんです。うちの地域、正確にいうと教区に赤ちゃんが生まれまして、その子は目が見えないんです。たしかいま六か月だったと思います。ある日、娘が前の病院にいるときにこう言いました。「ママ、私が死んだら、この目をあの子にあげたいの」。私は、「そうね、そのためにどうしたらいいのか調べましょう。受け取ってもらえるかわからないけど」と答えました。そして、こう話を続けたんです。「ねえ、こういうことって家族みんなで話し合っておくべきだと思わない？　だって、旅行中にパパとママにもしものことがあって、あなたたち子どもだけが残されるなんてことが、起こらないともかぎらないものね」。すると娘は、「そうね、こういうことは意見をまとめておかなくちゃね。私たちでやってあげましょうよ。ママと私はどうしてほしいか自分で書いて、ほかのみんなには希望を聞いてあげるの」と提案しました。そうやってあの子が私を促したんです。「私から始めるわ。それからママの番よ」と、娘に言われるままにひたすら書き留めていたら、どんどん筆が進んでいきました。あの子は人をその気にさせるのがうまいんですよ。

学生　告知を受ける前、娘さんの病気が不治の病ではないかと疑いませんでしたか。ご主人はそれまでいつもいっしょだったそうですが、このときにかぎってあなた一人でしたね。ご主人がその場にいなかったのには特別な理由があったのですか。

母親　私は病院にできるだけ顔を出すようにしています。主人はあのとき具合が悪かったんです。普段は私よりも自由にできる時間がありますから、たいていは私といっしょに病院に来ていたのです。

学生　娘さんによると、ご主人はSで布教活動をしていて、お二人とも教会の活動にたいへん熱心だったそうですね。ひとつにはこれが深い信仰の背景になったのでしょう。ご主人の布教活動とはどんなものでしたか。どうしてやめたのですか。

母親　主人はモルモン教徒で、布教資金やさまざまな手当などあらゆる金銭的援助を受けていました。結婚してから、私は自分の教会に通い、一年ぐらいたったとき、主人もいっしょにくるようになりました。それから十七年間、私や子どもたちといっしょに毎週日曜日、教会に通いつづけました。四、五年前に主人は私の教会の信者になり、そこでずっと活動するようになりました。

学生　娘さんが原因も治療法もわからない病気にかかってから、不条理な罪悪感をいだいたことは一度もありませんでしたか。

母親　いいえ、ありましたよ。私は子どもたちにビタミン剤を与えたことがないので、それが悪かったのではないかとか、いろいろ調べました。わが家のかかりつけの先生はビタミン剤は必要ないといつもおっしゃっていたので、私は与えなかったのですが、ひょっとしたら私の知らない所で子どもたちがビタミンを取っていたかもしれない、とか。そんなふうにあらゆることを病気の原因にこじつけていました。東部で事故に遭ったときに骨を痛めたのが原因だという先生もいます。骨の損傷によってこの病気にかかることがあるそうですね。しかし、ここの先生は「それは、ちがう。数か月前のことなら話は別だが」と言ってます。娘はいままでものすごい痛みに苦しんできましたが、本当によく耐えています。私たちは「神の御心のままに」と祈っています。娘が召されるのであればそれは神の意思ですし、そうでなければ奇跡が起こるでしょう。まあ、奇跡は半分あきらめていますが。先生はけっしてあきらめないとおっしゃっていますから、できるかぎりのことはしていただけるとは思います。娘に尋ねたことがあるんです……あ、これはいままでの話とは違いますが。先生からは、娘に本当のことを話してはいけないと言われましたが、この一年で、あの子は立派に成長して現実を受け入れてくれました。自殺しようとした人や、夫の理解がないとか赤ちゃんがいるので心配だといった悩みを話す人など、いろいろな女性とも親しくなりました。娘はどんなことも知っていますし、誰とでも知り合いなんです。辛抱もたくさんしました。娘には嫌いなことがひとつだけあるんです。それは人から隠しごとをされることなんですね。あの子は何でも知っていないと気がすまないんです。だから、私たちは告知して、いろいろと話し合ったのです。先週、容体が悪化したときは、これで終わりだと覚悟をきめました。廊下で先生の説明を聞いて戻ると、娘はすぐに「先生はなんて言った？　もうすぐ死ぬって？」と尋ねてきました。私は「わからないわ。先生はかなりひどいって」と答えました。そして、「先生は何をしたいって？」という娘の質問にははっきりとは答えず、「痛み止めをくださるって」とだけ言いました。するとあの子は、「麻薬ね。麻薬はいやよ」と言うんです。「痛みがおさまるわよ」と説得しても、「いや、我慢するほうがましよ。麻薬中毒にはなりたくないわ」と拒みます。「中毒になんかならないわよ」と私が言うと、娘は「ママ、何てこと言うのよ」と言いました。娘は弱音をはいたことがありません。ひたすら元気になるという希望をもちつづけています。

医師　時間が残り少なくなってきましたし、そろそろインタビューを終わったほうがいいですね。死に瀕した子をもつ親として、病院の対応をどう感じたか話していただけますか。できるかぎり娘さんのそばにいたいという気持ちは当然です。これに関してサポートはどれくらい受けられましたか。

母親　前の病院はとてもよかったと思います。とても親切にしてもらえました。でも、いまの病院はみなさん忙しそうで、サービスがいいとは言えませんね。ここにいると邪魔にされているような気になります。レジデントやインターンがとくにそういう態度をとるんですよ。とにかく邪魔だという感じで。廊下で隠れたり、気づかれないようにそっと横を通り過ぎることさえあります。これじゃまるでこそ泥みたいですよね。「また来たのか」という目で見られるんですから。向こうは向こうで知らんぷりしてさっさと行ってしまい、話しかけてもくれません。どこかに忍び込んでいるような、ここにいてはいけないような気がします。それでも、私はここにいたいのです。だってわが子がいてほしいと言うんですから。以前はそんなことを言う子ではありませんでした。ですから、邪魔しないように、ここにいようと思っています。自惚れるつもりはありませんが、実際、私だってかなり役に立っていると思います。こちらではぜんぜん人手が足りないようですし、初めの二、三日、娘の容体がひどく悪かったときも、私がいなかったらどうなっていたんだろうと思いますよ。なにしろ、看護婦さんは、娘や同室の年配の婦人を避けていたんですから。その婦人は心筋梗塞でおまるも使えなかったので、私が何日間か手を貸していました。娘は吐いてばかりいて後始末などの面倒を見てもらわなければならない状態でしたが、なにもしてもらえませんでした。だれかがやらなければならないのに。

学生　あなたはどこで眠っているのですか。

母親　すぐそばの椅子です。初日は枕も毛布も何もありませんでした。患者さんの一人が、使わないからと自分の枕を貸してくれたので、コートをかぶって寝ました。翌日、自分の枕を持ち込みました。これは言わないほうがいいかもしれませんが、（クスッと笑って）お掃除の方がときどきコーヒーを持ってきてくれます。

医師　やさしいですね。

母親　お医者さんや看護婦さんのことをこんなふうに言うのはよくないのかもしれませんが、胸のつかえをなくしたいので。

医師　そういうことは明るみに出すべきだと思います。核心を避けて、なんでもうまくいっていると言うのではなく、よく考えて話し合わなければなりません。

母親　そうですね。お話ししたとおり、お医者さんや看護婦さんの態度は、患者や家族にとってとても重要なんです。

医師　いいスタッフに当たった経験もおありだといいのですが。

母親　どうでしょうね。夜勤の女の子が一人いるのですが、患者の持ち物がどんどんなくなっていくんですよ。一部の人たちが苦情を言っても、何の対応もありません。その子はいまも働いているので、患者は彼女が入ってくるのが心配で、眠れずにいるんですよ。その子はなにか盗まれるといけないって。その子は、病室に入って来ると、ひどく無礼でものすごく態度が悪いんです。ただの世話係だっていうのに。でも悪いことばかりでもありません。つぎの日の夜、親切な背の高い黒人の男の子が病室に入ってきました。「こんばんは。僕がいるから夜が楽しくなりますよ！」なんて言うんですよ。彼の勤務態度は立派なもので、どんな夜中でもベルを押すと来てくれました。とにかく立派な青年でした。翌朝、うちの病室の患者は二人とも前の日より百パーセント調子がよくなっていましたよ。こういうことで、患者の一日はすごく充実するんです。

医師　ありがとうございました、Mさん。

母親　しゃべり過ぎていなければいいんですけど。

つぎは、C夫人のインタビューである。彼女は主婦として、母としての責任が重荷になっていて、自分の死を直視することができなかった。

医師　ベッドに横になって一人で考えていると、さまざまなことが頭をよぎるそうですね。ですから、腰を落ち着けて少しお話を聞かせていただこうと、この機会を設けました。まず、大きな心配事はお子さんのことだったと思いますが、それで間違いありませんか。

患者　はい、いちばん心配なのは末娘のことです。ほかに息子が三人います。

医師　でも、かなり大きくなられているんですよね。

患者　ええ、でも、親が重病になったとき子どもがどう反応するかと考えると……とくに母親の場合はね。こういうことは子どもに大きな影響を与えるんですよね。こんな状況で大きくなったら、娘がどうなるのか気がかりなんです。大人になっていろいろなことを振り返ったときに。

医師　具体的にはどんなことを心配しているのですか。

患者　まず、娘は母親から何もしてもらえなくなってしまったわけですよね。私は以前にまして、娘の力になってやれなくなりました。学校でも教会でも……。でも、もっと心配なのは、家族の面倒をだれがみるかです。家にいるとき以上に心配しています。もっとも、家にいたって私には何もできませんでしたけどね。それからこういうことをわざわざ友だちに知らせることは少ないし、また、話したがる人もいませんよね。だからあえて私は人に話しました。みんなに知っておいてもらわなければ、と思ったんです。でもいまじゃ自信がありません。あんなことして、あんなに幼い娘に知らせてよかったのかしら、もっと後で話すべきだったのかしらと。

医師　娘さんにはどうやって話したのですか。

患者　子どもというのは単刀直入に質問してくるものです。ですから、娘の質問には何も包み隠さず率直に答えました。でも、精一杯の愛情は込めましたよ。それに私は希望を捨てていません。いつか新しい治療法が見つかるかもしれない、まだ助かる見込みがあるかもしれないという希望です。私は怖くなかったし、娘にも怖がってほしくなかった。病気が進行して絶望的な状態になり、動けずにひどく苦しくなっても、恐れずにがんばろうと思っていました。そして娘にはこう言ったんです。日曜学校に通って立派に成長するのよって。娘が自分の境遇を悲劇だと思わずにいままでどおり生きていってくれることを見届けられれば、と思います。娘には絶対に、絶対に悲劇だとは感じてほしくなかったんです。私自身悲劇だと思っていません……娘にはこんなふうに伝えました。娘といるときはいつも明るくふるまいました。この病院に入れば病気を治してもらえると娘はずっと信じています。今回だってそう信じています。

医師　あなたはいまでも希望をもっているが、家族ほど楽観的ではない、そうおっしゃっているのですか。その認識の違いが状況をむずかしくしているのかもしれませんね。

患者　この状態がいつまで続くのかは誰にもわかりません。たしかに、いつも希望を捨てずにきましたが、こんなに悲観したのは初めてです。先生は何もはっきりと教えてくれませんし、手術の結果を話してくれたこともないんですよ。でも、言われなくてもわかりますけどね。こんなに体重が落ちたのは初めてで、食欲も全然ないのですから。先生も初めて気づいたみたいなんですが、感染症にかかったらしいんです。白血病の場合、感染症は最悪の事態なんです。

医師　昨日私が訪ねてきたとき、あなたはいらいらしていましたね。結腸のレントゲンをとった後、ひとこと言ってやらなくちゃ、なんて言って。

患者　そうなんです。病気がひどくて弱っているときは、大切なことはどうでもよくなって、何でもないことが重要に思えるんですよ。いったいなぜ先生は私に話してくれないのか、処置をする前になぜ説明してくれないのか。どうして部屋から連れていくときにトイレにも行かせてくれないのか、これじゃ人間ではなく物みたいだって。

医師　昨日の朝、あんなに動揺していた本当の理由は何ですか。

患者　すごく個人的なことですが、お話ししておいたほうがいいでしょう。結腸のレントゲンのとき、なぜ患者は替えのパジャマをもらえないんでしょうか。あれが終わると、ものすごい汚物まみれになるんです。椅子に座れと言われても、あんな椅子には座りたいと思うわけがないでしょう。ご存じでしょうけど、起き上がると白いバリウムが大量に出てきて、気持ちが悪いんです。ああ、それと、病室では看護婦さんたちはとても親切ですが、レントゲン室では患者をまるで数字かなにかのように扱うんですね。患者にしてみれば、わけのわからないことをされて、そのまま部屋に戻るのはすごくつらいんですよ。どうしてこんな扱いをするんでしょうね。でもとにかく、いつもそうなんです。仕方がないではすまされませんよ。医者が前もって説明すべきなのではないですか。私はもうへとへとになりましたよ。昨日も、ここに連れてきてくれたあの看護婦さんが、歩けるでしょうと言ったので、私も「だったら、歩いてみます」とは言いましたけどね。レントゲン台にはい上がるやら何やらしてレントゲンを撮り終えるころには、私はへとへとになっていました。病室に戻れるかどうかもわかりませんでした。

医師　それで怒っていらいらしていたのですね。

患者　私はそんなに怒りっぽいほうじゃありません。いちばん最近怒ったのは、次男が出かけて、主人も仕事でいなかったときじゃないかしら。家に鍵をかけるわけにいきませんが、もちろん、戸締まりもせずに安心して眠れるはずありません。うちはちょうど道の角にあって、そこには街灯が立っているんです。戸締まりを確かめるまで眠れませんでした。息子にはよく言い聞かせていましたから、いつもは電話できちんと連絡をくれていましたが、あの夜にかぎって電話がなかったんです。

医師　ご長男は少し問題があるんでしたよね。精神障害で知恵の発達も遅れていると、昨日ちらっと聞きましたが。

患者　その通りです。四年間、州立病院にいました。

医師　いまは家に？

患者　家にいます。

医師　息子さんにはもっと監督が必要なのに、今は十分に目をかけてやれる人がいない、例の夜、戸締まりを心配したあなたのような人がいない。それが少し不安なんですね。

患者　そうなんです。それは私の役目ですが……とても大切な役目なのに、いまはほとんどなにもしてやれません。
医師　その役目をあなたが果たせないとなるとどうなりますか。
患者　このことで、息子の目がもう少し開いてくれたらと期待しています。何といってもいまは物事を理解する能力がありません。とてもいい子なのですが、だれかの助けが必要なんです。自分で自分のことができないので。
医師　助けてくれそうな人はいますか。
患者　そこが問題なんです。
医師　思い当たりませんか、家族の中で助けてくれそうな人は？
患者　ええ、もちろん、主人が生きている間は、息子の世話ができるでしょう。しかし、主人は仕事があって長時間家を空けなければなりませんから、やはり心配です。父母がいっしょに住んでいますが、それでも安心することはできないんです。
医師　どちらのご両親ですか。
患者　夫の父と私の母です。
医師　ご丈夫なんですか。
患者　いいえ、丈夫ではありません。母はパーキンソン病で、義父《ちち》は心臓が悪いんです。
医師　十二歳の娘さん以外にも、そんなに心配事があるんですね。ご長男が問題を抱えているうえに、お母さんがパーキンソン病ですか。お母さんはだれかの世話をしようとしたら体に震えがくるでしょうね。それにお義父《とう》さんが心臓病で、あなた自身も病気にかかっている。だから、だれかに家で家族の面倒をみてもらわなければならない。このことがなによりも心配なのでしょう？

患者　そうなんです。だれかにこの状況を助けてもらいたいのですが。私たち家族はその日のことしか考えられません。毎日毎日なんとか生き延びているようなものです。でも、先のことを考えたら途方にくれてしまうのは当然でしょう？　何といっても、私がこんな病気なんですからね。納得して、その日その日を静かに受け止めようとただ努力するのがいいのか、思いきって状況を変えるのがいいのか。こんなことだれにわかります？

医師　変えるというと？

患者　ええ、主人が「なにかを変えなくては」と言ったことがありました。年老いた両親を手放すというのです。そうなると母は私の妹に引き取ってもらい、義父《ちち》は老人ホームに入れることになります。まず心を鬼にしよう、家族を施設に入れるのもやむをえない、そう主人は言うんです。うちの家庭医は息子を施設に預けるべきだとまで言います。でもやはり私にはこんなことは納得できません。結局、家族の前でこう言いました。「だめ、出ていかれたら私の病気が悪くなってしまうわ。だから、うちにいて。どうしても行かなくちゃならなくても、行ってみていやだったら、すぐに戻ってくるのよ。みんながいなくなったら、わが家はだめになってしまうわ」。そもそも両親に同居しようと言ったのは私たちなんです。
医師　彼らが施設に入ったら、罪悪感を感じますか。
患者　まあ、階段の昇り降りが危険にまでなったら、そうは思いませんが……たしかにいまでも母に火を触らせるのはちょっと危なくなりかけているんです。
医師　今まで人の世話をしてきたあなたが、逆に世話をされるのはつらいことでしょうね。
患者　それは大した問題ではありません。いつも母に助けてもらっていましたから。母は、世界中で何よりも子どもを大切にしていた人です。もっとも、必ずしもそれがいちばんいいというわけではありません。もっと他のことに目を向けるのも大切ですものね。ただ、母は何よりも家庭を大切にしてきました。それが母の人生なんです。隣りに妹が住んでいるのですが、裁縫とかちょっとしたことなら母はその妹のためにやったりしてるんですよ。妹の家では娘もお世話になっています。ありがたいことですよ。妹が隣りに住んでいて私は幸運でした。母もよく訪ねていき、ちょっとした刺激になっています。
医師　それなら家族は助かりますね。Cさん、もう少しあなた自身のことを聞かせていただけますか。こんなに体が弱ったのも、体重がこんなに落ちたのも初めてだとおっしゃっていましたね。ベッドで一人横になっているとき、どんなことを考えていますか。どんなことがいちばんの支えになりますか。

患者　私と主人は似たような家庭で生まれ育ちましたから、結婚には二人だけの力ではなく大勢の人の支えが必要だと考えていました。主人はボーイスカウトのリーダーでした。彼の両親は結婚生活がうまくいかず、結局、離婚したそうです。私の父は再婚で、すでに子どもが三人いました。若いウェートレスと結婚したのですが、それがうまくいかなかったのです。悲しいことですが、三人の子どもはちりぢりになってしまいました。父と母が結婚したとき、その三人の子どもは私の母とは暮らそうとしませんでした。父は気性が激しく、神経質で、いつでも機嫌のわるい人でした。いま思うと、あんな父とどうして暮らせたのか不思議です。私と主人は地域の教会で出会って結婚しました。そして、結婚生活には周囲との絆が必要だと考えていました。いまもその気持ちに変わりありません。いつも教会の活動に積極的に参加しましたしね。私は十六歳のときから日曜学校で教えていたんですよ。療養施設で手が足りないとなれば喜んで手伝いましたし、教師の仕事は息子が二人生まれるまで続けました。教会での仕事は楽しく、礼拝もよくしました。また、教会が私にとっていかに大切か、神がいかに大切かを息子たちに話してやりました。ですから、何か起こったとしてもすべてを投げ出しはしないと思います。私は神を信じ続けます。どんなことも起こるときは起こるんですから。

医師　それもいまのあなたの支えになっているのですね。

患者　はい。主人と話をすると、二人とも同じ気持ちだということがわかります。C牧師さんにお話ししたとおり、私たちは人と信仰について話し合っていてぜんぜん飽きないんです。それから、主人とはこんな話もしました。私たちの愛は結婚して二十九年たったいまも強いわよね、結婚したころと変わらないわねって。このことも大きな支えになっています。私たちはどんな困難にも立ち向かってきました。彼は本当に、本当にすばらしい人です！

医師　お二人は勇気をもってさまざまな困難にもよく立ち向かったのですね。その中でもいちばんの難問は息子さんのことですか。

患者　できるだけのことはしました。こういうことはどこの親でも経験することだとは思いません。ただ、どう対処したらいいのかわからなかった。最初は何もわからなくて、言うことをきかない子だぐらいにしか思わなかったんです。

医師　なにかおかしいと最初に気づいたのは息子さんが何歳のときですか。

患者　ああ、それはすぐにわかるんです。ああいう子は三輪車に乗るとか、ふつうの子どもがすることをしないんです。でも、母親というのはそれを認めたがらないんですね。まず、他に原因を見つけようとするんです。

医師　納得するまでにどのくらいかかりましたか。

患者　いまのいままでです。でも、正直いうと、幼稚園や学校に入ると息子は先生の手を焼かせるようになりました。注意を引こうとして何でもかんでも口に突っこむんです。

先生から何度か報告を受けてようやく息子には問題があるのだとはっきりと認めました。

医師　つまり、すべての事実をひとつひとつ受け入れていった。白血病と診断されたときと同じですね。ところで、日々の入院生活でいちばん力になってくれる人はどんな人たちですか。

患者　信仰に支えられた温かな態度で接してくださる看護婦さんに出会うと、いつもとても力づけられます。さきほど言いましたように、きのうレントゲン室へおりていったときは、まるで物のように扱われたんです。とくに二度目におりていったときなどは、ろくに世話をしてくれる人もいませんでした。終業まぎわだったので、看護婦さんたちは患者を下へ連れていくのがいやだったのです。だからずっと迷惑そうな顔をしていました。看護婦さんは私を車椅子で連れていったら、その場に車椅子ごと置きっぱなしにして、すぐに帰ってしまうつもりだったんです。だれかが出てくるまで、私を待たせておけばいいと思ったんですね。けれど下にいた係の女性が、彼女にそんなことをしてはいけない、ちゃんと中へはいって、私が来たことを知らせ、中の人に出てきてもらうべきだと言ったのです。看護婦さんは、そんな遅い時間に患者を連れてこなくてはならず、いらいらしていたのだと思います。レントゲン室は閉まりかけていて、技師さんたちは帰りじたくをしていたんですからね。このようなささいなことでも、看護婦さんたちが明るくふるまってくださったら、とても力づけられるでしょうね。

医師　信仰を持たない人については、どう思いますか。

患者　そうですね、そういう人たちにも出会いますね。この病院の患者さんのなかにもいますわ。前回入院していた男の方で、私の病気のことを知ると、こんなふうにいう人がいました。「私には理解できませんね。この世には公平なことなど何ひとつないじゃありませんか。なぜあなたが白血病にかからなきゃならないんですか。タバコも吸わず、酒も飲まず、そういうたぐいのことなど何ひとつしていないのに」。そして「私はこんなに長生きをしていますが、やってはいけないことばかりやってきたんですよ」というのです。こんなふうに言われても、私の信仰にはなんの変わりもありません。御教えには、苦難に出会わないだろうとは述べられていません。主ご自身が、たいへんな苦難に出会われました。だからこそ主はわれらをお導きになり、私も従っていこうとしているのです。

医師　死ぬことについて、考えることはありますか。

患者　私が、ということですか。

医師　そうです。

患者　ええ。死ぬことはよく考えますわ。みんなが私の死に顔を見にくるなんて、考えるだけでいやです。だって、醜いにきまっているんですもの。なぜそんなことをしなくちゃなりませんの？　ささやかな追悼会だけでいいじゃないですか。妙に思われるかもしれませんけれど、お葬式なんて考えるだけでいやです。とにかくぞっとするんです、棺のなかの私の遺体なんて。
医師　どうもよくわからないのですが。
患者　葬式をすれば、二、三日は人をわずらわせることになりますわ。子どもたちばかりでなく、このうえひと様までわずらわせたくないんです。でも死について考えてはみたものの、実際にはなにも行動していないんです。ある日夫が、目を提供することや献体について調べてみようか、っていったことがあるんですが、そのままになっています。そういうことって一日延ばしになりがちなんですね。
医師　そういったことをだれかと話したことはありますか。死がいつ来てもいいように、心の準備をしておくというようなことを。
患者　C牧師にお話ししたように、たいていの人はだれかに頼ったり、病院牧師さんと話をしたくなると思います。そして、牧師さんに答えを全部出してもらいたがるのです。
医師　病院牧師に答えを出してもらうのですか。
患者　キリスト教を理解していれば、私の年になるころには、答えは自分で考えて自分でだすものだとわかるくらいの分別はつくはずだと思います。一人で考える時間がたっぷりあるんですから。病気になれば、一人きりになってしまいます。ほかの人がいつもいっしょにいてくれるわけにはいかないんですから。病院牧師さんとも、夫とも、ほかの人とも、いつもいっしょというわけにはいきません。私の夫は、時間の許すかぎりいっしょにいてくれるほうですけれど。
医師　だれかといっしょにすごすことが、いちばんの励ましになるのですね？
患者　ええ、そうです。とくにある人たちとすごすことが。
医師　ある人たちとは、だれのことですか？　病院牧師とご主人のことは、おっしゃいましたけれど。
患者　私の通う教会の牧師さんです。訪ねてきてくださると、とてもうれしいですわ。それに私と同じ年ごろの若い友達がいます。とても立派なキリスト教徒なんですよ。彼女は視力を失っているんです。ベッドに寝たきりの状態で何か月も入院していたんですが、よく耐えぬきました。彼女はほかの人のためにいつも何かをしているという人なんです。だれかが病気になったらお見舞いにいったり、貧しい人のために衣類を集めたりといったふうに。先日私に手紙を書いてくれました。詩篇一三九を引用したすてきな手紙で、とってもうれしかったですわ。「あなたのことをいつも大切に思っていると、お伝えしたかったんです」って書いてありました。こんな人に出会うと、幸せな気分になれます。人はちょっとしたことで、幸せになれるんです。この病院のスタッフの方々は、だいたいはみんな親切だと思いますわ。ただちょっといやなのが、あちこちの病室から聞こえてくるうめき声なんです。これを聞くと、なぜ看護婦さんたちは、その患者になんとかしてあげられないんだろうって思ってしまいます。うめき声が長いあいだ続いて、とうとう大きなわめき声になると、その患者は一人で放っておかれてるんじゃないかしらって心配になります。私にはその病室に行くことも、話しかけることもできませんから、ただ聞いているしかないのです。こういう苦しむ声って、ひどく気になるんですよ。入院したばかりのころはよく眠れなくて、声のことばかり考えていました。でもこんなことを続けてはいけないって気づいたんです。とにかくちゃんと眠らなくてはだめよって自分にいいきかせて、ようやく眠りに着きました。だけどその夜も、二人の患者さんが泣き叫んでいたのです。私は泣き叫ぶなんてことは、ぜったいにしたくありません。少し前のことですが、ガンで闘病しているいとこがいたんです。私より年上の、とてもすばらしい女性でした。生まれつき身体が不自由でしたが、立派に克服していたんですよ。彼女は何か月も入院していましたが、ぜったいに泣きわめいたりしませんでした。最後にお見舞いに行ったのは、亡くなる一週間前でした。彼女からは勇気づけられ、生きる力をあたえられました。自分のことより、遠くから見舞いにきた私のほうを心配していたくらいの人だったんです。

医師　そういう女性になりたいんですね。

患者　ええ、彼女はいろいろ力になってくれました。私もそうできたらと思います。

医師　きっとできますよ。きょうここで、もう力になってくださっているではありませんか。

患者　もうひとつ心配があるんです。それは、意識を失った状態のとき、どんな反応をするかまったくわからないということです。正気のときとは、ちがった反応をすることがありますからね。主治医の先生を信頼していることが、とても大切だと思います。それに先生がそばにいてくださることも。E先生はとても忙しいので、あまりお話ができません。私は家族の問題がどれほど私の健康に影響をおよぼしているか、いつも感じているのですが、先生から尋ねられないかぎり、あれこれ問題を持ち出すことはできないのです。心の悩みは健康と大きな関係があるって、よくいわれますでしょう。

牧師　先日もそういう意味のことをおっしゃっていましたね。家族の重圧やいろいろな問題が、あなたの健康にも影響したのではないかと。

患者　ええ、本当のことだからです。息子はクリスマスの時期にとても具合が悪くなって、じつは父親がまた州立病院に連れていったのです。息子は自分から病院に行くといいだし、「教会から帰ったら、荷造りするよ」と言っていたのです。ところがいざ病院に着くと気が変わり、家に帰ってきてしまいました。父親の話では、息子が家に帰りたいと言うので、また連れてきたということでした。あの子は家に帰ると、たいてい家のなかをうろうろ歩きまわっています。まったく落ち着きがなくて、じっと座っていることもできないんです。

医師　息子さんはおいくつですか？

患者　二十二歳です。こちらがうまく対処できて、望みどおりにしてやれたら問題はないのですが、答えをだしてやれなかったり助けてやれないと、話しかけることさえたいへんになるのです。このあいだ、あの子が生まれたときにどんなことが起きたのか、説明してやりました。あの子はわかったようでした。私は言いました。「おまえは病気なんだよ。母さんと同じようにね。とってもつらいときがあるよね。おまえがどれほどつらくて苦しいか、母さんにはよくわかる。じつはね、母さんはおまえがとても立派だと思っているんだよ。だっておまえはその苦しい時期を乗りこえて、落ち着いてきているんだものね」。そんなふうに話をつづけるのです。あの子も治ろうとがんばっています。でも心の病というのはむずかしくて、どうしていいのかわからなくなります。

牧師　気の休まるひまがなかったですね。心労が重なったことでしょう。

患者　ええ。息子のことは、いちばん頭の痛い問題です。

医師　あなたのお父さんと最初の奥さんのあいだの小さなお子さんたちは、みんなちりぢりになってしまったということでしたが、今度はあなたが同じ問題をかかえているわけですね。家族の方たちはどうなるんでしょう？

患者　私がいちばん悩んでいるのは、どうしたら家族が離ればなれにならないですむか、あちこちの施設に送らないですむかということです！　もちろん、なんとかうまくいくだろうとは思っています。でも寝たきりになったら、まったく別の苦しい状況に陥ってしまいます。私はまた寝たきりになるかもしれません。夫には、何年か後にはなんとかうまくいっているわよって言っていますが、まだそうなったわけではありませんし。夫の父はひどい心臓発作を起こして、じつは私たちはもう回復は望めないだろうと思ったんです。でも見事な回復ぶりを見せてくれました。義父はいま幸せに暮らしていますが、それでも同じ年ごろの老人だけと暮らすような環境に置かれたら、いまほど幸せではないだろうと思うこともあります。

医師　お義父さんを老人ホームに送れますか。

患者　ええ、老人ホームでの暮らしも、義父が思っているほどたいへんではないでしょう。でも義父は息子夫婦と暮らしていることを誇りにしているんです。それにこの町で育ち、この町でこれまで暮らしてきたのですから。

牧師　おいくつですか？

患者　八十一です。

医師　ご主人のお父さんは八十一歳で、あなたのお母さんは七十六歳ですね。Cさん、面談は四十五分以上はかからないと約束してあるので、そろそろおしまいにしなければなりません。きのう、家族の問題があなたご自身とあなたの死に対する考えにどれほど影響をあたえているかについて、だれとも話したことがないと言っていましたね。患者さんが希望するなら、医師とか看護婦とかそれ以外の病院スタッフが、患者さんとそういう問題を話し合うというのはどう思われますか。

患者　とても助かります、ありがたいですわ。
医師　どんな人と話をしたいですか？
患者　患者に歩みよって、人生面に関心をもってくれるような、数は少ないでしょうけれど、そんな先生に話をきいてもらえたら、幸せですね。たいていの医師は、患者の医学的な面にしか興味を持ちません。M先生はとても思いやりのある方で、入院してから二回も会いにきてくださり、とても感謝しています。
医師　なぜそういうことに乗り気でない医師が多いんでしょうね。
患者　病院の外の世界と同じですわ。当然やるべきことであっても、それを実行する人が増えているわけではありませんものね。
医師　さあ、もう終わりにしましょうか。なにか質問はありますか、Cさん？　いずれまたお目にかかりましょうね。
患者　質問はありません。ただ私、もっと多くの人にこうした問題を訴えて、手助けをしてくれるようお願いしたいですわ。息子のことは特別の例ではありません。世の中にはこうした問題を抱えた人はたくさんいます。だれかに関心を持ってもらい、できたら手を貸してほしいと願っているんです。

C夫人は、S夫人と境遇が似ている。ともに中年の女性であり、何人もの、手助けを必要とする家族の世話をしている責任ある人生のただなかで、自らの死が迫ってきている。C夫人の義父は八十一歳で、最近心臓発作を起こした。母親は七十六歳で、パーキンソン病にかかっている。十二歳の娘は、まだ母親を必要とする年齢であり、C夫人が心配するように〝あまりに早く〟大人になっていかなければならない運命を背負わされている。そのうえ彼女には二十二歳になる知的障害をもった息子がいて、州立病院に入退院をくりかえしている。彼女は、この息子のことがいちばん気がかりで、悩みの種でもある。彼女の実父は、前妻とのあいだに生まれた幼い三人の子どもを見捨ててしまった。彼女もまた、手助けを必要としている家族を、彼らが自分をもっとも必要としているこの時期に、置き去りにしなければならないのだろうかと心配しているのである。

患者の肩にかかるこうした家族の重圧について、話し合いがもたれ、なんらかの解決が見出されないかぎり、患者はなかなか安らかな死を迎えることができない。こうした患者は自分の悩みを聞いてもらう機会をあたえられないと、怒りでいっぱいになり、気持ちも落ち込んでしまう。C夫人の怒りは、病院スタッフへの憤りのなかに最もよく表されているといえる。ある看護婦は、C夫人がレントゲン室まで歩いていけると思いこみ、またC夫人のいろいろな願いに少しも注意を払わなかった。C夫人は体力の衰えた、弱々しい患者ではあったが、できる範囲内で、できるだけ自立して生きたい、そしてつらい境遇のなかでも威厳をたもっていたいと願う患者だった。看護婦はそうしたC夫人をうまく世話するどころか、終業時間のことばかり気にかけていたのである。

C夫人がおそらくいちばん言いたいのは、人の気持ちに敏感な、思いやりのある人が必要だということと、それらの人びとが患者の大きな支えとなるということであろう。彼女は義父と母を老人ホームに送るのではなく、自宅で暮らしてもらい、できるかぎり自分らしく生きてもらうようにすることで、みずからお手本を示したといえる。同様に息子についても、同居は家族にはとてもたいへんなのであるが、州立病院には戻らず家で暮らしたいという願いを聞きいれて、自宅でできるかぎり家族の一員として暮らすようにさせている。家族全員を力のおよぶかぎり世話するという、こうした苦労を述べることで、彼女は自分もまた家で暮らし、できるかぎり自分らしく生きるようにさせてほしい、という願いをも伝えているのである。たとえそれが寝たきりで家にいることを意味しても、彼女が家にいることは家族に受け入れられるはずだと伝えているのである。C夫人が最後に述べた、もっと多くの人に訴えて、病人の欲求をみんなに知らせたいという願いは、このセミナーでいくぶんはかなえられたであろう。

C夫人は、悩みを分かちあいたいと願い、援助をよろこんで受け入れる患者で、のちに述べるL夫人とは対照的だった。L夫人は、面談には応じたが、悩みを分かち合ったのはずっとのちで、死の直前、私たちに訪ねてきてほしいと求めたときだった。

C夫人は、知的障害のある息子の問題が解決されるまで、できるだけの努力をつづけた。

理解ある夫と信仰は彼女をささえ、苦しい数週間を耐えぬく力をあたえた。彼女の最後の願い、すなわち、棺のなかの「醜い」姿を見られたくないという願いは、夫に伝えられた。妻はいつも他人をとても気遣っていたからそういう願いを持ったのだろう、と夫は理解した。醜く見えるのを恐れる気持ちは、つぎの二点にも表れていると思う。ひとつは、大声で泣きさけぶ患者への懸念を述べた点で、彼女は「威厳を失うのではないか」と心配している。もうひとつは、意識を失うことへの恐れを述べた点である。「意識を失った状態のとき、どんな反応をするかまったくわからないということです……主治医の先生を信頼していることが、とても大切だと思います。それに先生がいつもそばにいてくださることも……E先生はとても忙しいので、あまりお話ができません……」と彼女は述べている。

これは他人への気遣いというよりは、自分自身が自制力を失うことへの恐れであろう。家族の問題がどうにもならないほど深刻になっているのに、自分があまりにも力不足だと感じたとき、自制心を失い、怒りを爆発させてしまうのではないかと恐れたのである。

その後のある訪問で、彼女は「ときどき絶叫」したくなることがあると認めた。そして「どうかあとをよろしくお願いします。私はもうみんなの心配をすることができません」と頼んだ。病院牧師とソーシャルワーカーがあとを引きついで、家族の問題の解決に乗りだし、精神科医が彼女の息子の就職の可能性を検討したと聞いて、彼女は心の底からほっとした。彼女の心を悩ませていた心配事すべてに、必要な手が打たれ解決に向かっていると知ってはじめて、C夫人の心は穏やかになり、棺のなかの自分を見られるとか見られないとかを心配しなくなった。棺のなかの自分は、「醜く見える」というイメージから、平和で安らかで威厳のあるイメージに変わり、彼女はこのとき最後の受容と虚脱に達したのである。

次のL夫人との面談は、お読みいただければ、おのずとおわかりいただけるだろう。この面談が本書に収録されたのは、L夫人が、援助の手を喜んで受け入れようとしたかと思うときっぱりと拒否したりと、気持ちをくるくると変えて、私たちにもっとも失望を味わわせる患者の典型例だからである。こうした患者には、援助を押しつけてはならない。患者が私たちを必要としたとき、すぐに援助の手を差しのべられるようにしていることが大切なのである。

医師　Lさん、入院してこれでどのくらいになりますか。
患者　入院したのは、八月六日でした。
医師　初めての入院ではありませんね？
患者　ええ。この病院には二十回近くか、それ以上入院しています。
医師　最初に入院したのはいつでしたか。

患者　えーと、最初の入院は一九三三年で、初めての子を出産したときです。でも、この病院に最初に入院したのは一九五五年でした。

医師　そのときは、何のご病気でしたか。

患者　副腎摘出の手術を受けました。

医師　どういう理由で、副腎摘出手術を受けたのですか。

患者　脊椎の下部に悪性腫瘍があったからです。

医師　一九五五年に見つかったのですね。

患者　そうです。

医師　すると、その悪性腫瘍で十一年間闘病なさってきたわけですね。

患者　いいえ、十一年以上になります。一九五一年に片方の乳房の切除手術を受けました。一九五四年にもう片方の乳房の切除手術も受け、一九五五年にこの病院で副腎摘出手術と卵巣摘出手術を受けたのです。

医師　いまおいくつですか。

患者　五十四です。もうすぐ五十五になります。

医師　五十四歳ですか。それでわかっているだけでも、一九五一年からずっと病気をなさっているということですね。

患者　そうです。

医師　最初に病気に気づいたときの様子を話してくださいますか。

患者　一九五一年に、親戚の親睦会のようなものを開いていたときのことです。この町以外のところから夫の親戚がみんなわが家に集まっていました。私は上の階を掃除して、入浴したのですが、乳房の上側にしこりがあるのに気づいたのです。そこで義理の姉を呼んで、心配なものかしらって訊いたのです。すると姉は、心配だから医者に電話して予約を入れるようにと言いましたので、そのとおりにしました。それは金曜日のことで、私はつぎの火曜日には医者に行き、水曜日には病院へ行ってレントゲン検査を受けたのです。しこりは悪性腫瘍だと言われました。そして翌週のはじめには手術を受け、片方の乳房を切除されたのです。

医師　その間ずっとどんなお気持ちでしたか。そのとき、おいくつぐらいだったのですか。

患者　三十……そうですね、もうすぐ四十歳になるところでした。よくわかりませんけれど、みんな私が打ちひしがれてしまうだろうと思ったようです。ですから私が平気でいるのが理解できなかったんです。じっさい私は自分の病気のことで冗談を言ったりしてたんですから。しこりを見つけたとき、「これは悪性腫瘍かもしれないわ」なんてひょいと思いつきを言ったら、義理の姉にひどく叱られました。私は病気をあまり深刻には考えませんでしたが、長男はすごく悲観的に受けとめました。

医師　ご長男はおいくつですか。
患者　あの子は十七歳、いえ、あと二、三か月で十七歳になるところでした。あの子は私の手術が終わるまでは家にいましたが、そのあと軍隊に入隊してしまいました。私が病気や寝たきりになったり、あるいは万一のことでも起きたりするのが怖かったので、入隊してしまったのです。でもそのことをのぞいては、つらいことはありませんでした——ただひとつつらかったことといえば、のちに受けた放射線治療でしたわ。
医師　ほかのお子さんたちは、何歳でしたか。まだほかにいらっしゃるようなお話でしたが。
患者　ええ、もう一人、二十八になる息子がいます。
医師　二十八歳というのは、いまですね。
患者　いまです。当時は、小学生でした。
医師　息子さんが二人ですね。
患者　そうです。
医師　ご長男は、あなたが死ぬのではないかと怖くなったのですね。
患者　そう思います。
医師　それで家を出ていった……。
患者　そうです。

医師　ご長男は、あとになってからはどう受けとめましたか。

患者　おまえは「病院恐怖症」だよって、からかってやるんですけれど、あの子は病院へ来て、ベッドに寝ている私を見ることができないんです。これまであの子がきたのは、私に輸血をしてくれたときだけでした。あの子の父親が、重くて自分では運べないものを家に持っていってほしいとか、家から私のところへ持っていってほしいとか、ときどき頼んでいるのですが。

医師　悪性腫瘍であることは、どのように告げられましたか。

患者　単刀直入にです。

医師　それはいいことでしたか、悪いことでしたか。

患者　私は平気でした。ほかの人はどう受けとめるかわかりませんけれど、私に関しては告知してもらってよかったと思っています。みんなが知っているのに、私だけ知らないというよりは、告知されたほうがずっとましです。患者というのはみんなに気を遣われすぎると、ますます敏感になって、悪いことを想像してしまうのですよ、私はそう思います。

医師　告知されないと、患者は疑心暗鬼になってしまうということですね。

患者　そう思います。

医師　いままでのお話によれば、一九五一年の発病から一九六六年の現在まで、およそ二十回、入退院を繰り返しているということですね。

患者　そうです。
医師　そのことから、どんなことを教えていただけるでしょうか？
患者　（笑って）わかりませんわ、私自身がまだ学んでいる身ですもの。
医師　現在のお身体の状態はどうですか。装具をつけていますね。背骨の具合が悪いのですか。
患者　そうなんです。去年の六月十五日に脊椎固定術を受けて、それからはいつも装具をつけるように言われています。いまは右脚の具合がどうもよくないのです。でもこの病院には立派なお医者さんがそろっているので、そのほうも直していただけるでしょう。先日、麻痺がおきて、右脚がほとんど使えなくなってしまい、両脚にぴりぴりとしびれる感じがしたのです。ところがきのう、それがぴたっとおさまりました。いまは右脚も自由に動かせて、もとに戻った感じがします。
医師　悪性腫瘍の再発は、起きていませんか。
患者　ええ、起きていません。いまは活動がとまっている状態だから、心配することはないと言われました。
医師　いつから活動がとまっているのですか。
患者　副腎摘出手術を受けてからずっとではないでしょうか。もちろん、よくはわからないのですが。お医者さんがいい知らせも教えてくれたら安心するのですけれど。

医師　そのことを聞きたいのですね。

患者　退院するとき、いつも夫に言うんです。これは私の最後の入院で、二度と病院にはもどらないわ、って。この五月七日に退院したときは、私がそれを言わなくてすむよう、夫のほうが言ってくれました。でも長くはつづきませんでした。八月六日には、また入院してしまったのですから。

医師　にこやかになさっていても、心の奥では、深い悲しみをかかえていらっしゃるんでしょうね。

患者　そういうときもありますわ。

医師　それをどう受け入れていらっしゃるんですか、悪性腫瘍のこととか、二十回の入院のこととか、乳房の切除や、副腎摘出のことを。

患者　それに脊椎固定術も。

医師　脊椎固定術も受けたんでしたね、そうしたすべてのことを、どう受け入れていらっしゃるんですか。あなたの強さはどこから出てくるのですか。心配なことはなんですか。

患者　よくはわかりませんが、神様と先生方をひたすら信じることで、救われていると思います。

医師　どちらが、より重要なのですか。

患者　神様です。

牧師　前にお話ししたときには、信仰に支えられてはいるが、悲しくなるときもあるということでしたね。
患者　ええ、そうです。
牧師　抑鬱は避けるのがむずかしいことがありますね。
患者　ええ。短い時間であろうと長い時間であろうと、一人でいるとよけいに気がめいるんです。昔のことをあれこれ考えては、ベッドに横たわってそんなことを考えてもしょうがないわって思うんです。もうすべて終わったことなんですから。これから先のことをもっと考えるべきなんです。初めて病気になって、ガンの手術を受けることになったとき、家には息子が二人いましたから、せめてこの子たちが大きくなるまでは命をお助けくださいって祈りましたわ。
医師　お二人とも成人なさったんですね。じゃあ、願いは聞きとどけられたわけですね。
（患者は泣いている）
患者　泣かせてください。ごめんなさい、思いきり泣きたいんです。
医師　かまいませんよ。どうして抑鬱を避けるなんて、おっしゃったのかしら。なぜ避ける必要があるんですか？
牧師　私の言葉が不適切でしたね。L夫人と私は抑鬱に対処する方法をいろいろ話しあったんです。ほんとうは避けてはならないのです。正面から向きあって、打ち勝たなくてはならないのです。

患者　ときどき泣かずにはいられなくなるんです。ごめんなさい……。

医師　いえ、いえ、泣いたほうがいいんですよ。

患者　まあ、そんな……。

医師　だって、泣かないようにしていると、ますますつらくなるだけでしょう？

患者　いえ、そんなことはありません。私の場合は、思いきり泣いたりすると、よけいに気がめいってしまうんです。だって入院している人はみんな、こんなふうに、せっかく生きているんですから、これまでのできごとに感謝すべきだと思うんです。ほかの多くの人たちが持つ機会のなかったものを、たくさん持っているのですから。

医師　例の「思いがけない余分の生」のことを言っているんですね。

患者　ひとつには、その「余分の生」のこともあります。この数か月のうちに、身内にそういうできごとが起きるのを、目のあたりにしてきました。そうしたことが自分の身に起きなくて、とても幸運だったと思っています。

牧師　義理のお兄さんのことを、おっしゃっているんですね。

患者　そうです。

牧師　この病院で亡くなったんですね。

患者　ええ、五月五日に。

医師　どういういきさつだったんですか？
患者　義兄は長患いしたわけでもなければ、私のように長く入院したこともありません。高齢だったわけでもないのです。発病したときすぐにきちんと治療をうけていたら、と思います——命を落としたのは義兄が病気を放っておいたせいなんです。元気だったにもかかわらず、長くはもちませんでした。
医師　おいくつだったのですか。
患者　六十三歳でした。
医師　病名は？
患者　ガンです。
医師　お兄さんは病気を気にかけたりしなかったんですね。
患者　義兄はその六か月ほど前から具合が悪かったんです。それでみんなが医者に診てもらうようにとか、どこかで治療を受けるようにとか勧めたのです。でも義兄はまったく聞き入れず、そのうち自分の手に負えなくなってしまいました。そこでここに入院して、なんとか助けてもらおうとしたのです。義兄夫婦は、お医者さんが私の命は救えたのに、義兄の命は救えないと知って、ひどく取り乱しました。でも、これ以上我慢ができないというところまで放置したんですからね。
医師　その「思いがけない余分の生」というのは、ほかの時間とはちがう特別の時間ですか。

患者　いいえ、ちがいません。なぜなら、私の人生は、先生や牧師さんの人生と変わらない普通の人生だと思うからです。私は自分が借り物の時間をすごしているとも、残された時間をより有意義にすごさなければならないとも思いません。私の時間は、お二人の時間と同じだと考えています。

医師　より中身の濃い人生を送っていると感じる患者さんもいますよ。

患者　そんなことはありません。

医師　でも、あなたの考えはすべての人にあてはまるわけではない、とは思いませんか。

患者　ええ、ええ、そんなことはわかっています。人間にはみんな残り時間がありますが、それはその人の時間であって、私とは関わりのない時間なんです。それだけのことですわ。

医師　なんらかの方法で死の準備を進めようとしたり、あるいは、いまは死の準備を進めるための時間だと考えたりしたことはありませんか。

患者　いいえ。これまでと同じように一日一日を送っていくだけです。

医師　そうですか。死とはどんなものか、何を意味するのかということも考えたことがないのですか。

患者　ええ。そんなことは考えたこともありません。

医師　人間なら考えるべきだと思いませんか。みんな、いつかは死ななくてはならないのですから。
患者　死の準備をするなどという考えは、頭の片隅にも浮かんだことはありません。万一そのときが来たら、おのずとわかるでしょう。いまはまだ準備ができているという気はしません。まだまだ先のことだと思います。
医師　そうですね、でもだれにもわからないことですよ。
患者　ええ、でも二人の息子を育てあげたということだけは確かですわ。孫たちの世話も手伝うつもりです。
医師　お孫さんがおありなんですか。
患者　七人います。
医師　では成長が楽しみですね。
患者　孫たちの成長も楽しみですし、ひ孫の顔も見たいと思っています。
医師　入院中は、どんなことがいちばんの支えになりますか。
患者　できたら、先生方に四六時中そばにいてもらいたいですわ。
牧師　私にも、答えがひとつわかっていますよ。それは将来のことや願いごとをいつも心に思いうかべることでしょう。あなたはいつもおっしゃっているではありませんか。自分の願いは、家に帰れるようになることと、動きまわれるようになることだけだと。

患者　そうです。もう一度歩きたいのです。何年か前と同じように、きっとうまく歩けるようになりますわ。心に決めているのです。

医師　どういうわけで、その願いを捨てたり、あきらめたりせずにいられたと思いますか。

患者　私には、たったひとつ気がかりがあるんです。それは家にいる夫のことです。夫はまるで大きな赤ん坊で、世の中の赤ん坊を全部あわせたより手がかかるんです。糖尿病をわずらい、その合併症でよく目が見えないのです。私たちは障害者年金で暮らしています。

医師　ご主人はどれくらいのことができるのですか。

患者　たいしたことはできません。視力が弱いのですから。街の信号も見えないのです。以前私が入院していたとき、夫はベッドの一方に座っていたS夫人に話しかけたのですが、そのとき、夫人から自分のことが見えるかどうか尋ねられたのです。夫は見えることは見えるが、ぼんやりしていると答えたので、夫の目が悪くなっていることが、私にわかったのです。夫は新聞の大きな見出しは読めますが、次の大きさの見出しは拡大鏡を使わねばならず、それ以下は見えません。

医師　家では、だれがだれの世話をしているのですか。

患者　去年の十月に退院したとき、夫は私と約束しました。私が夫の目となり、夫は私の足になろうと。二人でそう計画したのです。

医師　それはいいですね。計画はうまくいきましたか。

患者　ええ、とてもうまくいきました。夫は誤って食卓をひどく散らかしてしまうことがあるのです。夫が自分の目のせいでそうしたと思わないよう、私はそのあとわざと散らかすのです。夫がつまずいたり、なにか失敗したときは、夫が落ちこまなくてすむようにこう言います。私だっていつも失敗するんですよ、いい目がふたつあるのにねって。

牧師　ご主人は、落ちこまれることがあるのですか。

患者　ええ、ときどき悩んでいます。

医師　ご主人は盲導犬を申し込むか、検討したことはありませんか。また、なんらかの訓練、つまり行動訓練などに申し込んだことはありませんか。

患者　うちは救世軍から家政婦を派遣してもらっています。その家政婦さんが夫に、救世軍としてなにか手助けできることがあるかどうか調べてみると言ったそうです。

医師　盲人のための福祉施設である「ライトハウス」が、ご主人のおこまりの具合を見て、必要ならば行動訓練をしたり、杖をあたえたりしていますよ。

患者　それはありがたいですね。

医師　ご家庭では、互いに力を出しあって、相手のできないところを補いあっているようですね。そうなるとあなたが入院しているとき、ご主人がどうしているのかとても気がかりですね。

患者　その通りなんです。

医師　ご主人はどうやって暮らしていらっしゃるんですか。

患者　夕食は、子どもたちが自分の家に呼んでくれています。週に三回は家政婦さんがきて、掃除とアイロンがけをしてくれます。夫は洗濯はできるのです。夫がどんなことをしても、私は自信を失わせるようなことは言いません。夫はいろいろと失敗が多いのですが、よくできたわ、って言うんです。これからもその仕事をやってもらわなくてはなりませんから。

医師　ご主人の気分をよくするようなことを、言っているわけですね。

患者　そうするようにしています。

医師　ご自身に関しても、同じことをしているわけですか。

患者　苦痛を訴えないようにしています。夫に具合はどうかと訊かれると、いつもとてもいいわ、って言うのです。入院しなくてはならないほど具合が悪くなって、病院から入院を勧められるまでは、そう言います。それに夫が家事をするようになったのは、今度が初めてなんです。

医師　ええっ、ご主人はこれまであなたに家事を頼んだりしていたのですか。

患者　いいえ、私が自分からやっていたのです。というのも、私には病気になったと思いこんでいる友人がいたからです。彼女は自分から車椅子を使いはじめました。そのときから心に決めたのです。ほんとうに悪くなるまでは、苦痛を訴えまいと。それは彼女から学んだ教訓だと思います。彼女は自分が多発性硬化症にかかっていると認めてもらおうと、町中のお医者さんに行きました。でもお医者さんはみんな、どこも悪いところがないと言ったのです。現在彼女は車椅子の生活をしていて、まったく歩くことができません。彼女が病気になっているのかどうか私にはわかりませんが、とにかく彼女は約十七年間、こうした生活をしているのです。

医師　それもまた極端な話ですね。

患者　ええ、でも私が言いたいのは、彼女がたえずここが痛い、あそこが悪いとぐちをこぼしていることなのです。それに義理の妹は、爪が痛いとか、脚の毛がうまく剃れないとか、年じゅう文句を言っています。私はこの二人がたえずこぼしていることに我慢がならないのです。それで、ほんとうに悪くなるまでは、けっして苦痛を訴えないでおこうと心に決めたのです。

医師　ご家族のなかでは、だれがこんなふうに苦痛や不満を訴えていましたか。ご両親はこんなふうに病気と闘ったのですか。

患者　母は一九四九年に亡くなりましたが、重体になったのは、知るかぎりでは二回だけです。その二回目というのは、白血病で亡くなったときです。父のことはよく覚えていません。一九一八年に大流行したインフルエンザにかかって亡くなったことしか覚えていないのです。ですから父についてはあまりお話しすることができません。

医師　するとご両親とも苦痛を訴えたあとすぐ亡くなったので、苦痛を訴えることと亡くなることは、同じことだといえるわけですね。

患者　そうです、その通りです！

医師　でも、痛みや苦しみを口にしても、亡くならない人はたくさんいますよね。

患者　そうですね。義理の妹もそうですわ。牧師さんもご存じですけれど。

牧師　L夫人の入院生活には、ほかの患者さんから尊敬されているという別の面があるんですよ。いつのまにか、ほかの患者さんの慰め役のようなものになっていらっしゃるのです。

患者　まあ、そんなこと……。

牧師　でも頼られるばかりではなくて、あなた自身が悩みを打ちあけたり、慰めてもらえるような相手はほしくないのだろうか、ってときどき思うんですが。

患者　慰めが必要だなんて思いませんわ、牧師さん。それに同情なんて、まっぴらごめんです。同情されるべきだなんて、思っていないのですから。私にはこぼすようなつらいことは、何もなかったという気がします。こぼすとすれば、かわいそうな先生方のことです。

医師　医師たちを気の毒に思うのですか。医師たちは同情をのぞんでいないでしょうから、あなたも同情すべきではないんじゃないですか？

患者　同情をのぞんでいないことはわかりますけれど、病室を出ていくとき、患者たちのうめき声や苦しむ声が聞こえてくると、きっとどこかへ逃げだしたくなるだろうなって思いますわ。看護婦さんたちに対しても、そう思います。

医師　そういうときもあるでしょうね。

患者　もし先生方がそうなさっても、無理はないと思いますわ。

医師　あなたは医師に協力すると言っていますね。でも医師を苦しめたくなくて、伝えるべきことを伝えないでいるということはありませんか。

患者　いえ、とんでもない。これからも病状は伝えますし、伝えるからこそ先生方はお仕事ができるんですわ。どこが悪いのか伝えなければ、先生方は患者を治療することができませんでしょう？

医師　現在、身体に不快感はありますか。

患者　いえ、すばらしい気分ですわ。でもしたいことができたら、どんなにいいだろうと思っています。

医師　したいこととは、なんですか。

患者　立ちあがって歩き、そのまままっすぐ家まで歩いていくことです。

医師　それから？

患者　そうですね、家に着いたら、何をしたらいいんでしょう。たぶんベッドで寝ますわ。（笑って）でも、いまはとっても気分がいいんです。苦痛がまったくないんです。

医師　それはきのうからなんですね。

患者　ええ、きのうまでは両脚にしびれるような感覚があったのですが、消えてしまいました。しびれそのものはたいしたことがなかったのですが、ここ数週間、前ほどうまく歩けなかったので、家ではちょっと心配だったのです。自分が無理に我慢をしていたのは、よくわかっています。初期のうちに症状を認め、診察をお願いして治療を受けていれば、たぶんこれほどまでにはならなかったでしょう。でも私はいつも、翌日はもっとよくなるだろうと思ってしまうのです。

医師　待てば病気がよくなるだろうと思うんですね。

患者　そして病気がよくなっていないと気づくまで延々と待ってしまうのです。それから電話をすることになります。

医師　そうなると、病気を直視せざるをえませんね。

患者　事実を直視せざるをえません。

医師　あなたが人生の最後を迎えるときはどうでしょう？　同じように受け入れますか。

患者　待っているうちに、やがてその日がくるでしょうね。そう願っていますわ。入院前の母を看病していて思ったのですが、母は死が近いことを知っていました。
医師　お母さんはご存じだったのですか。
患者　自分が白血病だとは知りませんでした。
医師　そうですか。
患者　先生が知らせてはいけないとおっしゃったのです。
医師　そのことをどう思いますか。なにかお考えはありますか。
患者　母が知らないということで、私はつらい思いをしました。母は自分がどこが悪いのか、先生方に説明していたくらいなんですから。そして知らされていないために、先生方の治療をさまたげる結果になっていたと思います。と言いますのは、母は先生に自分が悪いのは胆嚢だと言って、自分なりに手当てをして薬を飲んでいたのです。そんなことをして、母のような病状の人間にいいはずがなかったのです。
医師　なぜ医師たちはお母さんに話さなかったと思いますか。
患者　わかりません、さっぱりわかりませんわ。先生からお話をうかがったとき、母に知らせたらどうなるでしょうって尋ねたのですが、先生はダメです、知らせてはダメですって、おっしゃるばかりだったんです。
医師　そのとき、あなたはおいくつでしたか。
患者　そうですね、結婚していましたから、三十七歳ぐらいでした。

医師　でも医師に言われたとおりにしたのですね。
患者　言われたとおりにしました。
医師　するとお母さんは何も知らずに、またはそのことについてはなにも話さずに、お亡くなりになったのですね。
患者　その通りです。
医師　それでは、お母さんが死をどのように受けとめたのか、ほとんどわかりませんね。
患者　そうです。
医師　患者にとっては、知っているのと知らないのと、どちらがより穏やかだと思いますか？
患者　それは個人によってちがうと思います。私は病名を知らせてもらってよかったと思っています。
医師　そうですか。それでお父さんの場合は……。
患者　父は自分の病気を知っていました。インフルエンザでしたから。これまで私は、つい最近亡くなったあの方をご存じですよね。J夫人のことですわ。彼女は病気と懸命に闘っていて、自分がどんな病気なのか知らない患者さんをいろいろ見てきました。牧師さんは、死期が迫っているとは知りませんでした。彼女は自分の病名を知ってはいましたが、ご主人の待つわが家に帰るんだって心に決めていました。ご家族は彼女の病状がどんなに悪いかを隠していたので、彼女は最期までまったく疑いをいだきませんでした。彼女にはそのほうがよかったのでしょうね。よくわかりませんけれど。その人その人によるのでしょう。お医者さんなら、そうしたことに対処するいちばんいい方法をご存じだと思いますわ。患者がどう受けとめるか、いちばんよく判断できると思います。

医師　個人個人に応じて判断するということですね。

患者　そう思います。

医師　そして一概に結論は出せない、ということですね。その考えに賛成です。それこそ私たちがここでやろうとしていることなんです。患者さん一人ひとりをよく見て、患者さんのタイプにあわせてどんな手助けができるか学ぼうとしているのです。ところであなたの場合は、最後の最後まで力を振りしぼって病気と闘うタイプの患者さんだと思うのですが。

患者　闘うつもりですわ。

医師　そして死を直視しなくてはならないときがきたら、直視するのですね。あなたが笑顔で耐えていられるのには、信仰が大きな支えとなっているのですね。

患者　そうだと思います。

医師　宗派はどちらですか。

患者　ルーテル派です。

医師　信仰のどんなことが、いちばんあなたを力づけてくれるのですか。

患者　さあ、どうでしょう。ひとつだけを取りあげることはできませんわ。病院牧師さんとお話しすることで、大きなやすらぎを得てきました。お話ししたくて、電話をしたこともありますわ。

医師　ほんとうに気がめいったときや、寂しいのにそばにだれもいないときには、どんなことをしますか。

患者　さあ。頭に浮かんだことで、やってもいいことなら、なんでもしますわ。

医師　たとえば？

患者　この二、三か月は、テレビのクイズ番組を見て気晴らししています。そんなところでしょうか。テレビ以外のものを見たり、息子の妻に電話して話をしたり、孫の声を聞いたりもしますけれど。

医師　電話でですか。

患者　電話でです。そして忙しくしていることです。

医師　どんなことをして？

患者　気晴らしのために、とにかく何かをするのです。そしてときどき病院牧師さんに電話をします。これはただ精神的援助を得るためです。だれに対しても、病状のことはあまり話しません。息子の妻は私が電話すると、気がめいったり落ち込んでいるときだろうって、たいていわかるんです。孫を電話口に出してくれたり、孫がしたことなんかを話してくれます。そうすると私の気分も晴れてくるんですよ。
医師　この面談に来てくださった、あなたの勇気はすばらしいと思います。どうしてか、わかりますか。
患者　いいえ。
医師　私たちは毎週一人の患者さんを担当し、毎週こうした面談を行っています。でもいまわかりかけてきたことなのですが、あなたは死についてはあまり話したくないのですね。あなたには、私たちが死について話すだろうとわかっていらした。それにもかかわらず、進んで来てくださったのです。
患者　なんらかの方法でだれかのお役にたてるのなら、喜んでお手伝いします。申しあげていますように、私の身体や健康状態は、先生や牧師さんと同じようにまったく健康だと思っています。それに私は病気ではないのです。
医師　Lさんが進んでここへ来てくださったのは、ほんとうにすばらしいことです。なにかの役にたちたい、手助けしたいと思っていらっしゃるのですから。
患者　そうしたいと思っています。だれかの役にたてるのなら、たとえ出歩いたり、たいしたことができなくても、喜んでそうします。あの……私は長生きをするつもりですから、あと二、三回は面談を受けるでしょうね。（笑い）

L夫人は心配事を話してほしいという私たちの提案を受け入れたが、病気を直視したかと思うと否認するという奇妙な心の揺れを見せた。私たちがこうした心の揺れをいくらかでも理解することができたのは、面談が終わってからだった。彼女がセミナーに出席することを決めたのは、病気や死ぬことについて話したかったからではなかった。ベッドを離れることができず、ベッドを離れたら、一人では何もできない状態ではあっても、なにか人の役にたちたいと願ったからだった。「役割をはたせるかぎりは、生きているということなんです」と、彼女は語っていた。彼女は他の患者をなぐさめているが、自分がだれかに頼ることができないということにはかなりの憤りをみせている。病院牧師に電話をかけて、人に知られないように、内密で個人的な問題を打ちあけている。だが、面談のあいだは、ときたま襲われる抑鬱的感情や、他の人と話をしたいという気持ちについては、ほんのわずかしか認めていない。彼女は面談の最後に、「私は先生や牧師さんとおなじくらい、丈夫で健康です」と言っているが、これは「面談のあいだはヴェールをあげていましたが、これからはまた顔を隠します」ということを意味している。

この面談のなかで、痛みや苦しさを訴えることは死期が迫っていることと同じである、と彼女が考えていることが明らかになった。彼女の両親は二人ともけっして苦痛を訴えず、死の直前に病気であることを認めただけだった。生きていくためには、L夫人は役割をはたし、忙しくしていなければならない。目に障害のある夫の目となり、徐々に視力が衰えていくことを夫が認めなくてすむよう手助けしなければならない。視力が弱いために夫が失敗したら、目のせいではないことを強調するために、自分も同じような失敗をまねる。気分が落ちこんだときは、だれかと話さなくてはならないが、苦痛や不満を訴えてはならない。「苦痛や不満を訴える人間は、十七年間、車椅子の生活を送る！」からである。

苦痛を訴えたら、永久に手足が不自由になるか、死んでしまうと固く信じている患者にとって、あちこちに転移が見られる進行性の病気は、じつに耐えがたいことにちがいない。

この患者は、電話をかけて「別のこと」を話せる身内がいることで、そして気をまぎらわすテレビが病室にあることで救われている。のちには、自分が作ることができた小さな工芸品でなぐさめられた。その工芸品は、「まだ自分にもなにかできる」という気持ちをもたせてくれるのである。面談の教育的な面に重きが置かれるようになれば、L夫人のような患者は、「苦痛や不満を訴えてばかりいる人」というレッテルを貼られるだろうという心配をせずに、多くの悩みを打ち明けることができるはずである。

11　死とその過程に関するセミナーへの反応

昨夜の嵐は金色の平和の冠をこの朝に贈った。

タゴール

『迷える小鳥』二九三節

医療スタッフの反応

すでに述べたように、病院スタッフはこのセミナーに強い拒否反応を示し、ときには敵意さえもあらわにした。当初、末期患者へのインタビューを担当医に願い出ても、許可してもらえることはまずなかった。私たちの申し出に対し、インターンはエクスターンや医学生以上に乗り気でなく、レジデントはインターンよりも腰が重かった。医師は研修を積めば積むほど、この種の活動には関わりたがらなくなるようだった。死や末期患者に対する医師の態度を研究して、著書を出している人たちもいる。私たちは、医師が抵抗する理由を個々に調査はしなかったが、実際に幾度となく医師たちの抵抗を目の当たりにした。

病院スタッフの態度が目に見えて変化し始めたのは、セミナーが確立されて、出席した同僚や患者がセミナーについて話すのを担当医が聞くようになってからである。病院スタッフが私たちの仕事に関心をもつようになったのは、学生や病院牧師たちの影響が大きい。そして、だれよりも大きな力になってくれたのが看護婦たちであった。

シセリー・ソーンダース医師は、末期患者のトータルケアの分野における第一人者である。看護婦としてスタートをきった彼女が、現在、末期患者のための専門病院で医師として働いているのはたんなる偶然ではないだろう。ソーンダースは、末期患者の大半は死期の近いことを自覚しており、それは告知されていたかどうかには関係ない、と断言する。だから患者と死について語り合っても、けっしていやな思いをすることはないという。彼女自身が死を否認する必要がないから、話しているときに患者が死を強く否認することはまずない。もし患者が死に触れたくなければ、気持ちをくんでそっとしておく。患者の側に座って話を聞くことができる、そんな医師の存在が大切なのだと彼女は強調する。そうすれば、患者のほうから（医師が患者に告知するよりも、患者から話す場合のほうが多い！）、自分に何が起こっているのかわかっていると話を切り出し、ついには、怒りも恐れもなくなるという。「もっと大切なことがあります。スタッフは自分からこのような仕事を選んだのですから、死についてじっくり考える機会があったはずでしょうし、病院の通常の目的や仕事以外で満足感を得る機会もあったはずです。スタッフがそうした仕事に誇りをもって喜々として働けば、その姿に触れた患者はどんな励ましの言葉よりも勇気づけられることでしょう」

　ヒントンも同様に、末期患者が示す洞察と知覚、そして忍び寄る死を直視しようとする勇気に感銘を受けた。このような例をあげたのは、患者の反応もさることながら、末期患者に対する二人の態度に注目すべきものがあったからである。

さて、私たちの病院スタッフの中にも、ガンや迫り来る死、あるいは通常は死にいたる病の診断に関して、冷静に耳を傾けて話し合うことのできる医師たちがいた。この医師たちはふたつのグループに分けられる。ひとつは、医師としての経験がとても浅いグループで、身近な人の死に出会った後それをうまく乗り越えたか、でなければ何か月もセミナーに出席したか、そのどちらかである。もう一方の少数派グループに属していたのは、年配の医師たち——推測でしかないが、彼らは一世代前に、防衛メカニズムや婉曲な表現はなるべく使わずに、死を現実として直視するような環境で育ったのだろう——と、末期患者の扱い方の訓練を受けた医師たちである。彼らが教育を受けたのは人道主義を重んずる旧制の学校であったが、今の科学重視の医学界にあっても医師として成功をおさめていた。患者に病気の重大さを告げるとき、患者が希望を失わないように話すことができる、そんな医師である。このような医師は患者にとってもセミナーにとっても大きな支えであった。それなのにあまり連絡を取らなかったのは、彼らは例外だったからだ。また、彼らの患者たちも心安らかに過ごしており、面談してほしいと言ってくることはまずなかったからである。

患者にインタビューしたいから許可してほしいという申し出をされると、ほぼ十人中九人までの医師が、不快感や戸惑いをみせ、敵意をあらわにしたりほのめかしたりした。患者が肉体的あるいは精神的に衰弱しているという理由で、許可を出し渋る医師もいた。また、自分の担当患者には末期患者はいないと言い切る医師もいた。患者が私たちと面談したいと頼もうものなら、それではまるで自分には末期患者に対処する能力がないと言うのと同じではないかと、腹を立てる医師もいた。だが、一顧だにせず拒絶した医師はほんのわずかで、最終的には恩着せがましく許可してくれた者が大半だった。そのうちに徐々にではあるが状況が変わり、医者のほうから患者と面談してほしいと頼んでくるようになった。

次にあげるP夫人の例からわかるように、この種のセミナーは医師の間に混乱を招くこともある。夫人は入院に伴っていろいろと心配でたまらなかった。その心配ごとを話したかったので、担当医がだれなのか必死になって突き止めようとしていた。夫人が入院した六月の下旬は、折悪しく病院の人事異動の時期と重なったため、最初の「担当チーム」もよくわからないうちに、若手の医療チームと交替してしまった。新任の医師たちの中にセミナーに参加したことのある医師がいて、いち早く夫人の不安に気づいた。しかし、新たな指導教官、病棟、任務に慣れるのに精一杯で、夫人のために時間を割くことができずにいた。私がP夫人へのインタビューを持ちかけたのはそんなときだったので、彼はすぐさま承知してくれた。ところがインタビューが終わって数時間後のこと、新たに彼の指導医となったレジデントと、人の行き交う廊下で出会った。彼はいきなり私に詰め寄り、夫人と面談したことを大声でののしった。そして最後に「あんたが私の病棟から連れ出した患者は、これで四人目だ」と言い残した。見舞い客や患者が聞いている前で、臆面もなく苦情をまくしたてたのである。いやしくも先輩の医師に向かってそんな不遜な口をきくべきではない、という配慮など微塵もなかった。明らかに、面談のとばっちりを受けたことや部下が自分に伺いもたてずに即座にインタビューを許可したことに腹を立てたのである。

この医師はこのような事態に接しても何ら疑問に思わなかったのである。なぜ自分の患者には病気とうまく向き合えない者がこうも多いのか、なぜチームのメンバーは承諾を求めに来なかったのか、なぜ患者は悩みを自分に打ち明けることが出来ないのか、と。そして、後のミーティングで部下のインターンに次のように釘をさした。今後、担当の患者と病気の重大さについて話し合ってはならない、また、セミナーのメンバーとの面談も許可してはならない、と。同じミーティングの席上、この医師はセミナーの私たちの活動に敬意を表し、賞賛してくれた。しかし、彼自身はいっさい関わりたくないし、彼の患者は不治の病におかされている者が大半だから巻き込んでほしくないと言い切った。

この他にも、面談したことに腹を立てた医師がいる。感動的なインタビューを終えて研究室に戻ってくると、電話のベルが鳴った。牧師や婦長が五、六人いる前で受話器を取ると、相手はいきなり大声で怒鳴った。「K夫人と死について話し合っただなんて、あんたの神経は一体どうなってるんだ。彼女は病気がどんなに重いか知らないし、もう一度家に帰れるかもしれないと期待してるっていうのに」。こんな意味のことを言われて私は唖然としてしまったが、気を取り直してインタビューのいきさつや内容を説明した。K夫人のほうから、自分の担当チーム以外の者と話し合いたいという申し出があった。夫人は余命いくばくもないことを知っており、別の病院スタッフとそのことについて話し合いたかったのだ。わかってはいても完全には認めることができず、死の準備ができない状態にあった。夫人は私たちに胸の内を明かした。担当医（電話の相手こそ正にその担当医！）の先生は、最期が近づけば、それとわかるようにしてくれるだろうか。手遅れにならないうちに隠しごとを止めてくれるだろうかと。そして、私たちの口から、大丈夫ですよという言葉を聞きたがっていた。夫人は担当医には絶大な信頼を寄せていたのだが、自分が病気の重さに気づいていることを伝えられなくて、とても苦しんでいた。

こうして私たちが実際に行ったこと（それが彼の憶測とは正反対だったということ）を知った医師は、怒りが治まり好奇心を募らせてきた。そして、K夫人のインタビュー・テープを聞くことに同意した。テープを聞けば、患者が担当医に求めていた切実な願いがわかるはずである。

ミーティングは中断したものの、その場に居合わせた牧師は、またとない経験を積むことができた。この医師は怒りを自分自身にぶつけるべきなのに、本来向けるべき所ではない所に向けてしまった。このようなセミナーが転位効果を誘発することもあるということを、牧師たちは学んだのだった。

私が臨死患者にかかわる仕事を始めたばかりのころ、病院スタッフは自分たちの病棟に末期患者がいることを必死になって否定しようとしていた。ある病院で、インタビューできる患者を紹介してもらおうと、何時間も待ったことがある。そのあげく、話のできる臨死患者は一人もいないと断られてしまった。ところが病棟を歩き回っているうちに、「老兵は死なず」という見出しの新聞を読んでいる老人を見かけた。いかにも重病そうに見えたので、「そんな記事を読んで」こわくはないのですかと尋ねてみた。すると、その老人は怒りと嫌悪に満ちた目付きで私をにらんだ。医者ってもんは、病人が元気なうちは面倒見てくれるが、いざ死にそうになると逃げちまう。あんたもそうだろうが、と言った。ああ、私が探していたのは、こんな患者だったのだ！　私はすぐさま、死とその過程に関するセミナーの話をした（原注・本書で述べたような、私が現在行っている仕事を始める前に、精神医学の導入部として、このようなセミナーを開いていた）。学生の前で末期患者と面談できれば、学生たちが末期患者を敬遠しなくなるような教育ができると説明した。老人は喜んでインタビューに来てくれることになった。このインタビューを生涯忘れることはないであろう。

一般的に見て、この仕事に加わるのをいちばん嫌がったのは医師だった。最初に患者を紹介してくれるときしかり、セミナーに出席するときしかり。だが、どちらの場合でもいったん取りかかってしまえば、大きな役割を果たしてくれた。そしていったんつながりができると、積極的にどんどん取り組んでくれることが多かった。しかし医師がセミナーの席につくには勇気がいるであろうし、屈辱に耐える覚悟もいるかもしれない。ふだんいっしょに働いている看護婦や学生、ソーシャルワーカーが同席しているのだ。患者の現実あるいは空想の中で自分たちが演ずる役割について、忌憚《きたん》のない意見を聞かされる可能性もある。他人にどう見られているのかを聞くのが怖い医師が、セミナーに参加したがらないのは当然である。そのうえ、ふだんはタブーになっている話題や、患者やスタッフとは表立って話さないことも取り上げるのだから、なおのこと参加しにくい。だがセミナーに出席した医師たちはみな驚きの声をあげる。患者から何と多くのことが学べることだろう！　スタッフの意見や観察からもいかに啓発されることだろう！　そして、医師としての仕事を続けるうえで必要な洞察力と勇気は、日常では体験できないこのセミナーで身につけたと、評価するようになっていった。

医師にとっていちばんむずかしいのは最初の一歩である。いったんドアを開け、私たちの実際の活動を（憶測するのではなく）聞いてみるか、一度セミナーに出席しさえすれば、その後も参加しつづけることはほぼ確実である。私たちは三年ほどで二百回あまりのインタビューを行った。その間、アメリカ各地からだけでなくヨーロッパからも多数の医師がシカゴまで来てくれた。しかし、わが大学の医学部からは二人の教授に出席してもらえただけである。他人の受け持ち患者の死について話し合うのは比較的簡単だということかもしれない。ドラマに出演している側ではないから、舞台の劇を観賞するように見ていることができるのだろう。

看護スタッフの反応の仕方は、医師以上に多種多様だった。はじめは医師と同じように腹を立てて、見当違いの非難をする場合もよくあった。私たちをハゲタカと決めつけ、病棟への出入りも許さないと公然と言ってのけた。その一方で、私たちを快く迎え入れ期待してくれる看護婦もいた。期待してくれるにはそれなりの訳があり、その訳はさまざまだった。彼女たちは、医師が患者に病気の重大さを伝えるときの伝え方や態度に我慢できないことがあった。その医師たちが大切な問題を告げようとしないことや、回診のとき末期患者を見ようとしないこと、そして、患者とじっくり接するかわりに不必要な検査を次々と看護婦に指示したことに腹を立てていた。また、看護婦たちは死に対する無力感を常日頃感じていて、医師たちも同じように感じているのがわかると、どうしようもない怒りが込み上げてきた。彼女たちが責めたのは、もう手の施しようがないのに医師たちがそれを認めることができないからであり、打つべき手は打っていると言わんばかりに次々と検査を命じるからである。看護婦たちは患者の家族に対して気まずい思いをしているのに、家族に対応できるシステムがないので悩んでいた。当然、医師と違い、家族を避けようにも避けられない状況にある。医師よりも患者と接する時間が長く、患者のことを良く知っているため、自分の能力の限界を感じて苛立つことも多かった。

多くの看護婦がこの分野での訓練不足を痛感していた。またこうした窮地にあって看護婦がどのような役割を果たすべきか、という教育もほとんど受けていなかった。このような葛藤を、看護婦は医師よりもずっと素直に認めた。そして、せめてセミナーの一部だけにでも出ようと、私たちの期待した以上に頑張ってくれた。同僚と勤務をやりくりして参加したのである。看護婦の態度は医師とは比較にならないほど早く変わっていった。ためらわずに討論にどんどん加わるようにもなった。患者や家族や医療チームに接するとき、社交辞令的な励ましの言葉をかけるよりも、むしろ率直で正直な態度のほうがはるかに大切だと気づいたからである。あるとき出席していた医師の一人が、ある女性患者の話を聞いて涙が出そうだったと打ち明けると、看護婦たちはすぐに反応し、自分たちもその患者のナイトテーブルに飾ってある幼子たちの写真を見るのがつらいので病室に入らないようにしている、と打ち明けた。

彼女たちが悩みや葛藤や対処のメカニズムを端的に話すことができたのは、自分たちの発言が、いいとか悪いとかの判断材料に使われるのではなく、矛盾だらけの状況を理解するために役立つとわかったからである。同様に、医師が担当患者の意見に耳を傾けようとしているとわかれば、看護婦たちは進んでその医師の力になろうとした。反対に、医師が自己防衛的になったときには、すぐさま指摘することができるようになった。同時に、自分たちの自己防衛的な態度もしっかりと見極めることができるようになった。

ある病棟では、末期患者たちが一日の大半を一人きりで過ごしているようだった。婦長が、末期患者特有の問題を理解する目的で、看護婦とのミーティングを開いてくれた。小会議室に集まって、私たちは看護婦一人ひとりに尋ねていった。末期患者に対して看護婦はどのような役割を果たしていると思うかという質問に、まず年配の看護婦が口火を切った。「末期患者のためにいたずらに時間を割く」のは虚しい、と言うのである。彼女は看護婦不足の現状を指摘し、「助かる見込みのない人に貴重な時間を使うなんて、まったくばかげた浪費ですよ」と言った。

すると若い看護婦が続けた。「目の前で死なれる」といつもとても落ち込むという。また別の一人は「ちょうど家族が来ているときに、自分の目の前で死んだり、枕を直してあげたすぐ後」に死なれたりすると、とりわけ腹が立つと言った。十二人のうちただ一人だけが、末期患者にも看護が必要だと思うと言い、してあげられることがほとんどなくても、体が楽なようにしてあげることならできるのではないかと言った。このミーティングで、彼女たちは、末期患者の看護がいやでたまらないと口々に言った。目の前で死なれると、患者が看護婦たちに面当《つらあ》てをしているように思えるので、そうした腹立たしさも入り混じっていた。

なぜこのような気持ちになるのか、この看護婦たちは理解するようになっていった。そして今では、末期患者を苦痛にあえぐ人間として扱い、同室のさほど重体ではない患者に対する以上に行き届いた看護ができている。

このように看護婦たちの態度は徐々に変わっていった。セミナーで私たちが果たしていた役割を、肩代わりしてくれるようにもなった。患者にこれからどうなるのかと尋ねられても、おろおろせず気持ちよく応じている。末期患者の側にいるのもいやがらなくなった。私たちの所に自分からやってきて、とくに問題のある患者やむずかしい人間関係など、彼女たちの抱えている悩みごとを話していく。ときには患者の家族などを私たちや病院牧師のところに連れて来ることもある。トータルケアをさまざまな観点から討論しあうために、看護婦のミーティングを企画し実行している。看護婦は私たちにとって生徒でもあり教師でもあり、セミナーのために大きく貢献してくれた。なかでも最も力になってくれたのが、病棟の責任者や各科の婦長である。最初からセミナーを支持してくれ、看護婦がインタビューや討論に参加しても、各階の仕事に支障をきたさないように、勤務時間や人員配置までも調整してくれた。

数こそ少ないが、ソーシャルワーカー、作業療法士、吸入療法士からも協力が得られた。

おかげでこのセミナーはいろいろな専門分野の入り混じる総合的なプロジェクトに発展した。ボランティアもやってくるようになり、本を読もうにも開くことすらできない患者のために読み聞かせを始めた者もいる。作業療法士は患者に手工芸を教えた。患者は小さな作品の制作を手伝ってもらいながら、機能が衰えてもまだそれなりに役立つ喜びを実感できるようになった。ソーシャルワーカーは、このプロジェクトにかかわった他のスタッフの中ではだれよりも患者の危機的状況に淡々と対処していたようだった。現実問題を処理するのに手いっぱいで、末期患者と向き合う必要があまりないからであろう。普通、ソーシャルワーカーの仕事は、残される子どもたちの問題で、どこで面倒を見るか、費用をどうするか、ナーシングホーム（福祉施設）に入るとしたらどうするか、などである。そして最も大切なのが、遺族間のもめごとの相談である。そういうわけで、末期患者と直接かかわり、患者が亡くなると仕事に区切りがつく看護婦に比べて、ソーシャルワーカーは死を恐れることが少ないのかもしれない。

末期患者の看護のうちで、病院牧師はどのような役割を果たすのであろう。これに触れなければ、総合的研究書が完成したとはいえまい。病院牧師が呼び出されるのは次のような場合である。患者が精神的にまいっているとき、死に臨んでいるとき、家族が告知を認めるのがむずかしいとき、あるいは医療チームが患者との調停役を望んでいるときなどである。セミナーをはじめた最初の一年は、牧師の助けをまったく借りなかった。その後、牧師が出席するようになってセミナーは大きく変わった。初めの一年、私たちはさまざまな理由から信じられないような困難にぶつかった。仕事の内容も私自身のことも知られていなかったし、理解に苦しむような激しい抵抗にあい、ひどく敬遠されてしまった。もちろん、この仕事固有のむずかしさもあった。自分で何とか切り抜ける力もなく、そうかといって病院スタッフをよく知っているわけではないから、だれに協力を求めるべきか、だれを避けるべきかもわからなかった。結局、病院じゅうを延々と歩き回って試行錯誤を重ねた末やっと、協力が得られる人か否かを見分ける術を身につけた。もし患者からこれほど好意的な反響がなかったなら、とっくにこの仕事に見切りをつけていたかもしれない。

ある晩、疲れ果て挫折感に打ちひしがれながらもなお、協力者を求めて牧師の部屋を訪れた。ここで初めて、いままでの努力が報われることになったのである。病院牧師のほうから、私に悩みごとを打ち明けてきた。末期患者のことや自分自身の挫折感で悩んでおり、支えを必要としていた。それ以降、私たちはお互いに協力しあうようになった。牧師はそれまでに数多くの重篤患者と接しており、そのリストは私の仕事に役立ちそうだった。こうして協力者探しが終わり、助けがいますぐにでも必要な患者を選び出す作業へと移っていった。

病院牧師、カトリックやプロテスタントの牧師、ユダヤ教のラビなどが、セミナーに多数参加してくれた。これらの聖職者の中に、死の話題を避けた者は一人としていなかったし、敵意や見当はずれの怒りを私たちに向ける者もいなかった。これは他の看護スタッフとの大きな違いである。しかし驚いたことがひとつある。祈禱書や聖書の一章を読み上げるだけで、患者と意思疎通がはかれたと満足しきっている聖職者の何と多いことか。患者の要望を聞いてみようとせず、患者に質問する機会も与えなかった。答えられなかったり答えたくないような質問が飛び出す可能性があるからである。

多くの聖職者が、重篤患者を訪問した経験は数え切れないほど持っていた。しかし、このセミナーに来て初めて、死とその過程に関する問題に真剣に取り組むようになった。葬式全般には通じていたが、死期の迫っている人に心を開いて向き合うのはとてもむずかしいことだった。彼らは末期患者と心のこもった話し合いをせずに、しょっちゅう言い訳をしていた。「患者に言うな」という指示が医師から出ているとか、患者の家族が始終そばについているから話せないと弁解した。しかしセミナーにくり返し参加していくうちに、彼らにもわかってきた。勇気を出して葛藤を直視しようとしないのは、自分自身のせいであることを自覚した。さらに、患者と深くかかわりたくないことを正当化しようとして、聖書を引用したり、家族や医師の指示を口実にしていたことに気づいた。

おそらく、ある神学生が示した変化ほど、感動的で示唆に富んだものはないであろう。セミナーに規則的に出席し、この仕事と深くかかわっている学生だった。ある午後のこと、私のオフィスを訪ねてきて、一人きりで面談してもらいたいと申し出た。自分は死ぬのではないかという恐怖に直面し、その一週間悶え苦しみ抜いたのだった。リンパ腺肥大が進行し、悪性腫瘍の危険性もあるため生検を受けるように指示されていた。彼は次のセミナーに出席して、自分の体験した衝撃、落胆、不信といった段階を、グループの仲間に説明した——怒りや抑鬱、希望が不安や恐怖と入れかわり立ちかわり現れる日々だった。彼はこの危機に対処しようとした自分の態度を鮮明に伝えるために、担当患者が示す尊厳や誇りと対比させながら語った。また、妻が自分の窮状を理解してくれたことが大きな安らぎをもたらし、子どもたちが両親の話し合いを小耳にはさんでさまざまに反応したことも話した。彼の話は真に迫っていたので、観察者としての立場と患者自身の立場の違いを私たちに気づかせてくれた。

この神学生は末期患者との面談で、うわべだけの慰めの言葉をかけることは二度とないであろう。彼の態度が変わったのは、セミナーに出席したからではない。担当患者の死に対処する方法を学んだちょうどそのときに、自分の死の可能性を直視しなければならなかったからである。

私たちは病院スタッフから多くを学んだ。こうした仕事に対する彼らの抵抗は恐ろしいほど強く、本来なら私たちに向けられるべきでない敵意や怒りは、納得できないほど激しいこともあった。しかし、このような態度は変わりうるものであるということもわかった。

自己防衛の理由を理解して、葛藤を直視し分析できるようになってしまうと、スタッフは、患者が気持ちよく過ごせるように協力したばかりでなく、他のセミナー参加者が理解し成長できるように力になった。障害や恐怖が大きいほど、克服する必要性も大きい。だからこそ、私たちの仕事はより大きな成果を生んだのかもしれない。跳ね返すほど固い土を耕し、苗を植えるにも細心の注意を払えばこそ、手にする果実はよけいに美味しいのだ。

学生の反応

私たちのセミナーに参加した学生の大半は、このセミナーに対してはっきり期待すべきものがわからないままやって来たか、あるいは、いくつか興味をそそられる面がありそうだと他の人から聞いてやってきたのだった。患者の世話に責任を持たされるようになる前に、「本物の患者」と顔を合わせておく必要がある、そう感じていた。インタビューはマジックミラーを隔てて行われることは知っていたので、ここで患者に「慣れて」おけば、本物の患者とじっくり話し合わなければならなくなったとき、役立つであろうと考えていた。

学生の多くは、これまでに愛する人や愛憎入り混じった感情をいだいていた身近な人間の死に出会い、どうにも決着のつけられない葛藤に悩んでいて（これは、あとで行った討論でわかったことである）、それゆえ、このセミナーに参加しようという気になったのである。数は少ないが、インタビューのやり方を学ぶためにきた学生もいた。だが大半の学生は、死に関する複雑な問題についてもっと学ぶために参加したと言った。もっとも、心底そう思っている者はほんの一握りだった。一回目のインタビューに意気揚々と現れたのに、半ばにして席を立たなければならなくなった学生も多かった。インタビューから討論まで全部聞き通すことのできた学生でも、途中で幾度も外に出ようとして腰を上げたほどである。そのうち、患者のほうから、マジックミラーの後ろではなく、学生のいる見学室で面談を受けたいという申し出があったときも、学生の多くはまだ震えていた。

三、四回セミナーに出ると、学生たちはグループの前で自分の反応や感情を自由に述べて討論できるようになった。面談日の後でも、そのときの反応について議論する学生が多かった。なかに一人だけ、反応についてではなく、インタビューのやり方ばかりを事細かに取り上げて議論を吹っかける学生がいた。あまりのしつこさに、他の参加者たちは、たぶん彼はこういうやり方で、本当に話し合う必要のある問題、つまり患者の死を直視するのを避けようとしているのではないかと思うようになった。また、なかには、医学技術の問題点や患者管理についてしか発言することのできない医学生たちもいて、ソーシャルワーカーが残される若い夫や幼子たちの苦しみについて話し出すと、機嫌を悪くした。また、看護婦の一人が遠慮なく、いくつかの処置と検査をなぜ行わねばならなかったのか、という疑問を投じたことがあった。すると医学生たちは、その指示を出した医師と同じ見解をとって、医師の弁護に乗り出した。そのとき、疑問を投げかけた医学生が一人いた。もし患者が自分の父であり、自分が指示の出せる医師であったなら、果たしていまのような反応をしただろうか、と言ったのである。これで、他学部の学生たちは医師が直面している問題の重大さを突如として認識し、患者の果たす役割を評価し始めた。さらに、さまざまな専門家からなる医療チームには、専門家それぞれの葛藤と責任の問題があることも敏感に推察し始めた。やがて、互いの役割を尊敬し理解しあう気持ちが育っていき、グループは自分たちの問題を本当の意味で専門領域を超えたレベルで話し合えるようになった。

最初は戸惑いや無力感、恐怖感でいっぱいだった学生たちも、心理劇ともいうべきこのセミナーで果たさなければならない役割を、各自が徐々に自覚して、問題をグループで解決する感覚を少しずつ身につけていった。一人ひとりが自分に割り当てられた問題と向き合わざるをえなかった。向き合わなければ、グループのだれかから問題を避けていると指摘される。だから、死に対する自分の態度を直視しようと自分なりに努力した。こうして、自分もグループも共に、死というものに慣れていったのだ。グループのメンバーはみんな、苦しくとも満足できるプロセスを同じように通過していくので、一人のときよりもやりやすかった。ちょうどグループセラピーを受けるのと同じ状態で、一人が問題を解決すれば、他のメンバーは自分の葛藤を直視しやすくなり、葛藤にうまく対処する方法を知らず知らずのうちに学んでいく。率直さと正直さ、そして快く受け入れようとする態度によって、各人はメンバーがグループに提起した問題を自分の問題として疑似体験し、経験を積んでいくことができた。

患者の反応

患者たちの反応は病院スタッフとはおよそ対照的だった。私たちの訪問を喜んでくれ、驚くほど積極的に迎え入れてくれた。セミナーへの参加を頼んだ患者で、きっぱり断ったのは二パーセントにも満たなかった。インタビューした患者は二百人を超えたが、自分の病気の重さや末期疾患が引き起こす諸問題、あるいは死ぬことの恐怖について口を閉ざしたのは、一人だけだった。このような患者については、すでに（第3章の「否認と孤立」で）詳しく述べておいた。

他の患者はみな、自分に関心をもってくれる人と話し合えることを喜んでくれた。ほとんどの患者はまず最初にそれとなく私たちを試した。死ぬ直前の数時間について、あるいは最期の看取りについて、本当にいやがらずに話してくれるのか、その点を確かめておきたかったのである。自己防衛のために自分のまわりに張り巡らした高い柵を、だれかに突き破って欲しかったのだ。心の奥底では、実際に直面している恐怖や非現実的な不安感ですっかり参っていたから、表面的な話でお茶を濁す必要がないとわかって、ほっとしたのである。多くの患者は最初の面談から、堰を切ったように反応した。積もり積もった感情をすっかり吐き出して、面談が終わったときには、晴れ晴れとした表情になっていた。患者の中には面談をしばらく延ばしてほしいという者もいたが、それも、翌日とか翌週程度だった。この種の仕事をしようとする者は、患者の「拒絶」を額面どおりに受け取ってはならない。「いえ、それについては話したくありません」という意味ではなくて、「いまはまだ悩みを話し合えるよう心の準備ができていません」という意味なのである。このように拒絶されても、くり返し訪問していれば、話す準備が整い次第、患者がほのめかしてくれるだろう。いつでも話を聞いてくれる人がいるのがわかっていれば、患者は準備ができたそのときに連絡をくれる。このような患者の多くは、後で私たちの忍耐力に感謝し、言葉で表現できるようになるまで心の中にしまい込んでいた自らの葛藤を打ち明けてくれた。

多くの患者は、死とか死の過程という言葉はけっして使おうとしない。使わなくても、話の中身はいつも死のことである。セラピストに洞察力があれば、タブーになっている言葉を使わずに質問や悩みごとに答えられるし、十分に患者の力になることができる。A夫人やK夫人について述べた箇所（第2・3章）に、数々の例をあげておいた。

　末期患者の多くが、みずからすすんで自分の体験を私たちと語り合おうとしてくれたが、何がそんなに大きな助けとなり、有意義だったのだろうか。この答えを出すには、面談を引き受けてくれた訳を患者に尋ねて、その答えを検討しなければならない。死を否認する段階では、多くの患者が無力感と絶望感に打ちひしがれ、自分の存在意義を見出すことができないでいる。ただ、医師の回診を待ち、あるいはX線撮影を待ち、薬を持ってくる看護婦を待つ。ただ待っているだけである。昼も夜も単調で、いつまでも果てることなく続きそうに見える。ところがそのとき、延々と続く単調な日々の中へ訪問者が現れ、患者の心を揺さぶるのである。訪問者は人間として患者に関心を寄せ、患者の反応、強さ、希望、欲求不満について知りたがる。ある訪問者は、患者のそばに椅子をぐいと引き寄せて腰をおろす。またある訪問者は、患者にじっと耳を傾けて、せきたてることはない。また別の訪問者は、患者の心の中を占める最重要問題について、遠回しな聞き方はしない。心の片隅に押しやってもすぐに返ってくるこの問題を、具体的に率直に、しかも簡単明瞭な言葉で語りかける。

　単調で孤独で無目的でつらい待つだけの生活を、だれかがこわしに来てくれるのだ。

　もうひとつ、こうした理由よりもおそらくもっと大切な側面がある。患者たちは、自分の話す内容は重要なことかもしれない、少なくとも他の人びとにとっては意味があるのかもしれない、ということを理解した。自分はもはやだれに対しても何の役にも立ちはしないと感じているとき、なんと、奉仕の精神が芽生えたのである。一人ならず何人かがいみじくも言っている。「だれかの役に立ちたいんです。目とか腎臓を提供することもできるんでしょうが、こっちのほうがずっといいです。だって私がまだ生きているうちにできるんですから」

患者の中には、このセミナーを利用して、自分の精神的強さを独特の方法で試そうとした者もいた。セミナーで私たちにお説教をしたのだ。神を信じ、神のご意思を受ける用意ができていると口では言っていたが、顔じゅうに恐怖が浮かんでいた。また他の患者は、自分の最期を受け入れる準備がすでにできているのは篤い信仰のおかげだと、若い人たちに誇らしく語った。だがその言葉には、語れば死の恐怖が薄らぐのではないかという願いが込められていた。すでに述べたが、顔に悪性腫瘍ができたオペラ歌手は、最後の公演のつもりで私たちのクラスに来たいと申し出た。私たちのために歌いたいというのが、彼女の最後の願いであった。終われば病棟に戻らねばならない。そこでは、放射線治療の前に歯を一本残らず抜く手筈が整っていた。

私が言わんとすることは、動機や理由は異なっていても、セミナーに対する患者の反応はすべて積極的であった、ということである。なかには、本当は断りたいのだが、断れば後々の看護に差し支えるのではないかと、心配した患者もいたかもしれない。だが、はるかに高いパーセンテージの患者が、このセミナーを利用して、患者に孤独感を味わわせている、病院、スタッフ、家族、あるいは世間一般に対する怒りや憤りを打ち明けた。

幸運によって手に入れたほんのわずかな時間なのに、あてどなく医師の回診を待ち、面会時間から次の面会時間までの時間をもてあまし、窓の外を眺めたり看護婦がおしゃべりに来てくれないものかと考えたり……これが、たいていの末期患者の過ごし方である。そんな患者の所へ見知らぬ訪問者がやって来て、患者の気持ちや今の状況に対する反応について話を聞きたいと言ったら、どんなに驚くことだろう。いったいだれが、一人きりで過ごす時間に考える恐怖や空想、希望の話を、そばに座って聞こうというのか。セミナーが患者たちに提供できるものは、いっときの注目、わずかばかりの「作業療法」、単調な日々の中の小休止、そして病院の白い壁に添えたかすかな彩り、これぐらいのものだろう。患者たちはいそいそと身繕いし、車椅子に乗せてもらう。そして会話をテープにとらせてもらいたいと頼まれ、関心のある人たちが自分を注目していることに、はっと気づくのだ。この注目こそが、末期患者を力づけるのである。残りのわずかな人生に一条の陽光をさし込ませ、意味をもたらし希望の灯をともすのかもしれない。

患者たちは私たちを快く受け入れ、仕事の内容を本当に理解してくれた。その証拠に、どの患者も入院している間はずっと私たちを歓迎してくれ、対話が続けられた。退院した患者も関係を絶たなかった。精神面が危うくなったり、重要なことが起こったときは、自分から連絡してきた。W夫人は、担当のK医師とP医師が彼女の容体を見に自宅を訪ねてくれたとき、大喜びで私に電話をかけてきた。うれしいニュースを私たちと分かち合いたいという彼女の願いは、親密感や思いやりの気持ちの表れであろうし、非公式にしろ意味のある人間関係がもたらしたものである。「死ぬ前に、お二人の先生のどちらかとでもお目にかかれれば、私、微笑みながら死んでゆけます！」。こうした人間関係がどんなに深い意味を持ちうるか、彼女の言葉からわかるであろう。そして心遣いを態度で示せば、それがいかに小さな行為であろうと、何と多くの大切なことを伝えうることか。

E氏はB医師について似たようなことを述べている。「人間らしい看護が受けられないのに絶望して、退院しようと考えていました。一日中、インターンが次から次へとやってきて、静脈に針を刺すんです。ベッドやパジャマが乱れていても、おかまいなしで。ところがある日、B医師がお見えになりました。気づいたときには、もう針を抜き終わってるんです。チクリともしませんでした。それほど気を使ってやっていただけたんですよ。それから絆創膏を貼ってくださいました。こんなこと初めてでした。そして、こっち側に絆創膏をはがせば痛くないよって、教えてくれたんです！」。E氏（三人の小さな子どものいる若い父親で、急性白血病患者）にとって、闘病中に起こった出来事でこれほど意味深いものはなかったと語った。

患者はおうおうにして、看護してくれる人や時間を少し割いてくれる人に対して、大げさなまでの感謝の意を表す。医療器具や検査数値が幅をきかす忙しい病院で、このような親切にゆきあうことはない。だから、人間味ある行為に少し触れただけで、これほど極端に反応したとしても不思議ではない。

現代のように、不安、水爆、急速な発展、何もかもが「大量」の時代にあっては、小さな個人的な贈り物がふたたび意味を持ってくるかもしれない。贈り物は両方向から行われる。患者の側からの贈り物は、同じ苦境にある他の患者に与える贈り物、つまり助けと啓示と激励という形をとる。私たちの側からの贈り物は、看護と時間、そして末期患者たちが彼らの生涯の最後に私たちに教えてくれたものを、他の患者たちと分かち合いたいという願いの形をとる。

末期患者たちの反応が好意的だった理由が、もうひとつだけある。患者たちは後に何か残して死にたがっている。ささやかな贈り物をおくって、不死を幻想できるような物を生み出したいのだ。このタブーになっている主題について患者たちがどう考えているのか、話してくれたことに私たちは深く感謝している。患者たちが果たしてくれた役割は、私たちに教えることであり、彼らのあとに続く人びとを助けることである。こうした役割の中から、彼らの死後も何かが生き続けるという考えが出てきた。彼らの示唆、彼らの空想、彼らの考え方は、このセミナーの中で生き続け、議論され続け、地味ではあっても永遠に果てることはないであろう。

セミナーの面談を確立したのは臨死患者自身である。患者たちはいままで築いてきた人間関係から徐々に自分を切り離して、最小限にまで減らした絆を最後に断ち切るつもりでいる。しかし、葛藤を打ち明けられるだれか他人の協力がなければ、人間関係を絶つのは不可能である。

死という、社会でなるべく触れないようにされている問題について、私たちは率直明快に話し合った。広い範囲からさまざまな討論ができるようにし、必要ならば死の完全な否認を患者に許した。また患者が望むならば患者の恐怖や悩みについても自由に語ってもらった。「私たち」が否認を用いないということ、すなわち、死や死の過程という言葉を抵抗なく使うということが、多くの患者たちにとっては何より歓迎すべきコミュニケーションなのだろう。

患者たちから学んだことを簡潔にまとめてみると、私から見ていちばん印象的なのは、自分の病気について知らされているいないにかかわらず、患者はみな病気が重いと気づいていたことである。しかし必ずしもそれを医師や家族に話すわけではない。そのような現実を考えるのはつらいので、患者はふつう、話してはならないという暗黙の、あるいはあからさまなメッセージのどんなものでも察知し、ほんの一時期ではあるけれどそれを喜んで受け入れるからだ。しかし不安を分かち合い、ごまかすのをやめて現実を直視し、時間が残されているうちに大切な用事をすませなくてはならないときが必ずやってくる。患者は自分を守る壁に風穴をあけるのを歓迎し、迫りくる死や、やり残した仕事の話を聞こうとする私たちを喜んで受け入れた。患者はとりわけ怒りや憤り、羨望、罪悪感、孤独感といった感情を、理解ある人に話したいと思っていた。しかし医師や家族が否認を望むときは否認を使ったとはっきり述べた。患者はそうした人びとに依存しており、良好な関係を維持する必要があったからだ。

患者たちは病院スタッフがきちんと事実を教えてくれなくともさほど気にはしなかったが、重要な決定がなされる際、子どものような扱いを受けたり、自分の意思が尊重されなかったりすると腹が立ったという。患者はみな、悪性腫瘍と診断されたときのまわりの人々の態度や行動の変化を感じ取っており、そうした変化から自分の病状の深刻さに気づいていた。つまりはっきりと告知されなかった患者でも、結局は家族や病院スタッフの雰囲気と言動の変化から悪性腫瘍だとわかってしまったのである。一方、心の準備もないのに病院の廊下でぞんざいに告知されて、その後の適切な対応がなされなかったり、希望をまったく与えないような言われ方をした場合を除けば、きちんと告知された患者では、ほとんどの人が告知してくれてよかったと思っていた。

この悪い知らせに対する患者の反応は、ほぼ同じである。こうした反応は不治の病だと告げられた場合に特有のものではなく、人間が予期しない大きなストレスにさらされた場合にも見られるようだ。ショックを受け、それを信じようとしないのである。否認はほと

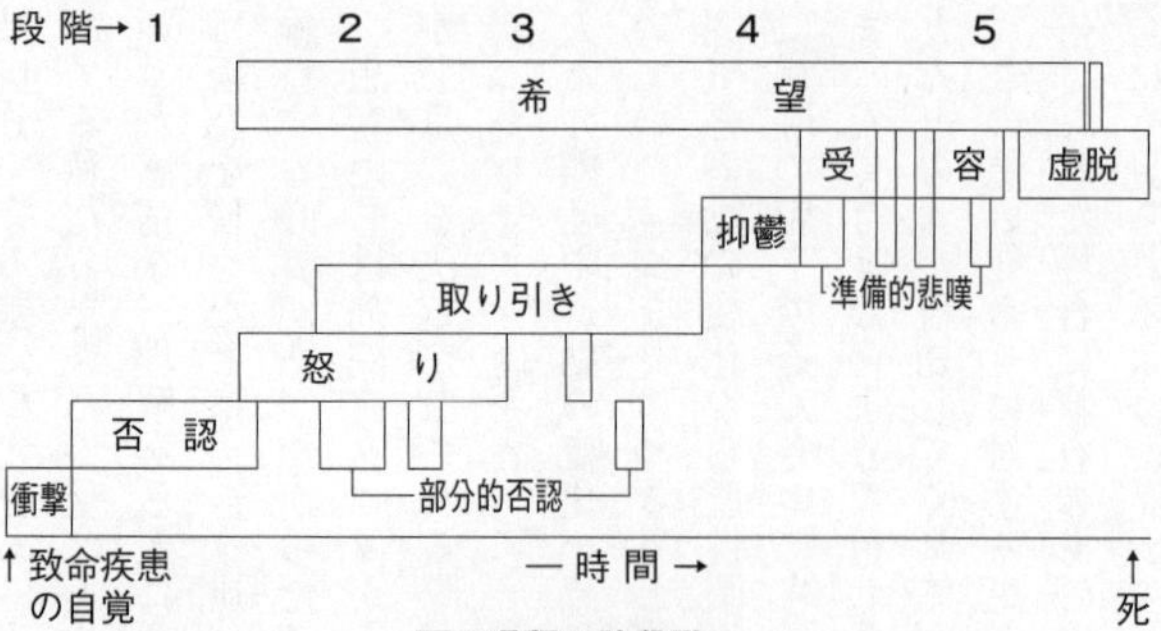

死の過程の諸段階

んどの患者が用いており、本書に収録したインタビューからわかるように、数秒で終わるものから何か月も続くものまである。しかしこれは絶対的な否認ではない。その後には怒りや憤りが全面に出てくる。こうした怒りは、今後も生きて自分の役目を果たすことのできる人に対する妬みなど、さまざまな形をとって現れる。医療スタッフや家族の対応によっては、患者がこういった怒りを感じてももっともだと思われる部分もあるし、かえって感じないほうがおかしいと思われる向きもある。シスターIの例が示すように、これはときに不合理な怒りともいえるものであり、過去の経験の反復である。まわりの人間がそれを個人に向けられたものと考えずに受け入れれば、それが助けとなって、患者は一時的な取り引きの段階に進み、さらに抑鬱の段階へと移行する。そしてこれは最終的な受容の段階への足がかりになるのだ。上の表は、これらの段階の順序が入れかわったりせず必ず順を追ってあらわれるが、ときには重なることもあることを示している。多くの患者は周囲から何の助けがなくても最終的な受容に到達したが、尊厳のうちに安らかな死を迎えるために、これらの諸段階を経るのに助けを必要とした患者もいた。

病状がどの段階にあるかにかかわりなく、あるいは対処メカニズムを用いたかどうかにかかわりなく、患者たちはみな最期まで何らかの希望をもち続けた。助かる見込みもわずかな希望もないような告知をされた患者は、もっともひどい反応を示し、そのように残酷なかたちで告知をした人と完全には和解することはなかった。私たちが話を聞いた患者はみな何らかの希望をもっていたことを忘れてはならない。希望の持ち方は人それぞれで、新しい発見や研究成果をみて新薬や血清ができるかもしれないとか、神が奇跡を起こしてくれるかもしれないとか、X線写真や検査のサンプルがじつは他の患者のものだったと判明するかもしれないとか、あるいはJ氏が語るように自然に緩解が起こるかもしれない（第8章）といったことである。私たちがその内容に同意できるできないにかかわらず、患者にはつねにこうした希望をもたせるべきである。

患者たちは自分の不安を私たちに伝えられることを喜び、死や死の過程について思うままを話してくれたが、そうした人でも話題を変えたいときや、もっと楽しい話をしたいときには合図を出した。患者はみな自分の感情をさらけだすのは良いことだと認めていたが、いつどのくらい話すかは自分で決めたいとも思っていた。

もっと前の段階での患者の葛藤とそれに対する防衛メカニズムをみれば、このような危機的状況ではどんな防衛メカニズムを用いていくのかをある程度予想できる。一般に、教育や教養、社会的束縛、職業的責任のあまりない人は、物質的な豊かさ、楽しみ、対人関係などの面でより多くを失うことになる裕福な人に比べると、この最終的な危機を直視するのがいくぶん楽なようだ。苦労の多い人生やつらい仕事、重労働に耐えてきた人、子どもを育て上げ、自分の仕事に満足している人は、野心的にまわりの人々を支配し、物質的財産をため、多くの社会的関係はあっても人生の最後に必要となる有意義な対人関係はほとんどない人にくらべ、尊厳のうちに穏やかな死を迎えるのが容易である。これは怒りの段階の例として第4章で詳しく述べたとおりである。

信仰をもっている患者でも、もっていない患者でも、ほとんど違いはないようだ。そうした違いをはっきり指摘するのはむずかしいかもしれない。信仰をもつ人とは具体的にどういう人を指すのかを、私たちははっきりとは定義していないからだ。しかし、自分の中に信念をもった真に信仰の厚い人はごくわずかだとはいえる。信念によって自らを支えきれるほどの人は、真の無神論者と同様、ほとんどいないのである。患者の大部分はその中間で、何らかの信仰をもってはいるが、心の葛藤や恐怖を軽減できるほどではないのだ。

患者が受容と最終的な虚脱の段階に到達したとき、まわりからの干渉は患者をもっとも混乱させるものであり、そのために尊厳のうちに穏やかな死を迎えられなかった患者もいた。これは死が迫っているというしるしで、医学的見地からはほとんど、あるいはまったく兆候の見られない患者でも、最期が近づいているのがわかる。患者は死期が迫っていることを知らせる体内の信号システムに反応する。私たちは、患者がどんな精神生理学的信号を知覚しているかを実際に知らなくても、そうした合図を察知できる。質問されれば患者は死が近いのを知っていると認め、「いま」座って話を聞いてくれるように頼むこともしばしばだが、それは明日では遅すぎるとわかっているからだ。私たちは患者側からのこうした主張に敏感になるべきだ。そうしなければ、時間があるうちに患者のことばに耳を傾ける、またとない機会を逃してしまうかもしれないからである。

末期患者の研究に関する学際的なセミナーは、人びとに受け入れられ、広く知られた教授法となり、毎週さまざまな経歴や専門、動機をもつ五十人もの人びとが参加するようになった。おそらくこのセミナーは、病院関係者が非公式に集まり、さまざまな角度から患者の要求とケアを総合的に検討する数少ない授業のひとつだろう。出席する学生数の増加にもかかわらず、セミナーが集団療法の場と化すこともしばしばである。参加者は患者に対する自分の反応や空想を自由に話し、それによって自分自身の動機や行動についても学ぶ場となるのである。

医学部と神学部の学生はこのセミナーを正規の科目として履修し、死とその過程について有意義な論文を書いている。つまり、仕事に就けば、職業柄早い時期から末期患者に接することになる多くの学生たちが、実際に責任ある立場になったときに、なるべく自己防衛をせずに患者と向き合えるようにと、このセミナーがカリキュラムの一環となったのである。経験豊富な一般医や専門医もセミナーを訪れ、病院外での臨床経験を通じてセミナーに貢献している。また看護婦やソーシャルワーカー、病院管理関係者、作業療法士の参加により、専門分野を超えた意見の交換が可能となり、それぞれの専門的な役割や努力などを知るよい機会となっている。さらに、それぞれが受け持っている責任について意見を交換するだけでなく、おそらく主に自分自身の態度や恐怖、空想などを率直に表現し、それを互いに認め合うことで、相互理解と正しい認識がかなり深まった。医師がある患者の話を聞いて怖くなったことがあると告白することができれば、看護婦もその状況に関して心の奥にある感情を話しやすくなる。

ある女性患者がそうした雰囲気の変化を、とてもわかりやすく表現してくれた。この患者は前回の入院時に私たちを呼び、病棟で味わった寂しさや孤独に対する失望と怒りを訴えた。病気は思いがけずおさまったが、再入院の際に二度目の面談を求めてきた。病室は前回と同じ病棟だったが、雰囲気ががらりと変わっていて驚いたことをセミナーで話したかったのだ。「考えられる？　看護婦が病室に来てわざわざ『話したい気分ですか』なんて聞いてくれるのよ」と彼女は言った。セミナーやセミナーによって看護婦が大きな安心感を得たことが実際にそのような変化をもたらしたという証拠はないが、その病棟の医師や看護婦、他の末期患者から、セミナーに参加する患者の紹介が増え、私たちもその変化には気づいていたのだ。

おそらくもっとも大きな変化は、病院スタッフ自身から相談を受けるようになったことだろう。それはつまり患者への最良の対応を妨げる自分自身の葛藤に対する認識が高まった証拠である。最近は病院外の末期患者とその家族から、自分自身の生活や同様な境遇にある人たちの生活を有意義なものにするために、セミナーで何か自分にも出来ることをさせてほしいという申し出を受けている。

私たちは、冷たい社会ではなく、死と死の過程の問題を扱うことの出来る社会をつくり、この問題に関して進んで話し合い、人々が死を迎えるときまでなるべく怖がらずに生きていけるよう努力すべきだろう。

このセミナーでもっとも驚くべき点は、死そのものについてほとんど話さなかったことだろうと、ある学生が論文に書いている。死は死にいたる過程が終わる瞬間にすぎない、と言ったのはモンテーニュではなかったか。患者にとって死そのものは問題ではなく、死ぬことを恐れるのは、それに伴う絶望感や無力感、孤独感のためであるということがわかった。セミナーに参加してこれらについて考え、自分の感情を自由に表現し、何かできることがあると実感した人なら、あまり不安をもたずに患者と向かい合えるだけでなく、自分の死の可能性についてもあまり不安を感じないようになる。

12　末期患者の精神療法

死は生に属する、生誕がそうであるように。
歩行とは、足を上げることであると同時に、足を下げることでもある。

タゴール

『迷える小鳥』二六七節

これまで述べてきたことからわかるように、末期患者には非常に特別な要求がある。それは、私たちが座って耳を傾け、それが何なのかをはっきりさせれば満たされる。おそらくもっとも重要なのは、こちらにはいつでも患者の不安を聞く用意があると伝えることだろう。死を迎える患者と向き合うには、経験からしか生まれないある種の成熟が要求される。不安のない落ち着いた心で末期患者の傍らに座るためには、死と死の過程に対する自らの姿勢をよく考えなくてはならない。

二人の人間が恐怖や不安をもたずに意思を伝え合えるのが、心の扉を開くインタビューである。セラピスト——医師や牧師など、この役割をはたす人——は、ガンや死といったことばを聞いても逃げたりしないことを、言葉や行動で患者に示そうとする。すると患者はそれに気づき、うちとけて話をするか、意図はわかったがまだ話すべきときではないと伝えるだろう。患者が、自分の不安を話す心の準備ができたら知らせると伝えれば、セラピストのほうはいつでも話を聞く用意があることを示すだろう。私たちの患者の多くはそうしたインタビューを受けただけなのである。やり残している仕事のために生にしがみついている患者もあった。たとえば、知恵の発達が遅れたきょうだいがいるのに、自分の死後、その子たちの面倒をみてくれる人がいないと心配する患者や、子どもの世話をしてくれる人が見つからず、だれかにその不安を聞いてもらう必要のある患者などだ。また、現実あるいは想像上の「罪の意識」に苛まれていた患者は、とりわけ牧師の前で話す機会をもうけるとかなり楽になった。こうした患者たちはみな「告白」したり、残される者の世話の手筈が整うと安心し、やり残した仕事のひきつぎが終わってまもなく亡くなるのがふつうである。

まれに非現実的な恐怖が死をさまたげる場合もある。第9章で例をあげた老婦人が「怖くて死ねない」のは、「生きたまま蛆虫に食べられる」のに耐えられなかったためだ。彼女は蛆虫に病的なまでの嫌悪感をいだくとともに、それが非現実的であることにも気づいていた。彼女の言葉を借りれば、あまりにばかげているので、自分の入院のために預金を使い果たした家族には言えなかったという。一度目のインタビューの後、この老婦人は私たちに自分の恐怖を話すことができ、娘さんの手助けで火葬の手筈も整えた。この患者も自分の恐怖を話してまもなく亡くなっている。

一度の面談で患者がどんなに楽になるかにはいつも驚かされる。病院スタッフや家族が

すむことなのに。患者の要求をひきだすことがなぜそれほどむずかしいのだろう。率直に質問しさえすれば

E氏は末期患者ではなかったが、心の扉を開くインタビューの好例としてあげたい。E氏のケースが適切なのは、愛憎入り混じった感情をいだいていた人物の死に直面して、心の葛藤が解決できなかった結果、自分はもうすぐ死ぬ人間だと言って病院に来たからである。

E氏は八十三歳のユダヤ人で、深刻な体重減少と食欲不振、そして便秘のため、私立病院で治療を受けた。E氏は耐えがたい腹痛を訴えており、憔悴しきっているようだった。落ち込んだ様子でひどく涙もろくなっていた。精密検査では異常が見つからず、レジデントは精神科医の意見を求めてきた。

E氏の場合、同じ部屋に数名の学生が立ち会う診断的治療インタビューを行った。E氏は学生をまったく気にせず、自分のかかえているいろいろな問題を話して安心したようだった。E氏は入院する四か月前までは元気だったが、急に「病気もちの孤独な年寄り」になったという。さらに質問を続けると、体の具合が悪くなる二、三週間前に義理の娘を亡くし、痛みが始まる二週間前には、休暇で町を留守にしているとき

に別居中の妻が急死していたことがわかった。

Ｅ氏は見舞いにも来ない近親に腹を立てていた。また看護サービスに文句をつけ、だれが看護しても気に入らなかった。「自分が死んだら二千ドルやる」と約束すれば親戚は飛んで来るにちがいないと思っていた。彼は他の高齢者といっしょに住んでいる公営住宅や、みんなが招待される休暇旅行についてことこまかに話した。彼の怒りは彼自身が貧しいということから来ていることはすぐにわかった。貧しいがために公営住宅の住人向けに計画された旅行には参加せざるをえない。つまりこの件に関して選択の余地はないのである。さらに妻が入院したとき町を離れていたことで自分を責め、その罪悪感を旅行を計画した人びとに転嫁しようとしているのも明らかになった。

妻に見捨てられたと感じているのではないか、妻への怒りを認められないだけではないかと私たちがたずねると、彼は苦々しい思いを吐き出した。そして妻に対する疑問を私たちに投げかけた。妻はなぜ兄（Ｅ氏はナチと呼んでいた）と暮らすために自分を見捨てたのだろうか。一人息子をどうやって非ユダヤ教徒として育てたんだろうか。そして最後にはいちばん彼女を必要としているときにどうして自分を残して逝ってしまったのか、と。Ｅ氏は故人に対して否定的な感情をもっていることを恥じ、かつ罪悪感に苛まれていたので、自分の感情を近親や看護スタッフに向けた。そうした悪しき感情をもった人間は罰を受けるべきだ、罪を軽くするためにはひどい痛みや病気に耐えなくてはならない、とE氏は固く信じ込んでいた。

私たちはE氏に、その複雑な気持ちはよくわかるし、人間ならだれでも持っている感情だとだけ伝えた。妻への怒りを認めることができず、その後の何度かの私たちとの面談でもその怒りの気持ちを表現することができなかったのではないか、と私たちが思っていることを伝えてみた。するとそれに対して、「この痛みがなくならないなら、窓から飛び降りるしかないだろう」とE氏が言ったので、「あなたの腹痛は抑えつけられた怒りとフラストレーションによるものだ。そういった感情を恥ずかしいと思わずに身体の外に出してしまえば痛みはなくなる」と私たちは答えた。彼は明らかに困惑した様子だったが、部屋を出るときに、私たちにまた来てほしいと頼んだ。病室まで付き添ったレジデントは、E氏の前かがみの姿勢がひどく気になったため、インタビューでの私たちのことばをくり返し、彼の反応はごく自然なものだと言って安心させた。するとE氏は姿勢を正し、背筋をぴんと伸ばして病室に戻っていったという。

翌日、私たちがまた訪ねると、E氏はその日ほとんど病室にはいないで、人と話したり、カフェテリアに行ったり、食事をしたりして一日の大半をすごしていた。便秘も腹部の痛みも治っていた。インタビューをした日の晩に大量の排便が二度あってから、「これまでにないくらい気分がよく」なり、退院や以前の行動を再開するための計画を立てたのだという。

退院の日、E氏は妻とすごした楽しい日々の思い出を笑顔で話してくれた。また「とても迷惑をかけた」病院スタッフや、近親、とりわけ息子に対する態度の変化についても語った。息子には「しばらくは二人とも寂しいだろうから」、もう少しお互いを知るために電話をかけたという。

また何か肉体的、精神的な問題が生じたらいつでも相談してほしいと言うと、E氏は晴れ晴れとした表情で、いい勉強になった、おかげで自分の死にも冷静に向き合えると答えた。

E氏の例からわかるように、実際には病気ではないが、高齢のため、あるいはたんに愛憎入り混じった人物の死に対応できなくて非常に苦しんでおり、肉体的あるいは精神的な苦しみを、自分がいだいている罪悪感を軽くする手段だと考えている人びとにも、インタビューはかなり有効である。そういった罪悪感とは、抑えてはいたものの死者に対して悪感情をいだいたことについて感じているもので、自分が肉体的にあるいは精神的に苦しむことで、その罪悪感を軽減できると考えているのだ。E氏は死を恐れていたのではない。むしろ、一度も「埋め合わせをする」機会をくれずに逝った妻に悪感情をいだいたことに対する償いをしないうちに死んでしまうことを恐れていたのだ。報いを受ける恐怖を軽減する手段としてのひどい腹痛に苦しんだのである。そして自分の憤りの理由に気づかずに敵意と怒りの多くを看護スタッフや近親に向けていた。驚くべきことに、簡単なインタビューでこうした事実の多くがわかる。そして、愛情や憎しみという感情は人間ならだれでもいだくものなのだから高い代償を払う必要はない、とちょっと説明して安心させてやると、患者の身体症状の多くはやわらぐのである。

解決すべき問題が具体的でなくはっきりしていない患者の場合は、短時間の精神療法が役に立つ。この場合も精神科医は必ずしも必要ではなく、理解ある人が座って耳を傾ければそれで十分である。たとえばシスターIのような患者の場合がそうだ。私たちもさることながら彼女の患者仲間もことあるごとに彼女を訪問し、それが彼女にとって精神療法にもなっていた。こうした患者は、病気ではあっても葛藤に対処する時間には恵まれており、自分にはまだ楽しめることがあるという深い理解とおそらくは認識をも得られるのだ。これらの面談は、末期患者の短い心理療法の面談同様、長さも時期もまちまちで、個々の患者の体調、面談で話す能力や意思に合わせて設定される。患者が話したくないときでも、私たちの存在を伝えて安心感を与えるため、ほんの二、三分ほど訪問する場合も多い。患者がいつもより不安や痛みを感じるときはもっと頻繁に訪問するが、言葉によるコミュニケーションをはかるよりは、むしろ何も言わずに患者に付き添うのである。

私たちはつねづね、末期患者だけの集団療法が必要ではないだろうかと思っている。患者たちは同じ寂しさや孤独感を共有していることが多いからだ。病院で末期患者に接する仕事をする人びとは、患者同士が相互に影響を与え合っていること、重篤患者同士の会話の中には互いに相手にとって助言となることが多く含まれていることにはっきりと気づいている。セミナーでの体験の多くが、死を目前にした患者どうしの間で伝えられていることに、私たちはいつも驚かされる。患者から別の患者を「紹介」されることさえある。病院のロビーには、セミナーでインタビューを受けた患者たちが集まって、まるで友愛会の会員のように自分たちのミーティングを続けている。どの程度他人に話すかはこれまで患者にゆだねてきたが、現在、ロビーでの集まりよりも正式なかたちでのミーティングをする意向があるかどうかを調べているところだ。少なくともある小さな患者グループにはそうした要望があるように思えるからである。このグループの患者の中には慢性疾患をもつ者や、何度も再入院が必要な者もいる。そうした患者たちはかなり前から顔見知りで、病気だけでなく前に入院したときの思い出も共有している。非常に印象に残っているのは、患者の「仲間」の一人が死んだときに見られる楽しそうともとれる反応である。これは「あなたには起こっても自分にはありえない」という無意識的な確信を裏づけるものであり、G夫人（第7章）の例に見られるように、多くの患者や家族が他の重病患者を訪ねて喜びを感じる一因でもあるかもしれない。シスターIのケースではそうした訪問が看護婦への敵意の表現として使われていた。患者の要求を聞き出し、看護スタッフの世話が行き届いていないと証明してみせるためである（第4章）。彼女は看護婦として患者を助けることで、自分が働けないのを一時的に否定しただけでなく、健康でありながら病人を十分に看護できない人々に対する怒りをも表現できた。そういう患者を集めて集団療法をするのは、患者たちが自分の行動を理解する一助となると同時に、看護スタッフに患者の要求を受け入れさせることで看護スタッフの役にも立つだろう。

F夫人もいつも思い出される患者の一人である。彼女は自分と何人かの若い重病患者とで独自の集団療法を始めた。全員が白血病かホジキン病の入院患者で、F夫人自身も二十年以上にわたり病気に苦しめられていた。F夫人はここ何年か、一年に平均六回の入退院をくり返し、ついに自分の病気を全面的に受け入れざるをえなくなった。ある日、十九歳のアンという少女が入院してきた。アンは自分の病気と死におびえていたが、だれにもその恐怖を話せなかった。両親はそういうことについてはいっさい話そうとしなかったので、F夫人がカウンセラー役をつとめることになった。F夫人が、長年にわたり度重なる入院にもかかわらず息子や夫や家の世話をしてきたことを話すと、ついにアンも自分の不安を打ち明けたり自分の病気について尋ねたりできるまでになった。アンは退院するとき、別の若い患者をF夫人のところに行かせた。それをきっかけに連鎖反応的な紹介が始まった。一人の患者が別の患者に入れ替わるのは集団療法と同じである。グループの構成は二、三人がふつうで、個々のメンバーが入院している間は顔ぶれは変わらなかった。

言葉をこえる沈黙

患者の命が尽きるときがやってくる。痛みは消え、意識は遠のく。ほとんど何も食べなくなり、周囲のことも闇同然でわからなくなる。そういうとき患者の近親は、病室の廊下を行ったり来たりして、その場を去って自分の生活に戻るべきか臨終にそなえて控えているべきか迷いながら、死を待つ苦しみに耐えている。もはや何を言っても始まらないが、言葉を使うにしろ使わないにしろ、近親がもっとも助けを求めているときでもある。医療が介入するには遅すぎる（よかれと思って介入したとしても、それはあまりに残酷である）が、死にゆく人を完全に切り離してしまうには早すぎる。もう迎えが来てほしい、終わってほしいと思っているにせよ、永遠に失おうとしているものに必死にしがみついているにせよ、いずれにしても、家族にとってはもっともつらいときである。患者に対しては黙ってそばについていてあげること、近親者に対しては必要なときにはいつでも求めに応じてあげられることが必要なときでもある。

医師や看護婦、ソーシャルワーカー、牧師は、こういうときに家族の葛藤を理解できれば、そして家族の中からもっとも落ち着いて臨死患者に付き添っていられる者を一人だけ選ぶ手助けができれば、こうした最後の時期に大きな力になれる。選ばれた者は事実上、患者のセラピストとなる。あまりにも動揺の激しい者に対しては、だれかが患者の臨終まで付き添うからといって罪悪感を軽くして安心させればよい。そうすれば家族は、患者がひとりぼっちで死んだのではないとわかり、多くの人にとって見届けるのがむずかしい死の瞬間に立ち会わなくても、恥じたり罪悪感をもったりせずに帰宅できる。

「言葉をこえる沈黙」の中で臨死患者を看取るだけの強さと愛情をもった人は、死の瞬間とは恐ろしいものでも苦痛に満ちたものでもなく、身体機能の穏やかな停止であることがわかるだろう。人間の穏やかな死は、流れ星を思わせる。広大な空に瞬く百万もの光の中のひとつが、一瞬明るく輝いたかと思うと無限の夜空に消えていく。臨死患者のセラピストになることを経験すると、人類という大きな海の中でも一人ひとりが唯一無二の存在であることがわかる。そしてその存在は有限であること、つまり寿命には限りがあることを改めて認識させられるのだ。七十歳を過ぎるまで生きられる人は多くないが、ほとんどの人はその短い時間の中でかけがえのない人生を送り、人類の歴史という織物に自分の人生を織り込んでいくのである。

器の中の水は光る。海の水は暗い。
小さい真理は明瞭な言葉をもつが、大きな真理は大きな沈黙をもつ。
タゴール
『迷える小鳥』一七六節

訳者あとがき

ここにお届けするのは、Elisabeth Kübler-Ross : On Death and Dying の新訳である。あらためていうまでもなく、本書は一九六九年に出版されて以来、現在にいたるまで全世界で広く読みつがれており、ターミナルケア（末期医療）に関心を寄せる人びとにとっての「聖書」とすら呼ばれている。

故川口正吉氏による日本語訳も、原書出版の二年後の一九七一年に出て以来、百回以上版を重ねた、文字通りのロングセラーである。ただ、時代的制約によるのだろう、旧訳ではインタビューのかなりの部分が省略されていた。また、時代に先駆けた仕事の宿命といえようが、誤訳も散見された。そうした事情から、このたび新訳を出すことになったしだいである。なお、旧訳には、原書にはない小見出しが多数挿入されていたが、新訳では原書のスタイルに戻した。

原書のタイトルを直訳すれば、『死とその過程について』となる。死とは長い過程であって特定の瞬間ではない、というのが著者の基本主張である。しかし『死ぬ瞬間』という邦題はすでに人口に膾炙しており、変更は混乱を招くことになると判断し、原題は副題として掲げることにして、タイトルそのものは旧邦題を踏襲した。

じつは『「死ぬ瞬間」と臨死体験』を翻訳したとき、私は death and dying を「死とその準備」と訳した。訳者個人にとっては、死とは生の終着点であり、死の向こう側にあるのは無のみである。それであえて dying を「死の準備」と訳したのだが、原著者が最終的に到達した結論に従うならやはり「死の過程」とすべきだろうと考え、このたびはそう訳した。ただし、本書を執筆した段階では、著者はまだ「死後の生」を視野には入れていなかったということを付記しておきたい。というのも、キューブラー・ロスが死後の生や輪廻転生について熱弁をふるうようになってから、そうしたものを信じる多くの人びとの熱狂的な支持を得たと同時に、キューブラー・ロスは宗教家あるいは神秘主義者になってしまったとして、彼女のもとを去っていった人、彼女の著書を読まなくなってしまった人も多いのである。

死後の生や輪廻転生を信じる信じないにかかわりなく、本書は、死へといたる人間の心の動きを研究した画期的な書物としての価値をいまも失っていない、ということを強調しておきたい。

＊

著者の経歴を簡単に紹介しておく。

エリザベス・キューブラー・ロスは一九二六年に、スイスのチューリッヒで、三つ子姉妹の長女として生まれた。チューリッヒというとすぐに心理学者のC・G・ユングが思い出されるが、キューブラー・ロスは医学生時代に何度もユングの姿を見かけたという。また彼女は「死とその過程に関する研究で、私がいちばん影響を受けた精神科医はユングだった」とも書いている。

彼女は幼いころから、自分はあくまで「三つ子の一人」でしかなく、しかも三人のなかでいちばん親から愛されていない、という意識をつよくもっていて、そのために早く家を出たいと考えていた。それで高校卒業と同時に、ビジネス関係の仕事につけという父親の命令に逆らって、住み込みの家政婦として家を出たが、住み込んだ家で冷遇され、いったんは家に戻った。だが父親には反抗を続け、第二次大戦中は生化学研究所や病院で働いた。そのころすでに彼女は医療・介護を自分の「天職」と考えていたようである。終戦後、被災者の力になりたいという衝動に駆られて、「平和を守る国際ボランティア奉仕団」の一員としてポーランドに行き、マイダネク強制収容所跡で一人の少女と出会い、「啓示」を受けた。

スイスに戻った彼女はチューリッヒ大学医学部にすすみ、医師となった。在学中に、チューリッヒに留学にきていたユダヤ系アメリカ人のイマヌエル・ロスと結婚し、後に一男一女をもうけている。結婚後、彼女はインドかアフリカでシュヴァイツァーのような医療活動をしたいと考えていたが、結局その夢は実現せず、ニューヨークに移り住んだ。マンハッタン州立病院で、精神病患者たちへの体罰を廃止し、「治癒の希望なし」とされていた分裂病患者の九五パーセントを退院させ、社会復帰させたことは有名である。その後、ニューヨークのモンティフィオール病院、コロラド大学病院（ここで彼女は初めて「死」に関する講義を行った）をへて、一九六五年、シカゴ大学ビリングズ病院精神科に勤務することになった。その年の秋、「死について研究したい」という四人の神学生が訪ねてきて、「死とその過程」に関するセミナーが始まった。その経緯は本書第2章に述べられているとおりである。「死体を漁るハゲタカ」と呼ばれ、医師たちから忌み嫌われながらも、彼女はセミナーを続け、一九六九年には彼女のセミナーが『ライフ』十一月号の特集記事となった。同年に出版された本書はすぐにベストセラーとなり、キューブラー・ロスの名と本書で論じられている「死の五段階」説は、世界中で知られるようになった。

かくして「多忙」を絵に描いたような生活が始まった。彼女は世界中を飛び歩いて、無数の講演をこなし、セミナーやワークショップを指導した。日本にも来ている。一年の大半を旅に費やすことになったのだが、その間に彼女の関心も大きく変化していった。本書を出版した時点では、彼女にとって「死の過程」とは「死へといたる過程」のことであった。だがその後、「幽霊」を目撃し、みずからが「臨死体験」をし、チャネリングに熱中し、死後の生や輪廻転生を信じるようになった。そして、死の五段階説に対応させるかのように、臨死体験における意識変容の五段階説を唱えた。そのことが原因で、夫とは離婚した。

一九八四年、ヴァージニア州に広大な土地を購入し、そこに住居を構え、自分の主催する団体「シャンティ・ニラヤ」の本拠を置いたが、九四年、彼女の留守中に住まいは不審火により全焼してしまった。キューブラー・ロスは、自分が構想していたエイズの子どもたちの収容施設建設に反対する住民によって放火されたのだと断言した。

事件後、キューブラー・ロスは息子のつよい勧めもあってアリゾナに「引退」し、公の活動からいっさい身を引き、シャンティ・ニラヤも解散した。

この文章を書いている現在、伝え聞くところによると、七十一歳のキューブラー・ロスは「死に瀕して」いるそうである。

＊

本書を読んで、キューブラー・ロスの主張や彼女自身に関心をもたれた方には、ぜひとも『「死ぬ瞬間」と臨死体験』（鈴木晶訳、読売新聞社）と『人生は廻る輪のように』（上野圭一訳、角川書店）を読んでいただきたい。前者は講演集なので、キューブラー・ロスの「肉声」に接することができるし、後者は彼女みずからが「私の最後の著作」と呼ぶ自伝である。どちらの本にも、彼女に決定的な影響を及ぼしたいくつかの出来事が描かれている。

一九九八年三月

鈴木　晶

Concern, 1961.
Wieman, Henry N. *The Source of Human Good.* Carbondale, III., Southern Illinois University Press, 1946.
Wolf, Stewart F., Jr., M.D. "Once Lifesaving 'Dive Reflex' said to Cause Sudden Death." Report, 19th Annual Meeting of the California Academy of General Practice, *Hospital Tribune* (January 15, 1968), p. 18.
Woolf, Kurt, M.D. "Fear of Death Must Be Overcome in Psychotherapy of the Aged." Report Delivered at meeting of Gerontological Society. *Frontiers of Hospital Psychiatry* (1966), p. 3.
Zilboorg, Gregory. "Differential Diagnostic Types of Suicide," *Archives of Neurology and Psychiatry*, Vol. 35, No. 2 (February 1936), pp. 270-291.
——."Fear of Death," *Psychoanalytic Quarterly*, Vol. 12 (1943), pp. 465-475.

pp. 1376-1379.

Verwoerdt, Adriaan, M.D. "Comments on: 'Communication with the Fatally Ill'" *Omega*, Vol. II, No.1 (March, 1967), pp. 10-11.

——."Death and the Family," *Medical Opinion and Review*, Vol. I, No. 12(September, 1966), pp. 38-43.

Verwoerdt, Adriaan, M.D., and Wilson, Ruby. "Communication with Fatally Ill Patients," *American Journal of Nursing*, Vol. 67, No.11 (November, 1967), pp. 2307-2309.

Von Lerchenthal, E. "Death from Psychic Causes," *Bulletin of the Menninger Clinic*, Vol. XII, No. 31 (1948).

Wahl, Charles W. "The Fear of Death," ibid., Vol. XXII, No. 214 (1958), pp. 214-223.

——, ed. *Management of Death and the Dying Patient Book: Dimensions in Psychosomatic Medicine*. Boston, Little, Brown & Co., 1964, pp. 241-255.

Walters, M. "Psychic Death: Report of a Possible Case," *Archives of Neurology and Psychiatry*, Vol. 52, No. 1 (1944), p.84.

Warbasse, James Peter. "On Life and Death and Immortality," *Zygon-Journal of Religion and Science*, Vol. I, No. 4 (December, 1966), pp. 366-372.

Warner, W. Lloyd. *The Living and the Dead: A Study of the Symbolic Life of Americans*, Vol. V of *The Yankee City Series*, ed. Cornelius Crane. New Haven, Conn., Yale University Press, 1959.

Weisman, Avery D. "Birth of the Death-People," *Omega*, Vol. I, No.1 (March, 1966), pp. 3-4. (Newsletter distributed by Cushing Hospital, Framingham, Mass.)

——."Death and Responsibility: A Psychiatrist's View," *Psychiatric Opinion*, Vol. 3, No. 4 (August, 1966), pp. 22-26.

Weisman, Avery D., and Hackett, Thomas P. "Denial as a Social Act," in *Psychodynamic Studies on Aging: Creativity, Reminiscing, and Dying* ed. Sidney Levin and Ralph J. Kahana. New York International Universities Press, 1967.

Weiss, Soma, M.D. "Instantaneous 'Physiologic' Death," *New England Journal of Medicine*, Vol. 223, No. 20 (November 4, 1940), pp. 793-797.

Wentz, Walter Yeeling Evans. *Das Tibetanische Totenbuch*. Zürich, Rascher Verlag, 1953.

Westburg, Granger E. *Good Grief*. Rock Island, III., Augustana Book

——."The Treatment of Intractable Pain in Terminal Cancer," *Proceedings of the Royal Society of Medicine*, Vol. 56, No. 3 (March, 1963), pp. 191-197.

——."Watch With Me," *Nursing Times* (November 25, 1965).

Scherzer, Carl J. *Ministering to the Dying*. Englewood Cliffs, N. J., Prentice-Hall, Inc., 1963.

Shands, Harley C. "Psychological Mechanisms in Cancer Patients," *Cancer*, Vol. IV (1951), pp. 1159-1170.

Shepherd, J. Barrie. "Ministering to the Dying Patient," *The Pulpit* (July-August, 1966), pp. 9-12.

Simmons, Leo W. "Aging in Primitive Societies: A Comparative Survey of Family Life and Relationships," *Law and Contemporary Problems* (Duke University School of Law), Vol. 27, No.1 (Winter, 1962).

——."Attitudes Toward Aging and the Aged: Primitive Societies," *Journal of Gerontology*, Vol. I, No.1 (January 1946), pp. 72-95.

Sperry, Roger. "Mind, Brain and Humanist Values," in *New Views of the Nature of Man*, ed. Jhon R. Platt. Chicago, University of Chicago Press, 1965.

Spitz, Rene. *The First Year of Life*. New York, International Universities Press, 1965.

Stinnette, Charles R. *Anxiety and Faith*. Greenwich, Conn., Seabury Press, Inc., 1955.

Stokes, A. "On Resignation," *International Journal of Psychosomatics* Vol. XLIII (1962), pp. 175-181.

Strauss, Richard H., M.D. "I Think, Therefore:" *Perspectives in Biology and Medicine* (University of Chicago),Vol. VIII, No. 4 (Summer, 1965), pp. 516-519.

Sudnow, David. *Passing On*. Englewood Cliffs, N.J., Prentice-Hall, Inc. 1967.

"Telling the Relatives," *Hospital Medicine*, I (April, 1967).

Tichauer, Ruth W., M.D. "Attitudes Toward Death and Dying among the Aymara Indians of Bolivia," *Journal of the American Medical Women's Association*, Vol. 19, No.6 (June, 1964), pp. 463-466.

Tillich, Paul. *The Courage To Be*. New Haven, Conn., Yale University Press, 1952.

"Time, Perspective, and Bereavement." *Omega*, Vol. I, No. 2 (June, 1966).

Treloar, Alan E., Ph.D. "The Enigma of Cause of Death," *Journal of the American Medical Association*, Vol. 162, No. 15 (December 8, 1956),

Rheingold, Joseph C. *The Fear of Being a Woman*. New York, Grune & Stratton, 1964.

——. *The Mother, Anxiety, and Death: The Catastrophic Death Complex*. Boston, Little, Brown & Co., 1967.

Richmond, Julius B., and Waisman, Harry A. "Psychological Aspects of Management of Children with Malignant Diseases," *American Journal of Diseases of Children*, Vol. 89, No.1 (January, 1955), pp. 42-47.

Richter, Curt P., Ph.D. "On the Phenomenon of Sudden Death in Animals and Man," *Psychosomatic Medicine*, Vol. XIX, No.103 (1957), pp. 191-198.

Rosenblum, J., Ph.D. *How to Explain Death to a Child*. International Order of the Golden Rule, 1963.

Ross, Elisabeth K., M.D. "The Dying Patient as Teacher: An Experiment and An Experience," *Chicago Theological Seminary Register*, Vol. LVII, No.3 (December, 1966).

——."Psychotherapy with the Least Expected," *Rehabilitation Literature*, Vol. 29, No.3 (March, 1968), pp. 73-76.

Rothenberg, Albert, M.D. "Psychological Problems in Terminally Cancer Management," *Cancer*, Vol. XIV (1691), pp. 1063-1073.

Rydberg, Wayne D. "The Role of Religious Belief in the Suicidal Crisis." Unpublished B.D. dissertation, Chicago Theological Seminary, June, 1966.

Sandford, B. "Some Notes on a Dying Patient," *International Journal of Psychiatry*, Vol. 38 (1957).

Saul, Leon J., M.D. "Reactions of a Man to Natural Death," *Psychoanalytic Quarterly*, Vol. 28 (1959), pp. 383-386.

Saunders, Cicely M.D., O.B.E. *Care of the Dying*. London, Macmillan & Co, Ltd., 1959.

——."Death and Responsibility: A Medical Director's view," *Psychiatric Opinion*, Vol. III, No.4 (August, 1966), pp. 28-34.

——."The Management of Terminal Illness," *Hospital Medicine* Part I, December, 1966, pp. 225-228; Part II, January, 1967, pp. 317-320; Part III, February, 1967, pp. 433-436.

——."The Need for Institutional Care for the Patient with Advanced Cancer," in *Anniversary Volume*. Madras, Cancer Institute, 1964, pp. 1-8.

——."A Patient," *Nursing Times* (March 31, 1961).

Moritz, Alan R., M.D. "Sudden Deaths," *New England Journal of Medicine*, Vol. 223, No. 20 (November 14, 1940), pp. 798-801.

Mueller, Ludwig. *Ueber die Seelenverfassung der Sterbenden*. Berlin, Springerverlag, 1931.

Nagy, Maria H. *The Meaning of Death*. New York, McGrow-Hill Book Co., 1965.

Natanson, Maurice, Ph.D. "Death and Mundanity," *Omega*, Vol. I, No. 3 (September, 1966), pp. 20-22.

Negovskii, V. A. "The Last Frontier," in *Resuscitation and Artificial Hypothermia*, trans. from Russian by Basil Haigh, *Hospital Focus* (December, 1962).

Norton, Janice, M.D. "Treatment of the Dying Patient," *The Psychoanalytic Study of the Child*, Vol. XVIII (1963), pp. 541-560.

O'Connell, Walter, Ph.D. "The Humor of the Gallows," *Omega*, Vol. I, No.4 (December, 1966), pp. 31-33.

Ostrow, Mortimer, M.D. "The Death Instincts: A Contribution to the Study of Instincts," *International Journal of Psychoanalysis*, Vol. XXXIX, Part1 (1958), pp. 5-16.

Parkes, C. Murray, M.D. "Grief as an Illness," *New Society*, Vol. IX (April 9, 1964).

——."Effects of Bereavement on Physical and Mental Health: A Study of the Medical Records of Widows," *British Medical Journal*, Vol. II (August 1,1964), pp. 274-279.

Patton, Kenneth. "Science, Religion and Death," *Zygon-Journal of Religion and Science*, Vol.1, No.4 (December, 1966), pp. 332-346.

Peabody, Francis Weld, M.D. "The Care of the Patient," *Journal of the American Medical Association* (1927).

Pfister, Oskar. "Schockenden und Shockphantasien bei Hoechster Lebensgefahr," *Internationale Zeitung fuer Psychoanalyse*, Vol. 16 (1930), p. 430.

Piaget, Jean. *The Language and Thought of the Child*. 3rd edition. London, Routledge and Kegan Paul, 1959.

"Prognosis in Psychiatric Disorders of the Elderly: An Attempt to Define Indicators of Early Death and Early Recovery," *Journal of Mental Science*, Vol. 102 (1956), pp. 129-140.

"Progress Against Cancer, 1966," in *Care of the Leukemia Patient*. Washington, D.C., National Advisory Council, U. S. Department of Health, Education, and Welfare, 1966, p. 33.

and Their Mothers," *Psychosomatic Medicine*, Vol. XXII, No.6 (November-December, 1960), pp. 456-465.

——."Practice of Pediatrics-Participation of Parents in the Hospital Care of Fatally Ill Children," *Pediatrics*, Vol. 26, No. 3, Part1 (September, 1960), pp. 482-490.

Kramer, Charles H., and Dunlop, Hope E., R.N.,"The Dying Patient," *Geriatric Nursing* (September-October, 1966).

LeShan, L., and LeShan, E. "Psychotherapy in the Patient with a Limited Life Span," *Psychiatry*, Vol. 24 (November, 1961), p. 4.

Lieberman, Morton A., Ph.D. "Psychological Correlates of Impending Death: Some Preliminary Observations," *Journal of Gerontology*, Vol. 20, No. 2 (April, 1965), pp. 181-190.

"Life in Death." Editorial, *New England Journal of Medicine*, Vol. 256, No. 16 (April 18, 1957), pp. 760-761.

Lifton, Robert J. *Challenges of Humanistic Psychology*, 2 vols., ed. James F. T. Bugental. New York, McGraw-Hill Book Co., 1967.

Malino, Jerome R. "Coping with Death in Western Religious Civilization," *Zygon-Journal of Religion and Science*, Vol.I, No. 4 (December, 1966), pp. 354-365.

"Management of the Patient with Cancerphobia and Cancer," *Psychosomatics*, Vol. V, No. 3 (1964), pp. 147-152.

Mathis, James L., M.D. "A Sophisticated Version of Voodoo Death," *Psychosomatic Medicine*, Vol. 26, No. 2 (1964), pp. 104-107.

McGann, Leona M. "The Cancer Patient's Needs: How Can We Meet Them?" *Journal of Rehabilitation*, Vol. XXX, No. 6 (November-December, 1964), p. 19.

Meerloo, Joost, A.M. "Psychological Implications of Malignant Growth: A Survey of Hypothesis," *British Journal of Medical Psychology*, Vol. XXVII (1954), pp. 210-215.

——."Tragic Paradox of the Nuclear Death Wish," Abbott Pharmaceutic Co., pp. 29-32.

Menninger, Karl. *Man Against Himself*. New York, Harcourt, Brace & Co., 1938.

Moellendorf, Fritz. "Ideas of Children About Death," *Bulletin of the Menninger Clinic*, Vol. III, No. 148 (1939).

Morgenthau, Hans. "Death in the Nuclear Age," in *The Modern Vision of Death*, ed. Nathan A. Scott, Jr. Richmond, Va., John Knox Press, 1967.

Vision of Death, ed. Nathan A. Scott, Jr. Richmond, Va., John Knox Press, 1967.

Hicks, William, M.D. and Robert S. Daniels, M.D. "The Dying Patient, His Physician and the Psychiatric Consultant," *Psychosomatics*, Vol. IX (January-February, 1968), pp. 47-52.

Hinton, J.M. "Facing Death," *Journal of Psychosomatic Research*, Vol. 10 (1966), pp. 22-28.

——. *Dying*. Baltimore, Penguin Books, 1967.

Hofling, Charles K., M.D. "Terminal Decisions," *Medical Opinion and Review*, Vol. II, No.l (October, 1966), pp. 40-49.

Howland, Elihu S., M.D. "Psychiatric Aspects of Preparation for Death." Paper read at meeting of the Wisconsin State Medical Society, Milwaukee, Wisconsin, May, 1963.

Irwin, Robert, and Weston, Donald L., M.D. "Preschool Child's Response to Death of Infant Sibling," *American Journal of Diseases of Children*, Vol. 106, No.6 (December, 1963), pp. 564-567.

Jackson, Edgar Newman. *Understanding Grief: Its Roots, Dynamics and Treatment*. New York, Abingdon Press, 1957.

Jonas, Hans. *The Phenomenon of Life*. New York, Harper & Row, Inc., 1966.

Jones, Ernest. "Dying Together," in *Essays in Applied Psychoanalysis*, Vol. I, London, Hogarth Press, 1951.

——."The Psychology of Religion," in *Essays in Applied Psychoanalysis*, Vol. II. London, Hogarth Press, 1951.

Kalish, Richard A., Ph.D. "Death and Responsibility. A Social-Psychological View." *Psychiatric Opinion*, Vol. 3, No. 4 (August, 1966), pp. 14-19.

Kast, Eric, M.D. "LSD and the Dying Patient," *Chicago Medical School Quarterly*, Vol. 26 (Summer, 1966), pp. 80-87.

Kastenbaum, Robert, Ph.D. "Death and Responsibility: Introduction" and "A Critical Review," *Psychiatric Opinion*, Vol. 3, No. 4 (August, 1966), pp. 5-6, 35-41.

Katz, Alfred H., D.S.W, "Who Shall Survive?" *Medical Opinion and Review*, Vol.III, No. 3 (March, 1967), pp. 52-61.

Klein, Melanie. "A Contribution to the Theory of Anxiety and Guilt," *International Journal of Psychoanalysis*. Vol. 29, No.114 (1948), pp. 114-123.

Knudson, Alfred G., Jr., M.D., Ph.D., and Natterson, Joseph M., M.D. "Observations Concerning Fear of Death in Fatally III Children

Gaines, Renford G. *Death, Denial, and Religious Commitment*. D.Min. thesis, Meadville Theological School (Chicago), 1968.

Garner, Fradley. "Doctors' Need to Care More for the Dying," *American Journal of Mental Hygiene*.

Garner, H.H., M.D. *Psychosomatic Management of the Patient with Malignancy*. Springfield, III., Charles C. Thomas.

Gartley, W., and Bernasconi, M. "The Concept of Death in Children," *Journal of Genetic Psychology*, Vol. 110 (March, 1967), pp. 71-85.

Ginsberg, R. "Should the Elderly Cancer Patient Be Told?" *Geriatrics*, Vol. IV (1949), pp. 101-107.

Ginsparg, Sylvia, Moriarty, Alice, and Murphy, Lois B. "Young Teenagers' Responses to the Assassination of President Kennedy: Relation to Previous Life Experiences," in *Children and the Death o fa President*, ed. Martha Wolfenstein and Gilbert Kliman. Garden City, N.Y., Doubleday & Company, Inc., Anchor Books, 1966.

Glaser, Barney G. "The Physician and the Dying Patient," *Medical Opinion and Review* (December, 1965), pp. 108-114.

Glaser, Barney G., and Strauss, Anselm L. *Awareness of Dying*. Chicago, Aldine Publishing Co., 1965.

Green, M., and Solnit, A. J. "Psychologic Considerations in the Management of Deaths on Pediatric Hospital Services," Part 1,"The Doctor and the Child's Family," *Pediatrics*, Vol. XXIV (1959), pp. 106-112.

——."The Pediatric Management of the Dying Child," Part 2,"The Child's Reaction(vica)Fear of Dying," in *Modern Perspectives in Child Development*. New York, International Universities Press, Inc., pp. 217-228.

Grollman, Rabbi Earl A., D.D. "Death and Responsibility," *Psychiatric Opinion*, Vol. III, No. 6 (December, 1966), pp. 36-38.

Hackett, T.P., and Weisman, A.D. "Predilection to Death: Death and Dying as a Psychiatric Problem," *Psychosomatic Medicine*, Vol. 23 (May-June, 1961), pp. 232-256.

——."The Treatment of the Dying." Unpublished paper, Department of Psychiatry, Harvard University Medical School, 1962.

Hamovich, Maurice B. "Parental Reactions to the Death of a Child." Unpublished paper, University of Southern California, September 19, 1962.

Haroutunia, Joseph. "Life and Death Among Fellowman," in *The Modern*

York, McGraw-Hill Book Co., 1959, pp. 114-130.

——."Is Death's Sting Sharper for the Doctor?" *Medical World News* (October 6, 1967), p. 77.

Feifel, Herman, Ph. D. and Heller, Joseph, M.D. "Normality, Illness, and Death." Paper, Third World Congress of Psychiatry, Montreal, Canada, June, 1961, pp. 1-6.

Feinstein, Alvan R. *Clinical Judgment*. Baltimore, Williams & Wilkins Co., 1967.

Fenichel, Otto. *The Psychoanalytic Theory of Neurosis*. New York, W.W. Norton & Co., 1945.

Finesinger, Jacob E., Shands, Harley C., and Abrams, Ruth D. "Managing the Emotional Problems of the Cancer Patient," *Clinical Problems in Cancer Research*, Sloan-Kettering Institute for Cancer Research (1952), pp. 106-121.

Fischer, Roland, Ph.D. "The Unity of Life and Time," Omega, Vol.II, No.l (March, 1967), pp. 4-10.

Fletcher, Joseph. *Morals and Medicine*. Boston, Beacon Press, 1960.

Foster, Zelda P.L. "How Social Work Can Influence Hospital Management of Fatal Illness," *Social Work* (Journal of the National Association of Social Workers), Vol. 10, No. 4 (October, 1965), pp. 30-35.

Freud, Sigmund. *Beyond the Pleasure Principle*. New York, Liveright Publishing Corp., 1950.

——. *Civilization and Its Discontents*.(1930). *The Complete Psychological Works of Sigmund Freud*, Standard Edition, ed. James Strechy. London, Hogarth Press, 1961, Vol. XXI, pp. 59-145.

——. *Inhibitions, Symptoms, and Anxiety*.(1926). *The Complete Psychological Works of Sigmund Freud*, Standard Edition, ed. James Strechy. London, Hogarth Press, 1961, Vol. XX, pp. 77-175.

——. *On Transcience*.(1916). *The Complete Psychological Works of Sigmund Freud*, Standard Edition, ed. James Strechy. London, Hogarth Press, 1961, Vol. XIV, pp. 303-308.

——. *Thoughts for the Times on War and Death*.(1915). *The Complete Psychological Works of Sigmund Freud*, ed. James Strechy. London, Hogarth Press, 1961, Vol. XIV, pp. 273-302.

Fromm, Erich. *Escape From Freedom*. New York, Henry Holt & Co., 1941.

——. *Man For Himself*. New York, Henry Holt & Co., 1947.

Fulton, Robert, ed. *Death and Identity*. New York, John Wiley & Sons, Inc., 1966.

1964), pp. 73-86.

Choron, Jacques. *Death and Western Thought*. New York, Collier Books, 1963.

——. *Modern Man and Mortality*. New York, The Macmillan Company, 1964.

Cohen, Sidney, M.D. "LSD and the Anguish of Dying," *Harper's Magazine* (September, 1965), pp. 69-78.

Comfort, Alex, M.D., D.Sc. "On Gerontophobia," *Medical Opinion and Review*, Vol.III, No. 9 (September, 1967), pp. 30-37.

Conference on the Care of Patients with Fatal Illness, The New York Academy of Sciences, February 15-17, 1967.

Cooper, Philip. "The Fabric We Weave," *Medical Opinion and Review*, Vol. III, No. 1 (January, 1967), p. 36.

Cutler, Donald R., Ph.D. "Death and Responsibility: A Minister's View," *Psychiatric Opinion*, Vol. III, No. 4 (August, 1966), pp. 8-12.

Deutsch, Felix. "Euthanasia: A Clinical Study," *The Psychoanalytic Quarterly*, Vol. V (1936), pp. 347-368.

——, ed. *The Psychosomatic Concepts in Psychoanalysis*. New York, International Universities Press, 1953.

Deutsch, Helene. *The Psychology of Women*. 2vols. New York, Grune & Stratton, 1944-45.

Dobzhansky, Theodosius. "An Essay on Religion, Death, and Evolutionary Adaptation," *Zygon-Journal of Religion and Science*, Vol. I, No. 4 (December, 1966), pp. 317-331.

Draper, Edgar. *Psychiatry and Pastoral Care*. Englewood Cliffs, N.J., Prentice-Hall, Inc., 1965.

Easson, Eric C., M.D. "Cancer and the Problem of Pessimism," *Ca-a Cancer Journal for Clinicians*, American Cancer Society, Inc., Vol. 17, No. 1 (January-February, 1967), pp. 7-14.

Eaton, Joseph W., Ph.D. "The Art of Aging and Dying," *The Gerontologist*, Vol. IV, No. 2 (1964), pp. 94-100.

Eissler, K. R. *The Psychiatrist and the Dying Patient*. New York, International Universities Press, 1955.

Evans, Audrey E., M.D. "If a Child Must Die..." *New England Journal of Medicine*, Vol. 278 (January, 1968), pp. 138-142.

Farberow, Norman L., ed. *Taboo Topics*. New York, Atherton Press, 1963.

Feifel, Herman. "Attitudes Toward Death in Some Normal and Mentally III Populations," in *The Meaning of Death*, ed. Herman Feifel. New

Medicine, Vol. XXIII (1961), pp. 153-155.

Beach, Kenneth, M.D., and Strehlin, John S., Jr., M.D. "Enlisting Relatives in Cancer Management," *Medical World News* (March 10, 1967), pp. 112-113.

Beecher, Henry K., M.D. "Nonspecific Forces Surrounding Disease and the Treatment of Disease," *Journal of the American Medical Association*, Vol. 179, No. 6 (1962), pp. 437-440.

Beigner, Jerome S. "Anxiety as an Aid in the Prognostication of Impending Death," *American Medical Association Archives of Neurology and Psychiatry*, Vol LXXVII (1957), pp. 171-177.

Bell, Bertrand M., M.D. "Pseudo-Terminal Patients Make Comeback." *Medical World News* (August 12, 1966), pp. 108-109.

Bell, Thomas. *In the Midst of Life*. New York, Atheneum Publishers, 1961.

Bettelheim, Bruno. *The Empty Fortress*. New York, Free Press, 1967.

Binswanger, Ludwig. *Grundformen und Erkenntnis des Menschlichen Daseins*. 2d Ausgabe Zürich, Max Niehaus, 1953.

Bluestone, Harvey, M.D., and McGahee, Carl L., M.D. "Reaction to Extreme Stress: Death by Execution," *American Journal of Psychiatry*, Vol. 119, No. 5 (1962), pp. 393-396.

Bowers, Margaretta K. *Counseling the Dying*. New York, Thomas Nelson & Sons, 1964.

Brodsky, Bernard, M.D. "Liebestod Fantasies in a Patient Faced with a Fatal Illness," *International Journal of Psychoanalysis*, Vol. 40, No. 1 (January-February, 1959), pp. 13-16.

——."The Self-Representation, Anality, and the Fear of Dying," *Journal of the American Psychoanalytic Association*, Vol.VII, No. 1 (January, 1959), pp. 95-108.

Brody, Matthew, M.D. "Compassion for Life and Death," *Medical Opinion and Review*, Vol. 3, No. 1 (January, 1967), pp. 108-113.

Cannon, Walter B. "Voodoo Death," *American Anthropology*, Vol.XLIV (1942), p. 169.

Cappon, Daniel. "Attitudes Of and Towards the Dying," *Canadian Medical Association Journal*, Vol. 87 (1962), pp. 693-700.

Casberg, Melvin A., M.D. "Toward Human Values in Medical Practice," *Medical Opinion and Review*, Vol. III, No.5 (May, 1967), pp. 22-25.

Chadwick, Mary. "Notes Upon Fear of Death," *International Journal of Psychoanalysis*, Vol. 10 (1929), pp. 321-334.

Chernus, Jack, M.D. "Let Them Die with Dignity," *Riss*, Vol. 7, No. 6 (June,

参考文献

Abrams, R.D., and Finesinger, J.E. "Guilt Reactions in Patients with Cancer" *Cancer*, Vol. VI (1953), pp. 474-482.

Aldrich, C. Knight. "The Dying Patient's Grief," *Journal of the American Medical Association*, Vol. 184, No.5 (May 4, 1963), pp. 329-331.

Alexander, G. H. "An Unexplained Death Coexistent with Death Wishes," *Psychosomatic Medicine*, Vol. V (1943), p. 188.

Alexander, Irving E., and Alderstein, Arthur M. "Affective Responses to the Concept of Death in a Population of Children and Early Adolescents," in *Death and Identity*, ed. Robert Fulton. New York, John Wiley & Sons, Inc., 1965.

Allport, Gordon. *The Individual and His Religion*. New York, The Macmillan Company, 1950.

Anderson, George Christian. "Death and Responsibility: Does Religion Help?" *Psychiatric Opinion*, Vol.III, No. 5 (October,1966), pp. 40-42.

Anthony, Sylvia. *The Child's Discovery of Death*. New York, Harcourt, Brace & Co., 1940.

Aponte, Gonzaol E., M.D. "The Enigma of 'Bangungut,'" *Annals of Internal Medicine*, Vol. 52 (June, 1960), No. 6, pp. 1258-1263.

Aring, Charles D., M.D. "A Letter from the Clinical Clerk," *Omega*, Vol. I, No. 4 (December, 1966), pp. 33-34.

Aronson, G. J. "Treatment of the Dying Person," in *The Meaning of Death*, ed. Herman Feifel. New York, McGrow-Hill Book Co., 1959.

"Aspects of Death and Dying." Report, *Journal of the American Medical Woman's Association*, Vol. 19, No. 4 (June, 1964).

Ayd, Frank J., Jr. "The Hopeless Case," *Journal of the American Medical Association*, Vol. 181, No. 13 (September 29, 1962), pp. 1099-1102.

Bach, Susan R. von. "Spontanes Malen Schwerkranker Patienten," *Acta Psychosomatica* (Basle) (1966).

Bakan, David. *The Duality of Human Existence*. Chicago, Rand, McNally & Co., 1966.

——. *Disease, Pain and Sacrifice*. Chicago, The University of Chicago Press, Pain and Sacrifice. Chicago, The University of Chicago Press, 1968.

Barber, T. X. "Death by Suggestion, a Critical Note," *Psychosomatic*

『死ぬ瞬間　死とその過程について』一九九八年四月　読売新聞社刊

中公文庫

死《し》ぬ瞬間《しゅんかん》

――死《し》とその過程《かてい》について

2001年1月25日　初版発行
2020年1月25日　改版発行
2024年1月30日　改版4刷発行

著　者　エリザベス・キューブラー・ロス

訳　者　鈴《すず》木《き》　晶《しょう》

発行者　安部　順一

発行所　中央公論新社
〒100-8152　東京都千代田区大手町1-7-1
電話　販売　03-5299-1730　編集　03-5299-1890
URL https://www.chuko.co.jp/

DTP　嵐下英治
印　刷　三晃印刷
製　本　小泉製本

Published by CHUOKORON-SHINSHA, INC.
Printed in Japan　ISBN978-4-12-206828-5 C1198

定価はカバーに表示してあります。落丁本・乱丁本はお手数ですが小社販売部宛お送り下さい。送料小社負担にてお取り替えいたします。